Harald Krischner
Brigitte Koppelhuber-Bitschnau

Röntgenstrukturanalyse und Rietveldmethode

Eine Einführung

Harald Krischner
Brigitte Koppelhuber-Bitschnau

Röntgenstrukturanalyse und Rietveldmethode

Eine Einführung

5., neubearbeitete Auflage

Mit 87 Abbildungen und 24 Tabellen

vieweg

1. Auflage 1974
Nachdruck 1977
2., verbesserte Auflage 1980
Nachdruck 1984
3., überarbeitete Auflage 1987
4., überarbeitete Auflage 1990
5., neubearbeitete Auflage 1994

(Die 1. bis 4. Auflage erschienen unter dem Titel
„Krischner, Einführung in die Röntgenfeinstrukturanalyse")

Der Verlag Vieweg ist ein Unternehmen der Verlagsgruppe Bertelsmann International.

Druck und buchbinderische Verarbeitung: Langelüddecke, Braunschweig
Gedruckt auf säurefreiem Papier
Printed in Germany

ISBN 3-528-48324-5

Vorwort

Die Röntgenfeinstrukturanalyse (*XRD-X-Ray Diffraction*) ist die wichtigste Methode zur Strukturaufklärung kristallisierten Materials. Sie wird durch die Beugung von Neutronenstrahlen und Synchrotronstrahlung ergänzt, wobei ähnliche Aufnahme- und Auswerteverfahren Anwendung finden, wie bei der Röntgenbeugung. Die Grundlagen und Methoden der Röntgenstrukturanalyse sind daher für alle Zweige der Naturwissenschaft von Bedeutung.

Röntgenographische Untersuchungsmethoden haben sich mit der Verbreitung elektronischer Rechenanlagen und vor allem durch die starke Zunahme von Kleinrechnern stürmisch entwickelt. Das hat sich besonders auf die Qualität von Pulveraufnahmen ausgewirkt. Während bei älteren Untersuchungen von Pulverproben Computer ausschließlich für die Auswertung der Meßergebnisse dienten, werden heute auch die Datensammlung und die Datenkorrektur von Computern gesteuert. Unter Ausnützung aller apparativen Möglichkeiten und durch den Einsatz neuer Auswertemethoden gelingt es, aus Pulveraufnahmen Ergebnisse zu erzielen, die bis vor kurzem Einkristalluntersuchungen vorbehalten waren. Dadurch erweitert sich der Anwendungsbereich der Röntgenmethoden beträchtlich, zumal viele technisch wichtige Materialien nur in Pulverform erhältlich sind.

Um maximale Information aus Röntgen-Pulveraufnahmen zu erhalten, muß die Gesamtaufnahme analysiert werden und nicht nur einzelne Interferenzen. Dies gelingt mit Profilanpassungsmethoden, welche die Linienprofile der Röntgenaufnahme mathematisch erfassen und, wie bei der *Rietveldmethode*, eine Interpretation der Gesamtaufnahme zum Ziel haben. Die Neuauflage dieses Buches hat dieser Entwicklung Rechnung getragen und die *Rietveldverfeinerung* in einem eigenen Kapitel behandelt. Da diese Methode Datensätze höchster Qualität erfordert, wurden die Meßbedingungen bei automatische Pulverdiffraktometern (APD) und die Einflüsse der Meßbedingungen auf die Datenqualität ausführlich behandelt. Außerdem wurde der Einsatz von Personal Computern in allen Bereichen stärker berücksichtigt.

Das Buch richtet sich weiterhin an Praktiker sowie an Naturwissenschaftler, die einen fundierten Überblick über das gesamte Gebiet der Röntgenfeinstrukturanalyse erhalten wollen. Das Hauptaugenmerk wurde auf die Durchführung und Auswertung von Röntgen Pulveraufnahmen gelegt, da diese die weiteste Verbreitung finden. Die Methoden der Kristallstrukturbestimmung aus Einkristalldaten wurden nur insofern behandelt, als es ein Überblick über Grundlagen und Methodik erfordert.

Allen Kollegen, die durch Anregungen und durch ihre Kritik zu dieser Neuauflage beigetragen haben, sage ich meinen herzlichen Dank. Mein Dank gilt auch den Firmen ENRAF-NONIUS, PAAR KG., PHILIPS, SIEMENS und STOE, die technische Unterlagen und Bildmaterial zur Verfügung gestellt haben. Mein besonderer Dank gilt dem Verlag VIEWEG für die Bemühungen um diese Neuauflage.

Inhaltsverzeichnis

1 Entstehung und Eigenschaften von Röntgenstrahlen

1.1 Definition

Röntgenstrahlen wurden 1895 von *Wilhelm Conrad Röntgen* entdeckt und von ihm X-Strahlen genannt. Die Bezeichnung X-Strahlen (*X-Ray*) ist in vielen Ländern auch heute gebräuchlich. Die Röntgenstrahlen bilden einen Teil des elektromagnetischen Spektrums und umfassen Wellenlängen von ca. 10^{-8} bis 10^{-13} m. Die Abgrenzung zu den beiden benachbarten Gebieten der UV-Strahlung und der γ-Strahlen ist nicht streng gezogen. Einen Überblick über die Stellung der Röntgenstrahlen im Spektrum gibt Tabelle 1.1.

Tabelle 1.1 Stellung der Röntgenstrahlen im elektromagnetischen Spektrum

Wellenlänge in Å	Wellenlänge in m	Bezeichnung
7700 – 4000	770 – 400 nm	sichtbares Licht
4000 – 2000	400 – 200 nm	nahes UV
2000 – 100	200 – 10 nm	fernes UV
100 – 0,02	10 nm – 2 pm	Röntgenstrahlen
– < 0,02	– < 2 pm	γ-Strahlen

Nach der *SI-Nomenklatur* werden metrische Einheiten anstelle der Å-Einheiten verwendet. Da eine direkte Umrechnung möglich ist, werden häufig noch die älteren Å-Einheiten verwendet.

$$1 \text{ Å} = 10^{-10} \text{ m} = 100 \text{ Pikometer (pm)}$$

Für Röntgenbeugungsuntersuchungen werden im allgemeinen nur die Wellenlängen von 0,2Å bis 2,5Å verwendet.

1.2 Das kontinuierliche Röntgenspektrum

Röntgenstrahlen entstehen, wenn hoch beschleunigte Elektronen auf Materie treffen und abgebremst werden. Sieht man von den teils komplexen Reaktionen die dabei auftreten ab, so entstehen Röntgenstrahlen nach zwei verschiedenen Mechanismen.

Wird ein rasch fliegendes Elektron beim Durchgang durch das starke Feld in der Nähe eines Atomkernes abgebremst, so kann es einen Teil seiner Energie in Form von Röntgenstrahlung der Frequenz ν abgeben, entsprechend der *Einsteinschen Beziehung*:

$$\Delta E = h\nu \qquad (1.1)$$

Aus dieser Beziehung geht klar hervor, daß die maximale Energie der entstehenden Röntgenstrahlung nicht größer sein kann als die Energie der beschleunigten Elektronen, die durch die angelegte Hochspannung bedingt ist. Aus Gl. (1.1) kann man somit die kürzeste mögliche Wellenlänge berechnen, die bei einer bestimmten Hochspannung entstehen kann unter der Voraussetzung, daß die gesamte Energie des Elektrons in einem einzigen Schritt abgegeben wird.

$$\Delta E_{max} = eV = h\nu_{max} = (h \cdot c) \,/\, \lambda_{min} \qquad (1.2)$$

e	Ladung des Elektrons: $1{,}602 \cdot 10^{-19}$ C	V	angelegte Hochspannung in Volt
h	Plancksche Konstante: $6{,}626 \cdot 10^{-34}$ Js	c	Lichtgeschwindigkeit: $2{,}998 \cdot 10^{8}$ ms^{-1}

Nach Einsetzen der Konstanten in Gl. (1.2) erhält man folgende Gleichung:

$$\lambda_{min} = 12390 \,/\, V\,(\text{Å}) = 1239 \,/\, V\,(\text{nm}) \qquad (1.3)$$

Für eine Hochspannung von 25 kV beträgt z.B. die Wellenlänge der kürzesten möglichen Röntgenstrahlung $\lambda = 0{,}495$ Å = 49,5 pm.

Es ist allerdings nicht sehr wahrscheinlich, daß die Energie eines Elektrons in einem einzigen Schritt abgegeben wird. Viel häufiger tritt der Fall ein, daß sich die Energie in verschiedenen Teilschritten vermindert, bis das Elektron zur Ruhe gelangt. Dies ist der Grund dafür, daß beim Bremsen von Elektronen einer bestimmten Energie (*Beschleunigungsspannung*) Röntgenstrahlen mit einer großen Anzahl verschiedener Wellenlängen entstehen, deren Energieverteilung statistischen Gesetzen gehorcht. Das Intensitätsmaximum der Strahlung liegt aus diesem Grunde bei etwa 1,5 λ_{min}. Auf der Seite höherer Energie zeigt die Verteilungskurve einen scharfen Abbruch, der dem λ_{min} aus Gl. (1.3) entspricht. Gegen niedrigere Energien verläuft die Kurve sehr flach. In Bild 1.1 sind die relativen Intensitäten eines Röntgenspektrums in Abhängigkeit von der angelegten Beschleunigungsspannung bei Verwendung einer Wolframanode aufgetragen. Man erkennt aus dieser Darstellung, daß sich sowohl das Strahlungsmaximum als auch die kürzeste mögliche Wellenlänge mit steigender Spannung gegen kürzere Wellenlängen verschieben. Gleichzeitig tritt eine Erhöhung der Gesamtintensität der Strahlung auf.

Die Intensität der Röntgenstrahlung nimmt außerdem bei gleichbleibender Hochspannung mit der Ordnungszahl des verwendeten Anodenmaterials zu. Die Wellenlänge der entstehenden Strahlung ist aber unabhängig von der Natur des Anodenmaterials. Das nach den hier beschriebenen Vorgängen entstehende Röntgenspektrum, das Strahlen verschiedener Wellenlänge enthält, wird *kontinuierliches Röntgenspektrum* oder *Bremsstrahlung* genannt. In Analogie zum Licht spricht man auch von *weißem Röntgenlicht.*

1.3 Das charakteristische Röntgenspektrum

Wird die Beschleunigungsspannung soweit erhöht, daß die Energie der Elektronen ausreicht, um ein kernnahes Elektron anzuregen, so überlagert sich dem kontinuierlichen Röntgenspektrum eine Linienstrahlung. Die Wellenlänge dieser Strahlung ist charakteristisch für jedes Element und wird daher als *charakteristische Röntgenstrahlung* bezeichnet.

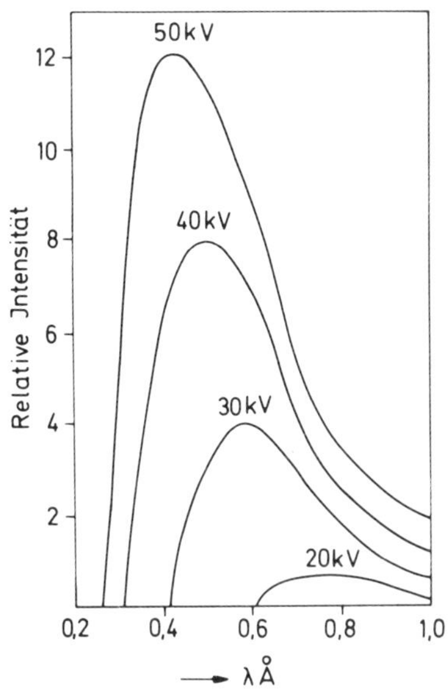

Bild 1.1
Die Strahlungsintensität sowie die kürzeste auftretende Wellenlänge des kontinuierlichen Röntgenspektrums verschieben sich mit zunehmender Hochspannung gegen höhere Energie (Wolframanode)

Die Entstehung der charakteristischen Röntgenstrahlung kann an Hand eines Atommodells erklärt werden. Trifft ein beschleunigtes Elektron auf ein kernnahes Elektron eines Atoms, so wird das Atom energiereicher und gelangt in einen angeregten Zustand. Stammte das angeregte Elektron aus der K-Schale, so gelangt das Atom in einen K-Quantenzustand, stammte es aus der L-Schale, so spricht man von einem L-Zustand usw. Da die K-Elektronen stärker gebunden sind als die L-Elektronen, ist der K-Quantenzustand eines Atoms energiereicher als der L-Zustand.

In Bild 1.2 sind verschiedene Energieniveaus in einem Atom schematisch wiedergegeben. Hat ein Atom z.B. ein K-Elektron verloren, so befindet es sich in einem K-Quantenzustand. Dieser Zustand ist nicht stabil und kann in der Folge durch eine Elektron aus einem anderen Energieniveau aufgefüllt werden. Am wahrscheinlichsten ist es, daß ein Elektron aus der L-III-Schale diesen Platz einnimmt. Das Atom gelangt dadurch in einen energetisch niedrigeren Zustand (L-Quantenzustand), der auch direkt durch den Verlust eines L-Elektrons erreicht werden könnte. Der Energieunterschied zwischen dem K- und dem L-III Zustand kann in Form von Strahlung abgegeben werden, wobei Röntgenstrahlen einer bestimmten Wellenlänge ($K\alpha_1$) entstehen. Dieser Vorgang des Elektronenüberganges zwischen verschiedenen Energieniveaus schreitet weiter fort, wobei Strahlung verschiedener Wellenlänge entsteht.

Wie man aus Bild 1.2 entnehmen kann, werden die charakteristischen Röntgenstrahlen in Serien eingeteilt und innerhalb der Serien mit griechischen Buchstaben bezeichnet. Bei Erreichen einer bestimmten Beschleunigungsspannung werden sämtliche Linien einer Serie gleichzeitig angeregt. Die Anregung einer energiereichen Strahlung bedingt notwendigerweise auch die Entstehung aller anderen energieärmeren Strahlen des Spektrums daneben. Da Übergänge zwischen gleichbenannten Energieniveaus verboten sind (*Auswahlregeln*), werden einzelne Übergänge nicht beobachtet.

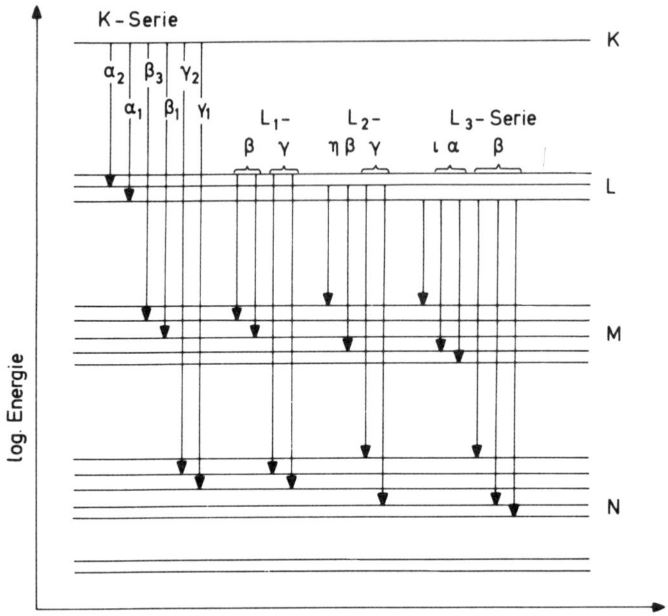

Bild 1.2 Die charakteristische Röntgenstrahlung entsteht durch Elektronenübergänge im Atom. Erlaubte Übergänge sind durch Pfeile gekennzeichnet.

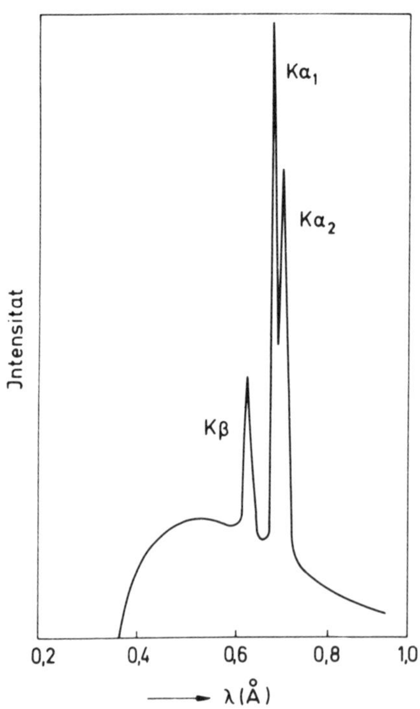

Bild 1.3
Das charakteristische Röntgenspektrum ist der Bremsstrahlung überlagert (Molybdänröhre, 35 KV).

Für Röntgenbeugungsuntersuchungen wird vor allem die K-Serie herangezogen. In Bild 1.3 ist das Spektrum einer Molybdänröhre (35 kV) wiedergegeben. Man erkennt, daß die charakteristische Linienstrahlung (Kß, $K\alpha_1$, $K\alpha_2$) dem Bremsspektrum überlagert ist.

Das charakteristische Röntgenspektrum ist für jedes Element verschieden. Man kann daher durch geeignete Wahl des Anodenmaterials Röntgenstrahlen sehr verschiedener Wellenlänge erhalten. Für technische Zwecke finden allerdings nur wenige Metalle Verwendung, da bei zu leichten Elementen die Wellenlängen der entstehenden Strahlung für technische Untersuchungen zu lang sind (Be Kα = 115 Å), bei zu schweren Elementen aber die Bremsung überhand nimmt, wodurch die Ausbeute an charakteristischer Strahlung zu gering wird. In Tabelle 1.2 sind die wichtigsten technisch verwendeten Anodenmaterialien und die dazugehörigen Wellenlängen zusammengestellt.

Tabelle 1.2 Wellenlängen der wichtigsten K-Serien in Å*.

Atom Nr.	Element	Kα	$K\alpha_1$	$K\alpha_2$	Kß
24	Chrom	2,29092	2,28962	2,29351	2,08480
26	Eisen	1,93728	1,93597	1,93991	1,75653
27	Kobalt	1,79021	1,78892	1,79278	1,62075
28	Nickel	1,65912	1,65784	1,66169	1,50010
29	Kupfer	1,54178	1,54051	1,54433	1,39217
42	Molybdän	0,71069	0,70926	0,71354	0,63225
47	Silber	0,56083	0,55936	0,56378	0,49701
74	Wolfram	0,21060	0,20899	0,21381	0,18436

* In älteren Arbeiten werden die Wellenlängen vielfach in *X-Einheiten* angegeben.
1000 X = 1 KX = 1,00202 Å = 100,202 pm.

1.4 Erzeugung von Röntgenstrahlen

Für die Erzeugung von Röntgenstrahlen für Feinstrukturuntersuchungen finden heute vor allem Hochvakuumröhren mit Glühkathoden (*sealed off tubes*) Verwendung. Daneben werden für hohe Leistungen Hochleistungsröhren mit *Drehanoden* verwendet, die als „*offene*" Röhren während des Betriebes mittels Vakuumpumpen evakuiert werden.

In Bild 1.4 ist das Prinzip einer Hochvakuum-Röntgenröhre (*Coolidgeröhre* [1]) dargestellt. Als Elektronenquelle dient eine Wolframdrahtwendel, die elektrisch auf Temperaturen von 1500 °C bis 2300 °C erhitzt wird. Die austretenden thermischen Elektronen werden durch Anlegen einer hohen elektrischen Spannung (ca. 50 KV) beschleunigt und treffen mit hoher Energie auf eine Metallfläche, die als Anode (*Antikathode*) geschaltet ist. Beim Bremsen der hoch beschleunigten Elektronen am Metall der Anode entsteht eine Röntgenstrahlung, deren Wellenlänge und Intensität abhängig ist von der angelegten Hochspannung (*Bremsstrahlung*) sowie von der Natur des verwendeten Anodenmaterials (*charakteristische Strahlung*).

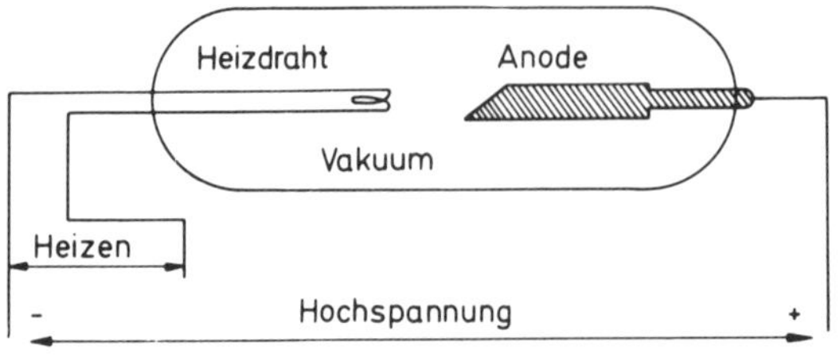

Bild 1.4
In der Hochvakuum-Röntgenröhre werden die aus einer Glühkathode austretenden Elektronen durch eine Hochspannung beschleunigt und treffen auf die gekühlte Metallanode.

Die Anzahl der emittierten Elektronen kann in bestimmten Grenzen durch verschieden starkes Heizen des Wolframdrahtes variiert werden, wodurch sich die Intensität der entstehenden Röntgenstrahlung verändert.

Moderne Röntgenröhren sind allerdings wesentlich komplizierter aufgebaut, als es in Bild 1.4 dargestellt wird. Die Erzeugung von Röntgenstrahlen erfolgt nämlich mit einem sehr geringen Wirkungsgrad. Nur etwa 0,2 % der aufgewendeten Energie wird in verwertbare Röntgenstrahlung umgewandelt. Etwa 99 % der Energie wird als Wärme frei und muß abgeführt werden, um das Anodenmaterial nicht zu zerstören. Eine intensive Kühlung der Anode mittels fließendem Wasser ist daher eine Grundvoraussetzung für den Betrieb von Röntgenröhren.

Um eine möglichst hohe Strahlungsintensität zu erhalten, werden die Elektronen in Form eines schmalen Rechtecks (z.B. 1 mm x 10 mm) auf der Anode fokussiert. Auf diese Weise gelingt es, wenn die Strahlung unter einem Winkel von 4° bis 8° abgenommen wird, zwei punktförmige Brennflecke mit 1 mm^2 Fläche und zwei strichförmige Brennflecke (10 mm x 0,1 mm) zu erzielen. Durch stärkere Fokussierung des Elektronenstrahles kann man einen noch wesentlich schmäleren Brennfleck (0,1 mm x 12 mm) auf der Anode erhalten. Dadurch erhöht sich die Belastbarkeit der Röntgenröhre, und die geringere Linienbreite ermöglicht ein höheres Auflösungsvermögen bei Feinstrukturanalysen (*Feinfokusröhre* [2]).

Röntgenröhren müssen strahlensicher ausgeführt sein (vgl. 1.5), die Strahlen dürfen ausschließlich an den dafür vorgesehenen Stellen austreten können. Moderne Röntgenröhren haben vier Austrittsfenster, die 90° gegeneinander versetzt angeordnet sind. Diese müssen gasdicht abschließen, um den Austritt der Röntgenstrahlen aus dem Vakuum zu ermöglichen. Außerdem sollen sie möglichst wenig Strahlung absorbieren. Bevorzugt werden für diesen Zweck dünne Berylliumfenster verwendet [3].

Feinstrukturröhren mit feststehender Anode haben Leistungen von 1,5 bis 3 KW und sind vakuumdicht abgeschmolzen. Für Hochleistungsröhren (bis 12 KW) finden *Drehanoden* Anwendung, die eine rasche Abführung der entstehenden Wärme ermöglichen. Mittels leistungsfähiger Turbomolekularpumpen wird ein konstantes Vakuum von 10^{-6} bis 10^{-7} mbar erreicht und eine Strahlung hoher Stabilität erhalten. Die hohe Leistung dieser Röhren ermöglicht kurze Belichtungszeiten bei Röntgenaufnahmen, wodurch sie sich besonders für einen Einsatz bei *Transmissionsgoniometern* und bei der Untersuchung von *Phasenumwandlungen* eignen. Durch Verwendung kombinierter Drehanoden aus zwei Materialien (z.B. Cu/Mo) kann die Strahlung der Röhre durch eine Verschiebung der Anode gegenüber der Elektronenquelle rasch verändert werden [4]. Moderne Anlagen sind hochstabilisiert und energiesparend ausgeführt. Ein Schnitt durch eine moderne Hochvakuum-Röntgenröhre ist in Bild 1.5 gezeigt. Bild 1.6 zeigt eine hochstabilisierte Röntgenapparatur.

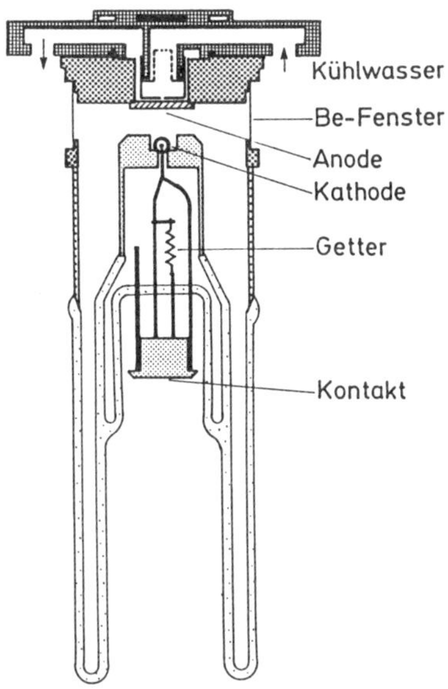

Bild 1.5
Schnitt durch eine moderne Röntgen-Feinstrukturröhre

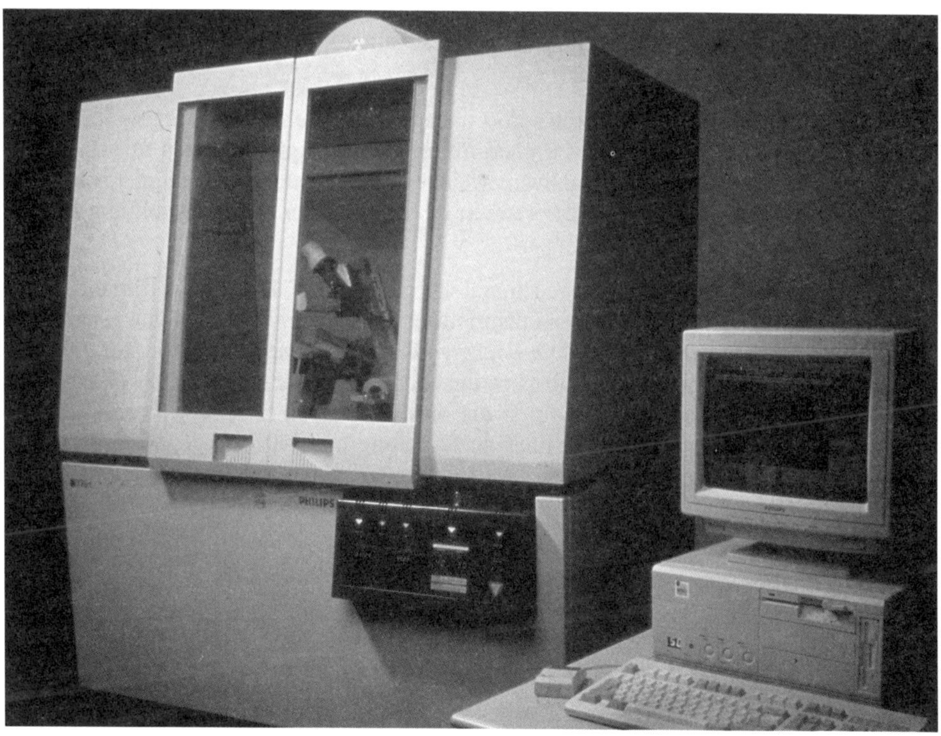

Bild 1.6 Ansicht einer hochstabilisierten Röntgenapparatur mit Pulverdiffraktometer (Werksaufnahme der Fa. Philips)

1.5 Strahlenschutz

Röntgenstrahlen können, wie heute jedermann weiß, gesundheitliche Schädigungen hervorrufen. Ein Kontakt mit Röntgenstrahlen soll daher unbedingt vermieden werden. Denn nicht nur die relativ hohe Dosisleistung im Primärstrahl einer Röntgenröhre, die zu akuten Hautschädigungen führt, ist gefährlich, sondern auch durch Sekundärstrahlung werden gesundheitliche Schädigungen hervorgerufen. Es ist immer zu bedenken, daß *jeder Gegenstand, der von Röntgenstrahlen getroffen wird* (z.B. Präparat, Filter, Blenden), *selbst zur Quelle sekundärer Röntgenstrahlen wird.*

Der Umstand, daß Röntgenstrahlen mit dem Auge nicht wahrgenommen werden, muß zu besonderer Vorsicht Anlaß geben. Da außerdem physiologische Veränderungen nach Kontakt mit Röntgenstrahlen meist nicht sofort erkennbar sind, darf dies nicht zu der Annahme verleiten, daß keine Schädigung eingetreten ist. Beim Umgang mit Röntgenapparaten ist daher zu fordern, daß alle verfügbaren Schutzmaßnahmen Verwendung finden und daß mit der gebotenen Vorsicht vorgegangen wird. Unter diesen Voraussetzungen ist das Arbeiten mit modernen Röntgenfeinstrukturgeräten weitgehend gefahrlos und kann auch von angelerntem Personal durchgeführt werden.

Während man bis vor wenigen Jahren versucht hat, die einzelnen Teile von Röntgenapparaturen abzuschirmen, wird bei modernen Apparaturen die Gesamtanlage strahlensicher ausgeführt. Dies erreicht man durch eine geschlossene Kompaktbauweise oder durch Bleiglasabdeckungen, die nur bei ausgeschalteter Röntgenstrahlung entfernbar sind.

Es wird empfohlen, alle Apparaturen sofort nach dem Aufstellen sowie in regelmäßigen Zeiträumen auf Strahlensicherheit zu überprüfen. Dies erfolgt am besten mit tragbaren Dosimetern, die speziell für den Nachweis weicher Röntgenstrahlung geeignet sein müssen. *Pendosimeter* können wegen der starken Absorption von Röntgenstrahlung hierfür nicht verwendet werden.

Für die Dosimetrie sind verschiedene Einheiten gebräuchlich. Die älteste Einheit ist die *Ionendosis „Röntgen“* (r); 1 *Röntgen* entspricht einer Energieabsorption von einer elektrostatischen Einheit pro cm^3 Luft. Die *Energiedosis* 1 *rad* (*radiation absorbed dose)* ist von der Art der absorbierenden Substanz unabhängig und entspricht $0{,}9997 \cdot 10^{-5}$ J/g. Die biologische Wirksamkeit wird durch die *Äquivalenzdosis* 1 *rem* = 1 *rad*·Q ausgedrückt, wobei der Qualitätsfaktor Q für eine Strahlung mit 250 keV gleich eins gesetzt wird. Durch Einführung der *SI-Normen* mußten neue Einheiten definiert werden, die in Tabelle 1.3 zusammengestellt sind.

Tabelle 1.3 Einheiten der Dosimetrie ionisierender Strahlen

Bezeichnung	Alte Einheiten	Neue (SI) Einheiten	Umrechnung
Ionendosis	*Röntgen* 1r	*Coulomb*: 1 C / kg	$3{,}88 \cdot 10^3$ r
Leistung	r / h	*Ampere*: 1 A / kg	$13{,}95 \cdot 10^6$ r / h
Energiedosis	1 *rad* = 100 erg / g	*Gray*: 1 GY	1 J / kg = 100 rad
Leistung	*rad* / h	*Watt*: 1 W / kg	$3{,}6 \cdot 10^5$ rad / h
Äquivalentdosis	1 *rem* = 1 rad · Q	*Sievert*: 1 Sv	100 rem = 1 J / kg
Leistung	*rem* / h	*Watt*: 1 W / kg	$3{,}6 \cdot 10^5$ rem / h

Zur Vermeidung von Strahlenschäden wurden eine Reihe internationaler Strahlenschutznormen und -empfehlungen herausgegeben sowie nationale Gesetze erlassen.

1.6 Nachweis von Röntgenstrahlen

Zum Nachweis von Röntgenstrahlen werden photographische Filme, Zählrohre und Festkörperdetektoren verwendet. Prinzipiell können auch alle anderen Verfahren zum Nachweis ionisierender Strahlung Verwendung finden, doch ist die Dosisleistung bei Feinstrukturuntersuchungen so gering, daß meist nur die oben genannten Verfahren Anwendung finden.

1.6.1 Röntgenfilme

Die Fähigkeit der Röntgenstrahlen, photographische Emulsionen zu schwärzen, wurde schon frühzeitig entdeckt und ist auch heute noch eine wichtige Nachweismöglichkeit für Röntgenstrahlen. Als besonders günstig erweist es sich hierbei, daß auch sehr schwache Strahlung durch lange Belichtungszeiten nachgewiesen werden kann, da sich die Intensitäten summieren. Es gilt hierbei das *Reziprozitätsgesetz* (*Bunsen-Gesetz*), das besagt, daß die Schwärzung eines photographischen Filmes innerhalb gewisser Grenzen proportional ist dem Produkt aus Strahlungsintensität und Belichtungszeit. Es ist daher gleichgültig, ob man bei einer konstanten Hochspannung von 50 kV an der Röntgenröhre bei 10 mA 2 Stunden belichtet oder bei 20 mA nur eine Stunde. Außerdem ist die Schwärzung unabhängig von eventuellen Unterbrechungen während der Belichtung, maßgebend ist nur die Gesamtbelichtungsdauer.

Für Röntgenuntersuchungen finden Spezialfilme Verwendung, die auf beiden Seiten mit einer photographischen Schicht relativ großer Dicke belegt sind. Röntgenstrahlen wirken nämlich viel stärker auf eine photographische Schicht als sichtbares Licht. Während etwa 300 Quanten sichtbaren Lichtes notwendig sind, um einen entwickelbaren Silberkeim zu schaffen, genügt ein einziges Röntgenquant für denselben Vorgang.

Die Intensität der Röntgenstrahlung ist der Anzahl der auftreffenden Röntgenquanten proportional und wird aus der Schwärzung des entwickelten Filmes bestimmt. Als *Schwärzung S* wird der *Briggsche* Logarithmus des Quotienten von auffallender und durchgelassener Lichtmenge definiert.

$$S = \lg I_0 / I \qquad (1.4)$$

Wird ein Lichtstrahl beim Durchtritt durch einen belichteten Film um die Hälfte geschwächt, so entspricht das einer Schwärzung von S = 0,3. Eine Schwächung um 10% entspricht S = 1 und eine Schwächung auf 1 % einem S = 2. Beim Auftragen des Ausdruckes lg I_0/I gegen den Logarithmus der Belichtungszeit sollte, bei Gültigkeit von Gl. (1.4), eine Gerade resultieren. Dies wird auch bis zu einer Schwärzung von S = 1,4 beobachtet und läßt sich durch Spezialverfahren bis zu etwa S = 4 ausdehnen. Darüber hinaus verläuft die Kurve flacher, da bereits belichtete Keime ein zweites Mal von Röntgenquanten getroffen werden, wodurch die Zahl der entwickelbaren Keime nicht mehr proportional der einfallenden Strahlung ist.

In Bild 1.7 ist die Schwärzung von Filmmaterialien gegen den Logarithmus der Belichtungszeit aufgetragen. Ein Vergleich des Röntgenfilms mit einer normalen photographischen Emulsion zeigt, daß der Anstieg der Kurve, der als *Gammawert* oder *Gradation* bezeichnet wird, bei Röntgenfilmen wesentlich steiler verläuft als bei normalen Filmen. Der Röntgenfilm ist also härter. Die Form der Schwärzungskurven ist nicht nur vom verwendeten Filmmaterial abhängig, sondern auch von der Filmentwicklung. Röntgenfilme sollen daher unter standardisierten Bedingungen entwickelt werden. Das Entwickeln, Fixieren und Trocknen von Röntgenfilmen kann ähnlich erfolgen wie bei normalem photographischem Material.

Für Arbeiten mit planem Filmmaterial können *Polaroidfilme* [5] verwendet werden, die eine acht- bis zehnmal so hohe Empfindlichkeit haben wie das übliche Filmmaterial und die wenige Sekunden nach Beendigung der Belichtung eine fertige Aufnahme liefern.

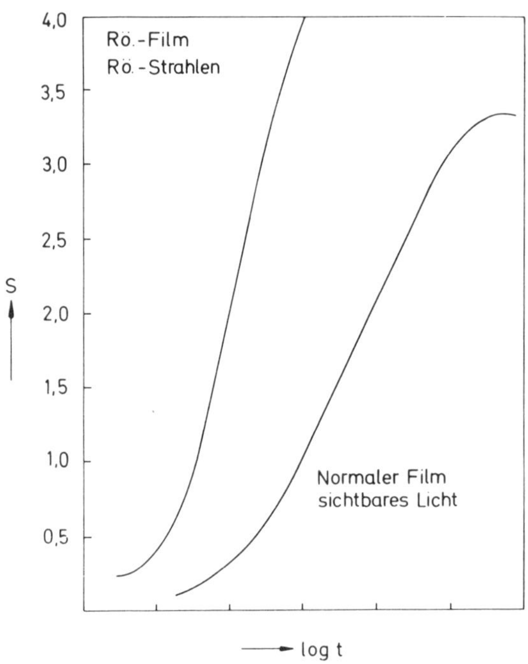

Bild 1.7
Röntgenfilme zeigen eine steilere Gradation (einen höheren Gammawert) als normale photographische Materialien

1.6.2 Zählrohre

Die Aufgabe eines Zählrohres besteht in der Umwandlung von Röntgenphotonen in elektrisch meßbare Signale, welche gezählt und integriert werden können. Drei Größen bestimmen die Eigenschaften eines Zählrohres: Empfindlichkeit, Linearität und Proportionalität.

Die *Empfindlichkeit* eines Zählrohres sollte im Idealfall für die zu messenden Röntgenphotonen 100 % betragen, für alle anderen Wellenlängen bzw. Energien, verursacht durch das Bremsspektrum oder durch Fluoreszenzstrahlung, sollte die Empfindlichkeit möglichst gering sein. Diese Forderung läßt sich innerhalb gewisser Grenzen verwirklichen, wobei die Vorgangsweisen für die verschiedenen Zähleinrichtungen unterschiedlich sind. Die Empfindlichkeit eines Zählrohres muß sorgfältig gewählt werden, da sie wellenlängenabhängig ist. Die meisten Röntgenzählrohre sind für die Registrierung von Cu-Kα-Strahlung optimiert, bei anderen Wellenlängen treten deutliche Empfindlichkeitsverluste auf.

Die *Linearität* eines Zählrohres wird durch die *Totzeit* beeinflußt. Man versteht darunter primär jene Zeit, in der das Zählrohr während des Entladungsvorganges nicht zählen kann. Unter dem Begriff Totzeit werden aber auch alle anderen Verluste in den Zählraten miteinbezogen. Die Totzeit bewirkt, daß die registrierten Impulse immer geringer sind als die Gesamtimpulse. Dieser Effekt spielt solange keine Rolle, als eine direkte Proportionalität (*Linearität*) zwischen der Anzahl der Photonen und den gemessenen Impulsen besteht. Bei sehr starken Interferenzen ist diese Linearität nicht mehr gegeben, und es treten Totzeitverluste auf.

Ein einfacher Test kann zeigen, ob *Totzeitverluste* bei der Messung eine Rolle spielen. Man untersucht dafür den stärksten Reflex einer Aufnahme mit der üblichen Einstellung und registriert die Impulszahl. Dann verringert man die Hochspannung der Röntgenröhre um die Hälfte und sollte bei Linearität der Zähleinrichtung genau die Hälfte der Impulse registrieren. Höhere Impulszahlen bei halber Leistung der Röntgenröhre zeigen das Vorliegen von Totzeitverlusten.

Die *Proportionalität* eines Zählrohres ist gegeben, wenn die Zählrohrsignale direkt proportional der Energie der eintretenden Röntgenphotonen sind.

Ein Zählrohr besteht im Prinzip aus einem Metallrohr, in dem axial und isoliert ein dünner Draht (0,1 mm bis 0,3 mm ∅) ausgespannt ist. Das Rohr ist mit Gas unter vermindertem Druck (z.B. $1 \cdot 10^4$ Nm^{-2} Xenon oder Argon mit geringen Zusätzen höhermolekularer Gase) gefüllt. Die Wand des Rohres ist gegenüber dem über einen Hochohmwiderstand oder eine Elektronenröhre geerdeten Draht auf eine negative Spannung von 300 V bis 2000 V geladen. An einer Seite ist das Zählrohr mit einem Eintrittsfenster versehen, das ein geringes Absorptionsvermögen für Röntgenstrahlen aufweist.

Jedes in das Zählrohr eindringende ionisierende Teilchen erzeugt in der Gasfüllung eine Ionisation. Die frei gemachten Elektronen wandern, ihrerseits ständig weiter ionisierend, auf den Draht hin und lösen so eine Elektronenlawine aus. Unterhalb einer bestimmten Spannung (600 bis 900 V) ist der durch ein Quant hervorgerufene Spannungsstoß der Zahl der primär erzeugten Ionen und damit der Energie der eintretenden Röntgenstrahlen direkt proportional. Das Zählrohr arbeitet im *Proportionalitätsbereich* mit einem Verstärkungsfaktor von 10^3 bis 10^5. *Proportionalzählrohre* eignen sich daher für eine *Pulshöhenanalyse*, bei der durch ein elektronisches Filter (*Diskriminator*) nur Impulse innerhalb eines engen Energiebereiches (*Fenster*) durchgelassen werden. Die Impulse nicht erwünschter Röntgen-Wellenlängen (*Fluoreszenzstrahlung*) können so unterdrückt werden.

Der niedrige Rauschpegel, die ausgezeichnete Energieauflösung für verschiedene Wellenlängen sowie die geringe Totzeit und hohe Quantenausbeute tragen dazu bei, daß Proportionalzählrohre in der Röntgentechnik verbreitet Verwendung finden.

Werden Spannungen von 1000 oder mehr Volt an das Zählrohr gelegt, so sind die registrierten Impulse weitgehend unabhängig von der Energie der absorbierten Quanten und nur noch eine Funktion ihrer Anzahl. Diese Art von Zählrohren werden *Geiger-Müller-Zählrohre* [6] genannt. Sie werden wegen der hohen Totzeiten und der starken Empfindlichkeit gegen Fluoreszenzstrahlung heute kaum noch für Röntgenfeinstrukturuntersuchungen verwendet.

Eine Weiterentwicklung des Proportionalzählrohres stellen *ortsabhängige Detektoren* (*Position Sensitive Detector, PSD*) dar. Durch den seitlichen Eintritt der Röntgenstrahlen in ein Proportionalzählrohr kann man neben der Anzahl und der Energie der Röntgenquanten auch deren Auftreffpunkt bestimmen. Man verwendet dafür die Laufzeitunterschiede der Impulse zu den beiden Enden des Zähldrahtes. Derartige Meßeinrichtungen können hohe Impulsraten registrieren und elektronisch verarbeiten [7] (vgl. 2.8.7).

Durch Aneinanderreihen mehrerer *PSD*-Einheiten erhält man *Flächenzähler (Area Detectors)*, die in der Proteinkristallographie von Bedeutung sind. Ihr Vorteil liegt in der Möglichkeit, sehr viele Impulse in kurzer Zeit zu registrieren und damit geringe Strahlenbelastungen für empfindliche biologische Substanzen zu erreichen [8] .

1.6.3 Szintillationszähler

Die Umwandlung der Energie von Röntgenphotonen in elektrische Impulse wird beim Szintillationszähler in einem Zweistufenprozeß verwirklicht [9]. Im ersten Prozeß treffen die Photonen auf einen Leuchtkristall (z.B. NaJ-Kristall mit Thallium aktiviert) und bewirken Lichtblitze von ca. 4100 Å Wellenlänge. Die Lichtquanten werden auf eine Photokathode gelenkt und erzeugen in einem zweiten Prozeß Photoelektronen. Diese lassen sich mit einem Sekundärelektronenvervielfacher (*Photomultiplier*) verstärken und in ähnlicher Weise registrieren wie die Impulse der Gasproportionalzählrohre. In der Energieauflösung sind Szintillationszähler den Proportionalzählrohren überlegen.

1.6.4 Festkörperdetektoren

Die einfachste Form eines Festkörperdetektors ist der *Leuchtschirm*. Es handelt sich dabei um Kartonstücke oder ähnliche Materialien, die mit Substanzen belegt sind, die bei Bestrahlung mit Röntgenlicht fluoreszieren. Als Leuchtstoffe finden u.a. aktivierte Cadmium-Zinksulfide oder Cadmium-Wolframate Verwendung. Leuchtschirme werden vor allem bei Justierarbeiten zum Nachweis des Primärstrahles herangezogen.

Si(Li)-Detektoren werden in erster Linie für die Durchführung *energiedispersiver Beugungsuntersuchungen* eingesetzt [10]. Bei dieser Methode wird eine Pulverprobe unter konstantem Winkel mit weißem Röntgenlicht bestrahlt und die Energie der gebeugten Strahlung mit Hilfe eines *Vielkanalanalysators* analysiert. Da die Energie dem Netzebenenabstand im Kristall proportional ist, können aus den gemessenen Energien die d_{hkl}-Werte bestimmt werden. Dieses Verfahren hat gegenüber den konventionellen Meßanordnungen den Vorteil kürzerer Meßzeiten. Nachteilig wirkt sich die schlechtere Energieauflösung von ca. 200 eV gegenüber ca. 20 eV bei Diffraktometeraufnahmen aus.

Si(Li)-Detektoren finden in zunehmendem Maße auch für die Pulverdiffraktometrie Verwendung. Vorteilhaft ist die hohe Empfindlichkeit für relativ schmale Wellenlängenbereiche, was den Untergrund niedrig hält und die Registrierung ausgewählter Energiebereiche ermöglicht. Der Hauptnachteil dieses Detektors liegt in der Notwendigkeit, Zähler und Verstärker mit flüssigem Stickstoff zu kühlen. Neuere Anlagen arbeiten mit *Peltierkühlung* und lassen dadurch eine weitere Verbreitung erwarten [11].

Weitere Festkörperdetektoren, wie Ge(Li), Cd-Tellurid, Hg-Iodid oder Gd_2O_2S, um nur einige zu nennen, können teilweise auch bei Raumtemperatur betrieben werden. Sie befinden sich in der Entwicklung und lassen Fortschritte in naher Zukunft erwarten.

1.7 Absorption von Röntgenstrahlen

Die Fähigkeit, Materie zu durchdringen, ist eine der auffälligsten Eigenschaften von Röntgenstrahlen. Die verschieden starke Absorption der Strahlung beim Durchgang durch Materie findet in der *Durchleuchtungstechnik* und in der *Röntgengrobstrukturanalyse* ein weites Anwendungsgebiet. Darüber hinaus bildet die Absorption von Röntgenstrahlen die Grundlage für Analysenverfahren und spielt auch in der Röntgenfeinstrukturanalyse eine Rolle.

1.7.1 Absorptionskoeffizient

Durchdringt ein schmaler monochromatischer Röntgenstrahl der Intensität I_0 eine homogene Platte der Dicke t (cm), die senkrecht zum Strahl steht, so ist die Intensität I_t des austretenden Strahles gegeben durch die Beziehung:

$$I_t = I_o \cdot \exp(-\mu t) \tag{1.5}$$

μ wird als *linearer Schwächungskoeffizient* (*LSK*) bezeichnet und setzt sich aus den beiden Größen τ, dem eigentlichen Absorptionskoeffizienten, und σ, dem durch Streuung bedingten Absorptionskoeffizienten, zusammen. σ ist bei kurzwelliger Röntgenstrahlung sehr klein und kann vernachlässigt werden: $\mu \cong \tau$ (Dimension cm^{-1}).

Da die Schwächung der Strahlungsintensität von der Menge des durchstrahlten Materials abhängt, wird die Größe μ vielfach durch die Dichte des Materials dividiert, wobei der *Massenschwächungskoeffizient* (*MSK*) (μ/ρ) erhalten wird, der eine vom chemischen und physikalischen Zustand des Absorbers unabhängige Größe darstellt. Die Dimension von (μ/ρ) ist cm^2/g. Der *MSK* ist in Gemischen und Verbindungen additiv und kann aus den (μ/ρ)-Werten der einzelnen Komponenten berechnet werden. Die *MSK*-Werte sind wellenlängenabhängig und in den *International Tables* tabelliert.

Berechnung der Eindringtiefe von Röntgenstrahlen

Ist der Absorptionskoeffizient bekannt, so kann die Schichtdicke des Materials berechnet werden, die notwendig ist, um einen Röntgenstrahl um einen bestimmten Prozentsatz zu schwächen.

Die Schichtdicke t, um einen Röntgenstrahl auf die Hälfte seiner Anfangsintensität zu schwächen, ist durch Gl. (1.6) gegeben:

$$t = -\ln 0{,}5 / \mu \tag{1.6}$$

Für $Ba(N_3)_2$ erhält man für die „*Halbwertsdicke*" folgende Werte:

Strahlung	μ (cm^{-1})	t (cm)
Ag-Kα	42,61	$1{,}63 \cdot 10^{-2}$
Cu-Kα	607,0	$1{,}14 \cdot 10^{-3}$
Cr-Kα	950,0	$7{,}42 \cdot 10^{-4}$

Um die Abhängigkeit der Eindringtiefe t vom Beugungswinkel zu berechnen, wird die Gl. (1.7) verwendet:

$$I_t / I_o = 1 - \exp(-2 \cdot \mu \cdot t \cdot \operatorname{cosec} \theta) \qquad (1.7)$$

1.7.2 Absorptionskanten

Der *MSK* der Elemente ändert sich mit der Wellenlänge der Röntgenstrahlung. Allerdings erhält man beim Auftragen der (μ/ρ)-Werte eines beliebigen Elementes gegen die Röntgenwellenlänge keine stetige Kurve, sondern verschiedene stark ausgeprägte Sprungstellen, die als *Absorptionskanten* bezeichnet werden.

In Bild 1.8 sind die (μ/ρ)-Werte von Wolfram gegen die Röntgenwellenlänge aufgetragen. Mit kürzer werdender Wellenlänge (steigender Energie) nehmen die (μ/ρ)-Werte stetig ab und zeigen dann einen sprunghaften Anstieg. Dieser wird erreicht, sobald die Energie der Röntgenstrahlung ausreicht, um ein Elektron in der L-III-Schale des Atoms anzuregen, wodurch der Absorptionskoeffizient stark ansteigt. Bei weiterer Steigerung der Strahlungsenergie nimmt der MSK zunächst wieder ab, um beim Erreichen bestimmter Energiewerte wieder plötzlich anzusteigen. Im Bereich der L-Elektronen werden, entsprechend drei L-Energiezuständen des Atoms, drei Sprungstellen in der Kurve

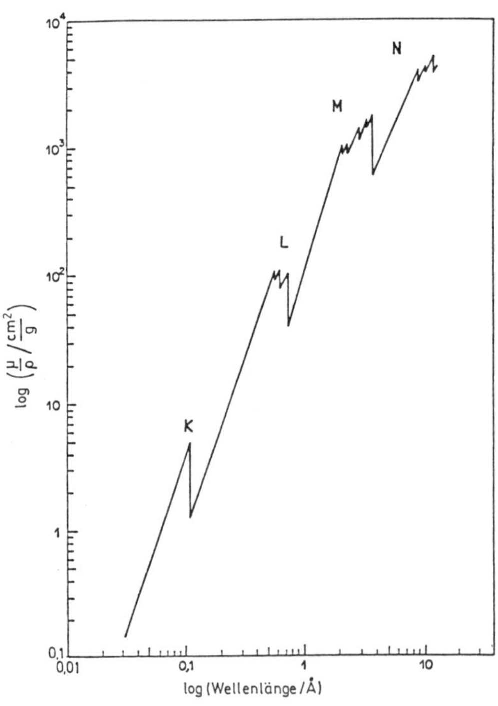

Bild 1.8
Die Massenabsorptionskoeffizienten zeigen mit zunehmender Energie (kürzerer Röntgen-Wellenlänge) stark ausgeprägte Sprungstellen, die als *Absorptionskanten* bezeichnet werden.

beobachtet. Im Bereich der K-Elektronen tritt, wieder in Übereinstimmung mit dem Aufbau der Atome, nur eine einzige Absorptionskante auf.

1.7.3 Absorptionsanalyse

Die Lage der Absorptionskanten ist energieabhängig und liegt für jedes Atom an ganz bestimmten Stellen des Spektrums. Die Bestimmung der Absorptionskanten (*Absorptionsanalyse*) gibt daher Auskunft über die Art eins Atoms (*qualitative Analyse*).

Die Größe des Absorptionssprunges ist den Mengenanteilen proportional und kann für *quantitative Analysen* herangezogen werden.

Die Lage der Absorptionskanten ist nur näherungsweise unabhängig vom Bindungszustand des Atoms. Durch genaue Lagebestimmung und aus der Feinstruktur der Absorptionskanten lassen sich Aussagen über den Bindungszustand von Atomen machen [12]. *XANES (X-ray Absorption Near Edge Structure)* und *EXAFS (Extended X-ray Absorption Fine Structure*) werden diese Spektroskopieverfahren genannt.

1.8 Anregung der Eigenstrahlung

Bei der Absorption von Energie werden Atome angeregt und senden Röntgenstrahlen aus, die charakteristisch sind für jedes Element (vgl. 1.3). Diese Strahlung kann für *qualitative* und *quantitative* Analysen von Elementen dienen.

Erfolgt die Anregung der charakteristischen Röntgenstrahlung mittels Elektronen, analog einer Röntgenröhre, so muß sich das Präparat im Hochvakuum befinden. Durch die unausweichliche Erhitzung des Präparates treten Verdampfungsverluste auf, welche die Probenzusammensetzung stetig verändern. Nur bei der *Elektronenstrahl Mikrosonde* ist wegen der kleinen Bestrahlungsfläche eine ausreichende Wärmeabfuhr vorhanden und chemische Analysen mit Elektronenanregung möglich [13].

1.8.1 Anregung der Eigenstrahlung von Elementen durch Röntgenstrahlen, Emissionsanalyse (Röntgenfluoreszenzanalyse, *RFA*)

Ein wesentlicher Fortschritt in der Analyse sekundärer Röntgenstrahlen wurde erreicht, indem man für die Anregung der charakteristischen Röntgenstrahlung nicht mehr Elektronen verwendete, sondern Röntgenstrahlen hoher Intensität (*Kaltanregung*). Dadurch müssen die Proben nicht mehr im Hochvakuum untersucht werden, und eine Erhitzung wird vermieden. Dieses Verfahren ist daher sehr verbreitet und eignet sich besonders für Routineanalysen [14].

Die Bestimmung der Wellenlänge der entstehenden charakteristischen Röntgenstrahlung ermöglicht eine Identifizierung der vorhandenen Elemente. Die Intensität der Strahlung ist zwar dem Mengenanteil des Elementes in der Probe proportional, doch beeinflussen sich die verschiedenen Atome gegenseitig. Für quantitative Analysen ist es daher notwendig, Eichkurven aufzunehmen oder rechnerische Korrekturen durchzuführen.

Moderne *RFA*-Geräte arbeiten nicht *wellenlängendispersiv*, wie eingangs beschrieben, sondern *energiedispersiv*. Die charakteristische Röntgenstrahlung wird in Abhängigkeit von ihrer Energie registriert, wodurch sich höhere Empfindlichkeiten und Genauigkeiten erzielen lassen.

1.9 Brechung von Röntgenstrahlen

Da Röntgenstrahlen Wellen sind und in vielen Eigenschaften dem sichtbaren Licht gleichen, wäre zu erwarten, daß sie beim Übergang von einem Medium in ein anderes gebrochen werden. *Röntgen* hat derartige Versuche angestellt, mußte aber feststellen, daß die Geschwindigkeit der Röntgenstrahlen innerhalb seiner Meßgenauigkeit unabhängig war von der Natur des Materials. Erst später hat *Siegbahn* [15] nachgewiesen, daß Röntgenstrahlen auch gebrochen werden. Der Brechungsindex liegt für alle Stoffe aber so nahe an 1 ($\pm 1 \cdot 10^{-6}$), daß er nur bei sehr genauen Messungen bestimmt werden kann. Dies ist auch der Grund dafür, daß es nicht gelingt, Linsen für Röntgenstrahlen herzustellen.

1.10 Streuung von Röntgenstrahlen

Die Wechselwirkung zwischen Röntgenstrahlung und Materie kann auf drei prinzipielle Prozesse zurückgeführt werden. Hat die auftreffende Röntgenstrahlung genügend Energie um ein Elektron einer inneren Schale des Atoms anzuregen, so wird das Atom in einen energiereicheren Zustand versetzt (vgl. 1.3.). Beim Zurückkehren in einen energieärmeren Zustand wird eine *charakteristische Röntgenstrahlung* ausgesendet.

Eine zweite Art der Wechselwirkung zwischen Röntgenstrahlung und Elektron ist möglich. Wird beim Zusammenstoß die Energie und das Moment beider Stoßpartner verändert, vergleichbar mit einem Billardstoß, so entsteht eine Streustrahlung mit einer gegenüber der ursprünglichen Strahlung veränderten Wellenlänge. Dieser Prozeß, der als *inkohärente Streuung* bezeichnet wird, spielt bei Verwendung energiearmer Röntgenstrahlung nur eine untergeordnete Rolle und wird hier nicht näher behandelt.

Eine dritte Art der Wechselwirkung zwischen Röntgenstrahlen und Elektronen ist aber sehr wichtig. Wird nämlich ein Elektron von Röntgenstrahlung getroffen, so kann es zum Schwingen angeregt werden und wird selbst zur Quelle einer Strahlung, deren Wellenlänge identisch ist mit der einfallenden Strahlung. Man spricht in diesem Falle von einer *kohärenten Streuung*. Diese bildet die Voraussetzung für die Beugung von Röntgenstrahlen an Kristallen.

1.11 Beugung von Röntgenstrahlen

Werden die Elektronen regelmäßig angeordneter Atome innerhalb eines Kristalls durch Röntgenstrahlen zu periodischen Schwingungen angeregt, so entsteht eine Vielzahl von Strahlungsquellen derselben Frequenz und Wellenlänge wie die einfallende Strahlung.

Von jedem schwingenden Elektron breiten sich kugelförmig Wellenfronten aus, die sich überlagern und Anlaß zum Auftreten von *Interferenzerscheinungen* geben, wie man sie von Wasserwellen kennt. In bestimmten Richtungen verstärken sich die Wellen, in anderen schwächen sie einander oder löschen sich aus. In Bild 1.9 sind drei Wellenzüge gezeichnet. Da sich alle drei Wellenzüge in Phase befinden, addieren sie sich bei einer Überlagerung, und es entsteht eine Welle höherer Intensität, es tritt Verstärkung auf. In Bild 1.10 sind wiederum drei Wellenzüge gezeigt. Da sie sich nicht in Phase befinden, erfolgt bei der Überlagerung der Wellen Auslöschung.

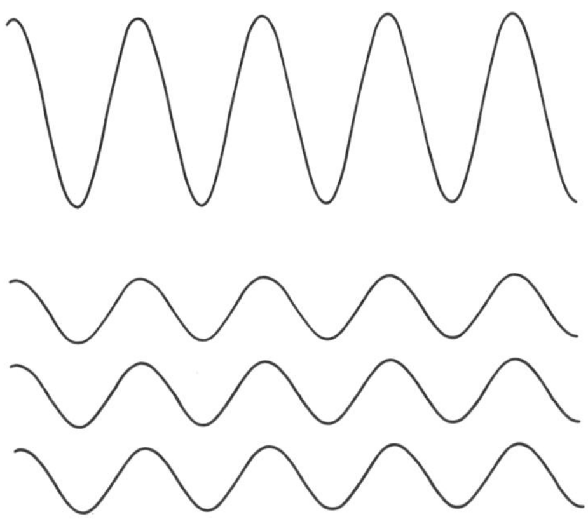

Bild 1.9
Bei der Überlagerung von Wellen, die in Phase schwingen, entsteht eine neue Welle mit größerer Amplitude

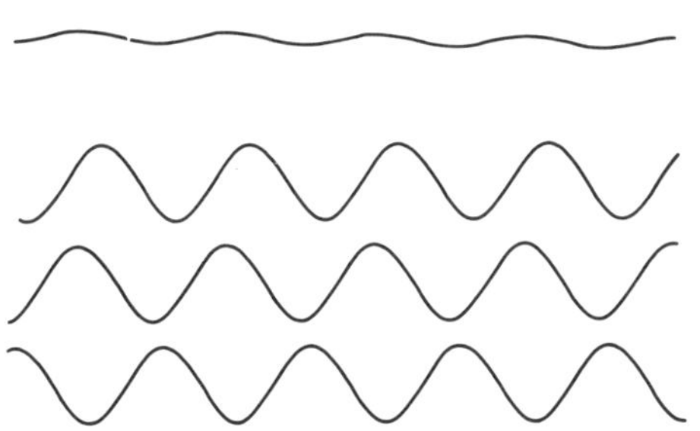

Bild 1.10
Bei der Überlagerung von phasenverschobenen Wellen tritt eine Schwächung oder eine vollständige Auslöschung auf.

Damit bei der Beugung von Wellen an einem Gitter Verstärkung auftreten kann, müssen ganz bestimmte geometrische Bedingungen erfüllt sein, die mit Hilfe der *Braggschen Reflexionsbedingung* beschrieben werden.

1.11.1 Die *Braggsche* Reflexionsbedingung

Bragg [16] ist von der Voraussetzung ausgegangen, daß Kristalle aus Ebenen aufgebaut sind, die mehr oder weniger dicht mit Atomen besetzt sind und die stets von gleichwertigen parallelen Ebenen in einem konstanten Abstand *d* (*Netzebenenabstand*) begleitet werden (vgl. 3.3.3). Trifft ein Röntgenstrahl auf eine *Netzebene* im Kristall, so kann die Beugung als Reflexion aufgefaßt werden. Der Ausdruck *Reflexion* wird daher vielfach anstelle von *Beugung* gebraucht, und die Ausdrücke Röntgeninterferenz und Röntgenreflex sind gleichwertig. Allerdings unterscheidet sich diese Art der Reflexion wesentlich von der des sichtbaren Lichtes. Der Röntgenstrahl durchdringt im allgemeinen einige Millionen Netzebenen, bis er gänzlich absorbiert wird. An jeder einzelnen Netzebene wird dabei ein Teil der Strahlung reflektiert. Es tritt dadurch eine Überlagerung von Wellen auf, wobei sich die Wellen in ganz bestimmten Richtungen, die durch geometrische Bedingungen festgelegt sind, verstärken, während in allen anderen Richtungen Auslöschung erfolgt.

In Bild 1.11 sind drei Atomlagen (*Netzebenen*) eines Kristalls gezeichnet, die Kreise stellen Gitterpunkte (Atome) dar. Parallele Röntgenstrahlen, von O_1 und O_2 ausgehend, befinden sich in Phase und treffen unter einem Winkel θ auf den Kristall. An den Punkten A und E werden sie reflektiert. Da die Strecken O_1-A-P_1 und O_2-E-P_2 gleich lang sind, treffen die Wellen in P_1 und P_2 in Phase ein und verstärken sich. Diese Reflexionsbedingung an einer Ebene ist aus der Optik bekannt. Bei der Reflexion von Röntgenstrahlen müssen aber weitere Bedingungen an allen tiefer liegenden Netzebenen berücksichtigt werden.

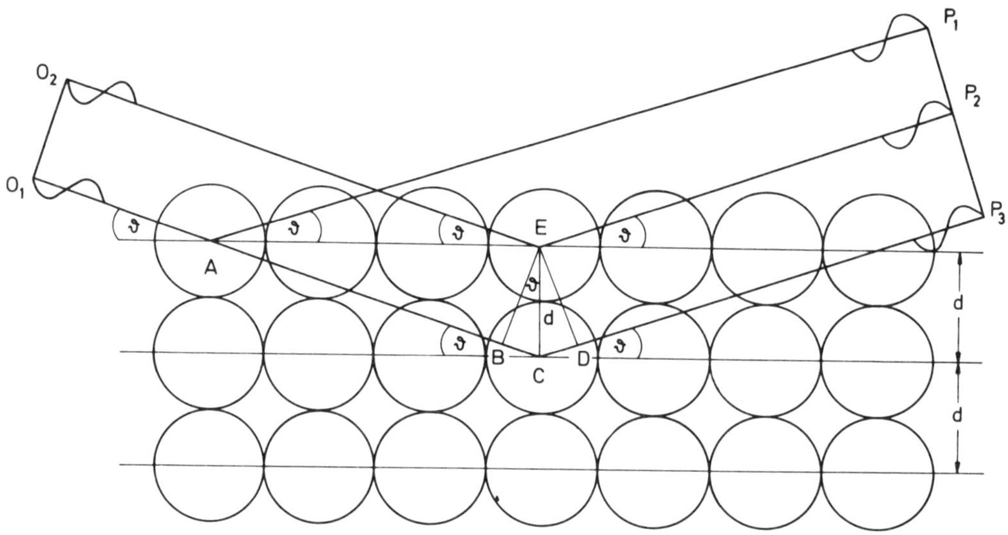

Bild 1.11 Die an verschiedenen Netzebenen eines Kristalls reflektierten Strahlen schwingen nur dann in Phase, wenn der Weglängenunterschied Δ zwischen eintretendem und reflektiertem Röntgenstrahl ein ganzzahliges Vielfaches der Röntgenwellenlänge beträgt (*Braggsche Reflexionsbedingung*).

Bei Reflexion an der zweiten Netzebene wird die Welle O_1-C nach C-P_3 reflektiert. Da die Strecke E-B parallel zu O_1-O_2 steht und die Strecke E-D parallel zur P_2-P_3, ist die gesamte Weglänge O_1-C-P_3 um einen Betrag Δ länger als die Strecke O_2-E-P_2. Der Betrag von Δ entspricht der Strecke B-C-D bzw. 2 B-C, da B-C gleich C-D ist.

$$\Delta = \text{B-C} + \text{C-D} = 2\cdot(\text{B-C}) \quad (1.8)$$

Die Strecke B-C läßt sich mit Hilfe einfacher geometrischer Beziehungen berechnen:

$$\text{B-C} = d \cdot \sin\theta \quad (1.9)$$

Die Wegdifferenz Δ zwischen dem an der ersten und zweiten Netzebene reflektierten Strahl ergibt sich somit zu:

$$\Delta = 2\cdot(\text{B-C}) = 2d\cdot\sin\theta \qquad (1.10)$$

Aus Bild 1.11 ist zu erkennen, daß die reflektierten Wellen nur dann in Phase schwingen können, wenn der Weglängenunterschied Δ aller Netzebenen ein ganzzahliges Vielfaches der Wellenlänge beträgt. Damit ist bereits die *Braggsche Reflexionsbedingung* formuliert.

$$n\cdot\lambda = 2d\cdot\sin\theta \qquad (1.11)$$

Für jede ganze Zahl n tritt Verstärkung der reflektierten Strahlung auf, wenn Gl. (1.11) erfüllt ist. Bei konstanter Röntgenwellenlänge λ ist der Winkel θ, der die Geometrie der Beugung bedingt, nur abhängig von den Netzebenenabständen d. *Der Aufbau eines Gitters bestimmt die Beugungswinkel.*

Bei der Beschreibung von Röntgenaufnahmen erweist es sich vielfach als vorteilhaft, nicht mit höheren Ordnungen der Wellenlängen zu arbeiten, sondern n in den Index der Netzebenen einzubeziehen. Ein gebeugter Röntgenstrahl n-ter Ordnung an einer Netzebene (hkl) wird so behandelt wie ein Reflex 1. Ordnung an einer, im Kristall nicht wirklich vorhandenen Netzebene $(nh\ nk\ nl)$. Die Braggsche Beziehung wird daher häufig in folgender Form geschrieben:

$$\lambda = 2\cdot d_{hkl}\cdot\sin\theta \qquad (1.12)$$

1.11.2 Durchführung von Beugungsuntersuchungen

Beugungsuntersuchungen können an anorganischen, organischen und biologischen Materialien durchgeführt werden und ermöglichen weitreichende Aussagen über den atomaren Aufbau jeden kristallinen Materials. Die experimentellen Anordnungen und die Auswertemethoden der Beugungsexperimente sind unterschiedlich. Sie reichen von einfachen Pulveraufnahmen zur Identifizierung von Materialien bis zu hochauflösenden Einkristalluntersuchungen an Biomolekülen. Die Untersuchungsmethoden der Beugungsanalysen sind bei hoher Auflösung vergleichbar mit einer *mathematischen Linse*, welche ein Bild der Elektronendichteverteilung vermittelt.

Aus Beugungsuntersuchungen erhält man drei Informationen, den Beugungswinkel, die Intensität der gebeugten Strahlung und die Linienform. Außerdem wird eine Untergrundstrahlung registriert, die von kohärenter und inkohärenter Streuung am Material und Luft herrührt und verschiedene andere Ursachen haben kann.

Der *Beugungswinkel* 2θ ist von der Wellenlänge der verwendeten Röntgenstrahlung abhängig und wird durch die Größe und Symmetrie der Elementarzelle bestimmt. Man kann aus den Beugungswinkeln nach Gl. (1.12) die Netzebenenabstände d_{hkl} berechnen und durch Indizierungsverfahren (vergl. 3.3) die Abmessungen und Symmetrie der Elementarzelle bestimmen.

Die *Intensität* der gebeugten Strahlung wird, abgesehen von den experimentellen Gegebenheiten, wie Intensität des primären Röntgenstrahles, Probenvolumen und Aufnahmegeometrie, durch die Art und durch die Anordnung der Atome im Kristall bedingt. Durch eine *Kristallstrukturanalyse* (vergl. 6) erhält man aus den Reflexintensitäten

Aussagen über die dreidimensionale Anordnung der Atome oder Moleküle im kristallinen Material.

Die *Linienform* der Beugungsinterferenzen erlaubt Rückschlüsse auf Teilchengröße und Kristallisationszustand und kann für weitere Analysen herangezogen werden (vergl. 7.).

Es sind zwei große Gruppen von Aufnahmeverfahren zu unterscheiden, je nachdem, ob Kristallpulver oder kleine Einkristalle zur Untersuchung gelangen.

Pulveraufnahmeverfahren verwenden, wie schon der Name sagt, feine Kristallpulver für Beugungsuntersuchungen. Pulver sind von den meisten Materialien leicht erhältlich und die apparativen Anordnungen sind relativ einfach. Pulveraufnahmeverfahren sind daher weit verbreitet und werden für verschiedene Fragestellungen eingesetzt. Sehr wichtig ist die Identifizierung von Substanzen und Substanzgemischen. Pulveraufnahmen ermöglichen quantitative Phasenanalysen und liefern Aussagen über Teilchengrößen und über den Kristallisationszustand. Aus Pulveraufnahmen kann man die Größe und Symmetrie der Elementarzelle berechnen und genaue Gitterkonstanten erhalten. Sie eignen sich, wegen der meist geringen Auflösung, nur unter bestimmten Voraussetzungen für vollständige Kristallstrukturanalysen (vergl. 7).

Einkristalluntersuchungen verwenden kleine Einkristalle (ca. 0,1 mm), die z.B. mit automatischen Vierkreis-Einkristalldiffraktometern (vergl. 5.5.3) untersucht werden. Man erhält von Einkristallen sehr viele Reflexe, die eindeutig bestimmten Netzebenenscharen im Kristall zugeordnet sind. Aus der Lage und Intensität dieser Reflexe kann man Kristallstrukturen mit hoher Auflösung bestimmen (vergl. 6). Für Strukturbestimmungen sind daher Einkristallmethoden den Pulvermethoden vorzuziehen, sofern Einkristalle geeigneter Qualität verfügbar sind.

2 Pulveraufnahmeverfahren

Werden feine kristalline Pulver von einem monochromatischen Röntgenstrahl getroffen, so werden die Röntgenstrahlen an allen Netzebenen, für die Braggsche Beziehung

$$\lambda = 2 \cdot d_{hkl} \cdot \sin\theta \tag{2.1}$$

erfüllt ist, gebeugt. Die gebeugten Strahlen bilden Kegel mit dem halben Öffnungswinkel 2θ. In Bild 2.1 ist das Prinzip einer Pulveraufnahme gezeigt.

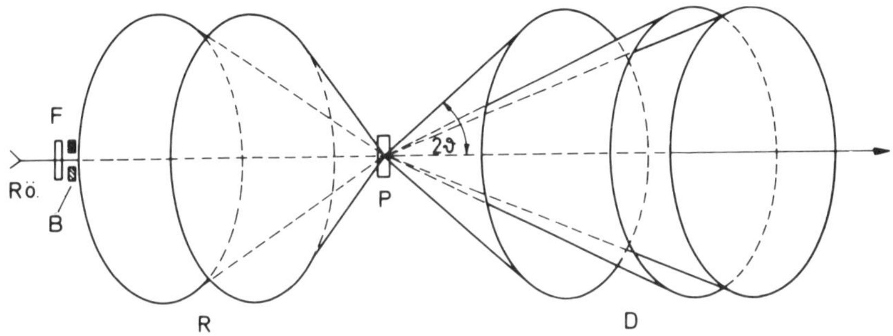

Bild 2.1 Werden monochromatische Röntgenstrahlen an Kristallpulvern gebeugt, so entstehen Beugungskegel mit dem halben Öffnungswinkel 2θ.

Die charakteristische Strahlung einer Röntgenröhre durchtritt ein Filter (F) sowie ein Blendensystem (B) und trifft als paralleles Strahlenbündel auf ein pulverförmiges Präparat (P). Beugungskegel entstehen sowohl im Durchstrahlbereich (D) als auch im Rückstrahlbereich (R). Die pulverförmigen Präparate können als feine Stäbchen, als dünne Plättchen oder bei verschiedenen Verfahren auch als kompakte Stücke mit ebener Fläche zur Untersuchung gelangen. Die beim Auftreffen monochromatischer Röntgenstrahlung entstehenden Interferenzkegel werden mittels Filmen oder Zählrohren registriert. Im allgemeinen werden nicht die gesamten Beugungskegel abgebildet, sondern nur kleine Abschnitte.

Nur bei sehr feinen Kristallpulvern sind genügend Teilchen in jeder Lage vorhanden, um die Ausbildung gleichmäßig geschwärzter Interferenzen zu ermöglichen. Werden zu wenige Teilchen vom Röntgenstrahl getroffen, so erscheinen die Interferenzkegel in einzelne Punkte aufgelöst. Gelingt es nicht, genügend feine Pulver herzustellen, so kann eine Bewegung des Präparates während der Aufnahme die Ausbildung gleichmäßig geschwärzter Beugungsringe ermöglichen.

Es sind eine Reihe verschiedener apparativer Anordnungen im Gebrauch, um Pulveraufnahmen anzufertigen. Sie unterscheiden sich sowohl in der Präparatanordnung als auch in der Registrierung der Interferenzen. Die wichtigsten Pulveraufnahmeverfahren werden nachfolgend beschrieben.

2.1 *Debye-Scherrer*-Verfahren

Dieses Aufnahmeverfahren, das auch als *Hull-Debye-Scherrer-Verfahren* bezeichnet wird, da *Debye* und *Scherrer* [1] in Deutschland dieses Verfahren etwa gleichzeitig mit *Hull* [2] in Amerika entwickelt haben, ist sehr universell anwendbar und war lange Zeit die gebräuchlichste Pulveraufnahmetechnik. Das Prinzip des Verfahrens ist in Bild 2.2 gezeigt. Ein stäbchenförmiges Präparat befindet sich in einer zylindrischen Kamera, an deren Innenwand ein Filmstreifen angepreßt wird. Durch ein Blendensystem trifft ein paralleler monochromatischer Röntgenstrahl auf das Präparat und wird an den einzelnen Kristalliten gebeugt. Die Beugungskegel werden nur in einem kleinen Bereich nahe am Äquator registriert und erscheinen auf dem Film als verschieden stark gekrümmte Linien. Der Vorteil des *Debye-Scherrer*-Verfahrens ist die geringe benötigte Probenmenge von wenigen mg Substanz sowie die relativ einfachen apparativen Erfordernisse.

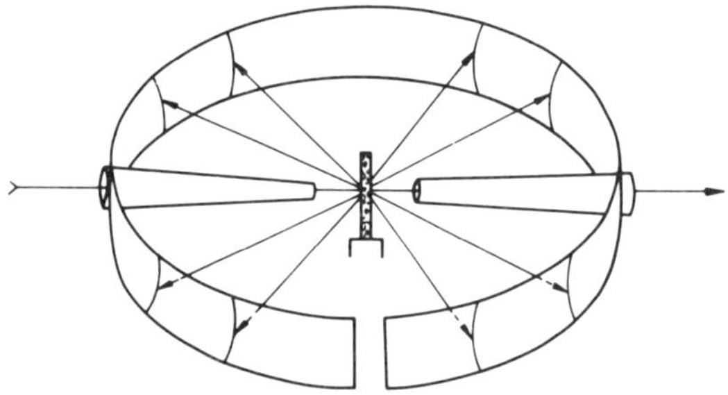

Bild 2.2
Beim *Debye-Scherrer-Verfahren* wird ein Abschnitt des Beugungskegels auf einem zylindrisch gebogenen Film registriert.

2.1.1 Präparation

Es stehen drei verschiedene Möglichkeiten zur Verfügung, um Präparate für *Debye-Scherrer*-Aufnahmen herzustellen.

Stäbchenförmige Präparate

Metalle, die als feine Drähte (0,1 mm bis 0,7 mm ∅) zur Verfügung stehen, können direkt in die Kamera eingesetzt werden. Bearbeitbare oder verformbare Materialien kann man durch Drehen oder Ziehen in Stäbchenform bringen.

Pulverförmige Substanzen lassen sich vielfach durch Mischen mit einem Lack, der selbst keine Röntgeninterferenzen liefert (Kollodium, Schellack, PV-Lack), zu verformbaren Massen kneten. Beim Pressen durch eine Düse oder durch Rollen zwischen zwei Glasplatten kann man diese in Zylinderform bringen. Da dieses Präparationsverfahren ziemliches Geschick erfordert und Fremdmaterial zugemischt wird, wird es relativ selten verwendet.

Einfüllen in Kapillaren

Glaskapillaren mit einem Innendurchmesser von 0,3 mm oder 0,5 mm und Wandstärken von 0,01 mm aus schwach Röntgenstrahlen absorbierendem Spezialglas sind speziell für Röntgenpulveraufnahmen im Handel (*Markkapillaren*). Sie werden mit pulverförmigen Substanzen gefüllt (vgl. 2.2.1) und ermöglichen wegen ihres konstanten Durchmessers die Anfertigung gut reproduzierbarer Aufnahmen. Die geringe Bruchfestigkeit der Glaskapillaren erfordert größte Vorsicht bei ihrer Handhabung.

Kapillaren aus Zelluloseacetat oder Nitrozellulose kann man selbst fertigen, indem man einen Cu-Draht geeigneter Stärke in eine Lösung dieser Substanzen taucht und das entstehende Röhrchen nach dem Trocknen abzieht.

Präparation an Glasfäden

Eine weitere Präparationsmethode verwendet dünne Glasfäden aus schwach Röntgenstrahlen absorbierendem Glas, auf die das Präparat außen angebracht wird. Zu diesem Zweck wird ein Glasfaden (0,1 mm bis 0,3 mm ∅) dünn und gleichmäßig mit Lack bestrichen und dann mit einem feinen Kristallpulver unter Drehen bestäubt oder in das Pulver eingetaucht. Durch mehrmaliges Wiederholen dieses Vorganges kann eine höhere Schichtdicke des Materials erreicht werden.

Es ist auch möglich, die Probe mit einem Lack anzuteigen und den Glasfaden mehrmals in die Mischung einzutauchen. Es muß darauf geachtet werden, eine möglichst gleichmäßige Schichtdicke zu erhalten.

Ist nur sehr wenig Material vorhanden, so kann man das Pulver unter dem Mikroskop mit einem kleinen Tropfen Lack zu einem Kügelchen formen. Dieses wird dann auf die Spitze eines Glasfadens geklebt und kann so für die Aufnahme verwendet werden.

Allen zuletzt genannten Präparationsverfahren ist gemeinsam, daß von Aufnahme zu Aufnahme wechselnde Mengen eines fremden Materials zugesetzt werden und die Schichtdicke variiert, worunter die Qualität sowie die Reproduzierbarkeit der Aufnahme leiden.

2.1.2 Kamera und Blendensystem

Pulverkameras bestehen aus einem verschließbaren Metallzylinder, in dessen Mitte das Präparat montiert wird. Der Durchmesser der Kamera wird so gewählt, daß der Umfang des Zylinders entweder 180 mm oder 360 mm beträgt. Das ergibt für die kleine Kamera einen Durchmesser von 57,30 mm und für die große Kamera 114,59 mm. Dadurch ist eine direkte Umrechnung der auf dem Film in mm abgelesenen Abstände in Winkelgraden möglich.

Die kleine Pulverkamera erfordert kurze Belichtungszeiten und wenig Filmmaterial. Sie eignet sich daher besonders für Routineuntersuchungen. Die große Kamera wird für Präzisionsbestimmungen von Gitterkonstanten und für die Untersuchung sehr linienreicher Substanzen oder Substanzgemischen verwendet.

In Bild 2.3 sind Schnitte durch eine Pulverkamera gezeigt, in Bild 2.4 ist die Ansicht einer kleinen Kamera zu sehen. Die Röntgenstrahlen treten durch ein Blendensystem (E: Eintrittsblende) in die Kamera ein. Es werden meist Rundblenden, seltener Schlitzblenden verwendet. Sie engen den eintretenden Röntgenstrahl auf ein schmales, fast paralleles Strahlenbündel ein, das das Präparat (P) symmetrisch umspülen soll. Zur Vermeidung von Streustrahlen werden die Blenden bis nahe an das Präparat herangeführt. Kleine Blenden bedingen scharfe Interferenzen, aber längere Belichtungszeiten. In der Praxis verwendet man Blenden mit einem Durchmesser von 0,3 mm bis 1,5 mm. Der Primärstrahl wird hinter dem Präparat wiederum von einem Blendensystem (A: Austrittsblende) erfaßt. Am äußeren Ende der Austrittsblende befindet sich ein Leuchtschirm (L). Dieser kann durch ein Bleiglas beobachtet werden und ermöglicht die Kontrolle der Kamera und Präparatjustierung.

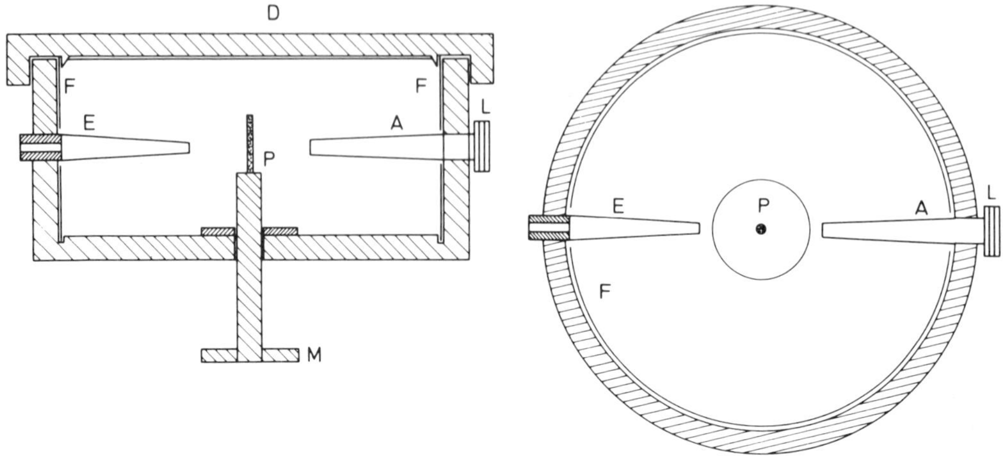

Bild 2.3 Eine *Debye-Scherrer*-Kamera besteht aus einem verschließbaren Metallzylinder, an dessen Innenwand der Röntgenfilm angepreßt wird. Das stäbchenförmige Präparat befindet sich im Zentrum des Zylinders (parallel zur Zylinderwand) und kann während der Aufnahme gedreht werden.

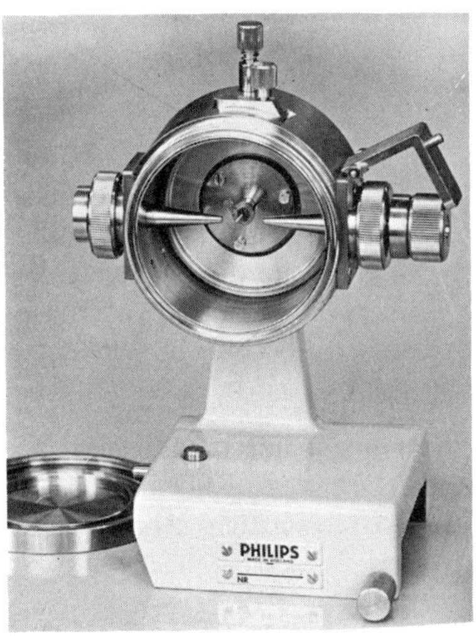

Bild 2.4
Ansicht einer *Debye-Scherrer-Kamera*

In der Mitte der Kamera ist eine Achse durch den Boden geführt, an deren oberen Ende das Präparat genau im Mittelpunkt des Zylinders montiert wird. Mittels Justierschrauben wird das stäbchenförmige Präparat so eingerichtet, daß es parallel zur Zylinderwand steht und beim Drehen keine azentrische Bewegung erkennen läßt. Man verwendet zum Justieren ein Justiermikroskop oder eine Einstellupe.

Während der Aufnahme kann das Präparat mittels eines Motors (M), der außen an die Mittelachse der Kamera gesetzt wird, langsam gedreht werden. Dies ist bei etwas gröberen Pulvern immer notwendig, um eine höhere Lagenmannigfaltigkeit der Teilchen zu erreichen.

Die Kamera ist mit einem licht- und strahlensicheren Deckel (D) verschließbar. Außerdem sind an der Außenseite der Kamera Vorrichtungen angebracht, um sie möglichst nahe am Austrittsfenster einer Röntgenröhre montieren zu können.

2.1.3 Vorbereitung und Einlegen des Filmes

Für Röntgenuntersuchungen werden, wie bereits in 1.6.1 erwähnt, doppelt beschichtete Spezialfilme verwendet, die in der Dunkelkammer bei Speziallicht verarbeitet werden.

Es sind eigene Vorrichtungen im Handel, die das Schneiden und Stanzen von Röntgenfilmen in einem Arbeitsgang ermöglichen. Man kann aber auch aus Al-Blech Schablonen anfertigen und zum Stanzen ein Locheisen (9 mm ∅) verwenden.

2.1.4 Anbringen der Kamera an der Röntgenröhre und Wahl der geeigneten Röntgenstrahlung

Die Kamera wird möglichst nahe am Punktfokus der Röntgenröhre montiert, wobei eine Neigung von 8° bis 10° gegen die Röhre die beste Ausnützung der Intensität ermöglicht. Es ist wichtig, daß zwischen Röntgenröhre und Eintrittsblende der Kamera keine Streustrahlung austreten kann, da diese zu einer Gefährdung durch Röntgenstrahlen führt (Bild 2.5).

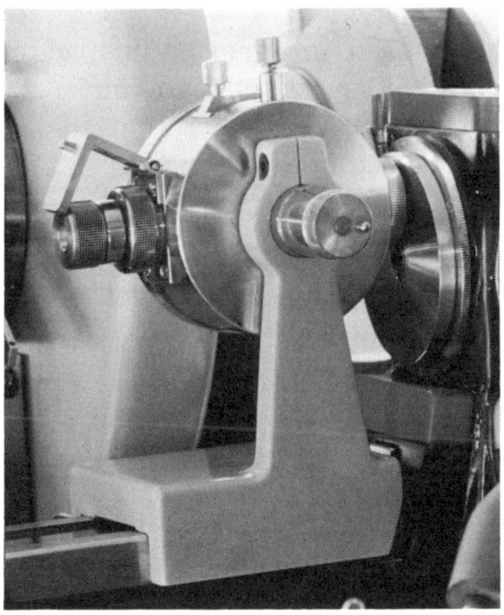

Bild 2.5
Zwischen *DS*-Kamera und Röntgenröhre dürfen keine Röntgentrahlen austreten (Strahlengefahr).

Der Umstand, daß die Eigenstrahlung von Elementen durch Röntgenstrahlung angeregt werden kann (vgl. 1.3), muß auch bei Beugungsuntersuchungen berücksichtigt werden. Wird nämlich die Eigenstrahlung eines Stoffes angeregt, so werden zwar keine neuen Linien im Beugungsdiagramm auftreten, wohl aber erhöht sich der diffuse Untergrund. In ungünstigen Fällen kann dies soweit führen, daß die Beugungsinterferenzen wegen des zu starken Untergrundes nicht mehr erkannt werden.

Um die Entstehung von Eigenstrahlung des Präparates zu vermeiden, muß eine geeignete Röntgenstrahlung für die Beugungsexperimente ausgewählt werden. Die Wellenlänge der Röntgenstrahlung soll möglichst weit entfernt liegen von der K- oder L-Absorptionskante des Elementes, das den Hauptbestandteil der Probe darstellt. Sehr günstig ist es, dieselbe Strahlung zu verwenden wie das zu untersuchende Element, da in diesem Falle keine Eigenstrahlung angeregt wird.

Für die meisten Routineuntersuchungen wird Cu-Kα-Strahlung verwendet, doch eignet sich diese Strahlung nicht für die Untersuchung eisenhaltiger Stoffe. Kurzwellige Röntgenstrahlen ermöglichen kürzere Belichtungszeiten und liefern Interferenzen in einem größeren Winkelbereich, doch liegen die Linien nahe zusammen. Die Verwendung langwelliger Röntgenstrahlung ermöglicht eine „*Dehnung*“ der Beugungsdiagramme, doch geht dies auf Kosten der Belichtungszeit.

2.1.5 Monochromatisierung der Röntgenstrahlung

Für die Durchführung von Pulveraufnahmen und der meisten Einkristallaufnahmen benötigt man eine monochromatische oder zumindest eine annähernd monochromatische Röntgenstrahlung. Bei der Besprechung von Röntgenröhren (vgl. 1.4) wurde erwähnt, daß man entweder eine *kontinuierliche Röntgenstrahlung* erhalten kann, wenn man das Bremsspektrum einer Röntgenröhre verwendet, oder aber, daß monochromatische Röntgenstrahlung entsteht, wenn man die *charakteristische Strahlung* anregt.

Allerdings ist die charakteristische Röntgenstrahlung nicht streng monochromatisch. Sie enthält ihrerseits wieder Strahlen verschiedener Wellenlänge und ist immer der Bremsstrahlung überlagert. Für Pulveraufnahmen muß daher die aus der Röntgenröhre austretende Strahlung durch geeignete Maßnahmen monochromatisiert werden.

Filter können in relativ einfacher Weise für eine annähernde Monochromatisierung der Strahlung herangezogen werden. Man verwendet als Filter dünne Metallfolien oder gesinterte Plättchen von Elementen, deren Absorptionskante zwischen der Wellenlänge der Kα- und Kβ-Linien der Röntgenstrahlung gelegen ist. In diesem Falle wird nämlich die Kβ-Linie viel stärker geschwächt als die Kα-Linie und eine für viele Zwecke ausreichende Monochromatisierung erreicht, zumal auch das Bremsspektrum bei Verwendung von Filtern weitgehend absorbiert wird.

In Bild 2.6 ist die Wirkungsweise eines Metallfilters (Zirkon) auf das Spektrum einer Mo-Röntgenröhre gezeigt. Durch geeignete Wahl der Schichtdicke des Filters wird die Kß-Linie fast vollständig absorbiert, die Kα-Linie aber nur geringfügig geschwächt.

Bei einer einfachen Filterung wird allerdings keine echte Monochromatisierung erreicht, da die Kα-Strahlung ihrerseits wieder aus einem Duplett besteht. Für die Trennung der beiden Kα-Linien kann man ein zweites Filter heranziehen, dessen Absorptionskante knapp langwelliger ist als die $K\alpha_2$-Linie. In Bild 2.7 sind die Verhältnisse bei Verwendung von zwei verschiedenen Filtern gezeigt. Diese Monochromatisierung muß allerdings mit einem relativ hohen Intensitätsverlust erkauft werden. Ferner ist zu beachten, daß Filter keine vollständige Absorption einer Wellenlänge ermöglichen. Man wählt daher die Filterdicken so, daß die Kß-Strahlung gegenüber der Kα-Strahlung auf ein bestimmtes Verhältnis geschwächt wird. In Tabelle 2.1 sind die wichtigsten Röntgenfilter zusammengestellt.

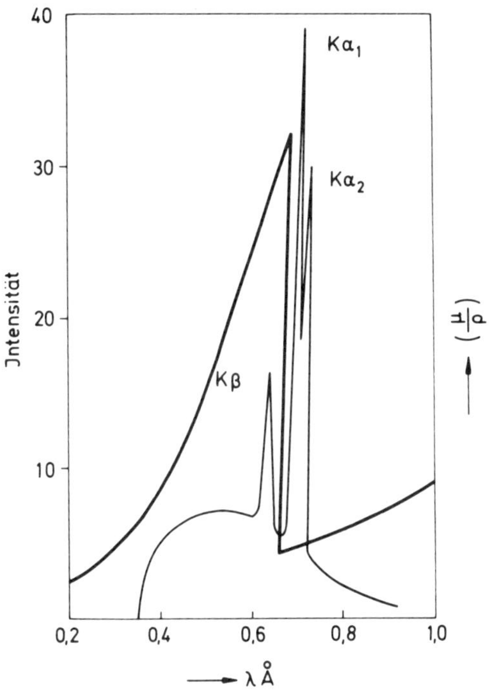

Bild 2.6 Als Röntgenfilter werden dünne Folien von Elementen gewählt, deren Absorptionskante zwischen der Kß- und der Kα-Linie der verwendeten Röntgenstrahlung gelegen ist. Dadurch wird die Kß-Strahlung wesentlich stärker geschwächt (absorbiert) als die Kα-Strahlung und eine relativ gute Monochromatisierung der Strahlung erreicht.

Tabelle 2.1 Wellenlängen und Filtereigenschaften

Anode	λ Kα Å	Filter1	mm	g/cm³	Filter 2	nicht für
Cr	2,2909	V	0,016	0,009	Ti	Ti,Sc,Ca
Fe	1,9373	Mn	0,016	0,012	Cr	Cr,V,Ti
Co	1,7902	Fe	0,018	0,014	Mn	Mn,Cr,V
Ni	1,6591	Co	0,013	0,019	Fe	Fe,Mn,Cr
Cu	1,5418	Ni	0,021	0,069	Co	Co,Fe,Mn
Mo	0,7107	Zr	0,108	0,069	Y	Y,Sr,Rb
Ag	0,5608	Pd	0,030	0,030	Ru	Ru,Mo,Nb

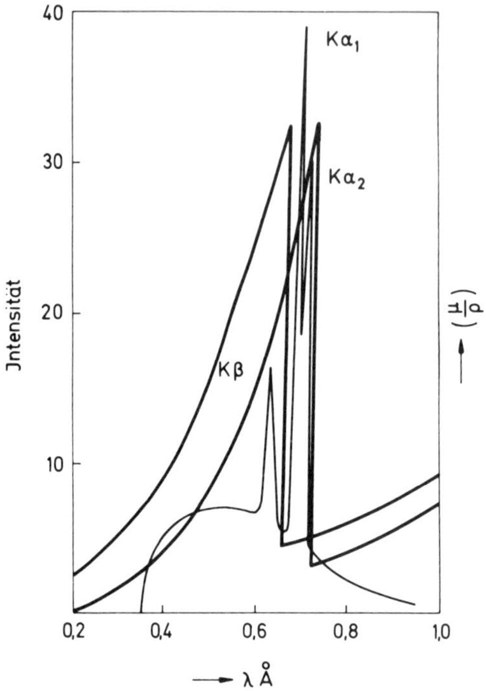

Bild 2.7
Durch Verwendung von zwei verschiedenen Filtern kann eine gute Monochromatisierung erzielt werden, doch muß ein beträchtlicher Intensitätsverlust in Kauf genommen werden.

Eine streng monochromatische Röntgenstrahlung erhält man, wenn die Röntgenstrahlung an bestimmten Netzebenenscharen von Einkristallen reflektiert wird. Die Verwendung von *Kristallmonochromatoren* wird später in 2.7 besprochen.

2.1.6 Vermeiden von Fehlern bei *DS*-Aufnahmen

Filmschrumpfung und unterschiedliche Filmdicken bewirken die häufigsten Fehler bei *DS*-Aufnahmen, da sie eine Veränderung des Kameraradius bewirken und somit zur Bestimmung fehlerhafter Beugungswinkel führen.

Eine *Präparatexzentrizität* bewirkt Linienverschiebungen, die sich proportional zu $\cos^2\theta$ verändern (Bild 2.8). Eine mikroskopische Justierung der Präparate ist daher zu empfehlen.

Absorptionseinflüsse können Linienverschmälerungen bewirken, die bei stark absorbierenden Präparaten eine Linienverlagerung vortäuschen (Bild 2.9). Ein Verdünnen der Proben mit einem schwach absorbierenden amorphen Material (Korkmehl) kann Absorptionsfehler verhindern.

Die *Divergenz* der Röntgenstrahlung sowie eine ungenügende *Auflösung* des $K\alpha_1$- $K\alpha_2$-Dupletts können ebenfalls zu Fehlern führen.

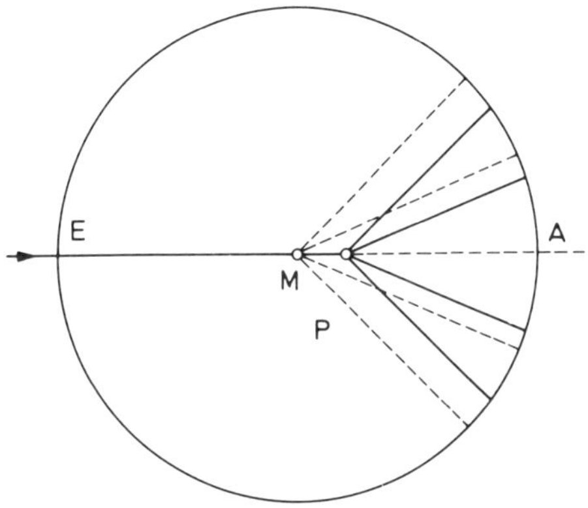

Bild 2.8
Befindet sich das Präparat beim *DS*-Verfahren nicht im Mittelpunkt der Kamera, so werden die Linien proportional zu $\cos^2\theta$ verschoben.

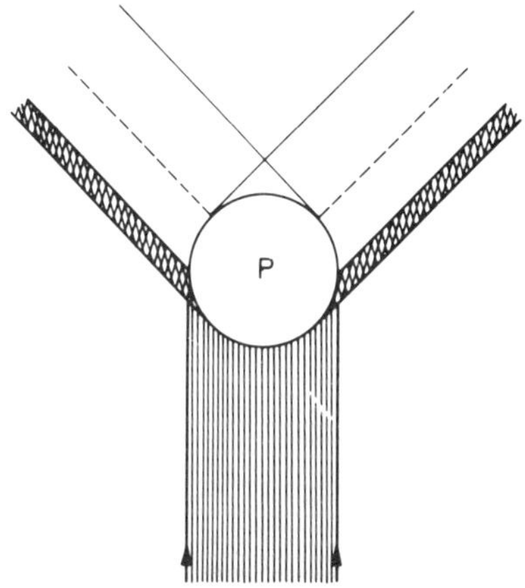

Bild 2.9
Stark absorbierende Präparate bewirken eine Linienverschmälerung, die zu falschen 2θ-Werten führt.

2.1.7 Anfertigung einer *Debye-Scherrer*-Aufnahme eines Cu-Drahtes

Ein Cu-Draht mit einem Durchmesser von 0,2 mm bis 0,3 mm wird in einer Länge von 15 mm bis 20 mm abgeschnitten. Um eine homogene Verteilung der Kristallite innerhalb des Drahtes zu gewährleisten, müssen eventuell vorhandene Ziehtexturen durch thermisches Altern entfernt werden. Zu diesem Zweck wird der Draht einige Minuten im N_2-Strom geglüht und langsam erkalten gelassen. Ist ein derartiger Ofen nicht verfügbar, kann ein etwas längerer Draht in der leuchtenden Bunsenflamme 1 min geglüht werden. Nach dem Abkühlen wird das anhaftende Oxid entfernt, worauf der blanke Draht, der vollständig gerade sein muß, in den Präparathalter gesteckt wird.

Der Präparathalter besteht bei den meisten Kameras aus einem Metallstift, der in die Kamera eingesetzt wird. Ein Ende des Präparathalters wird mit etwas Klebewachs oder Plastilin versehen und der blanke Cu-Draht in der Mitte hineingesteckt. Bild 2.10 zeigt die Anordnung. Beim Drehen des Präparathalters soll keine Exzentrizität erkennbar sein, worauf der Draht mit der erwärmten Spitze eines Spatels fixiert wird.

Hierauf wird der Präparathalter mit dem fixierten Cu-Draht in die Röntgenkamera gesteckt und mittels einer Einstellupe oder eines Justiermikroskopes (20 ×) die Feinjustierung des Präparates vorgenommen. Zu diesem Zweck wird das Präparat gedreht, bis in einer Richtung die maximale Auslenkung erreicht ist. An diesem Punkt wird das Drehen unterbrochen und das Präparat mittels der Justierschrauben gegen die Mitte der Kamera verschoben. Dies wird solange fortgesetzt, bis keine Exzentrizität des Präparates mehr festzustellen ist. Der Einstellvorgang wird erleichtert, wenn sich die Justierschrauben vor Beginn der Justierung in Mittelstellung befinden.

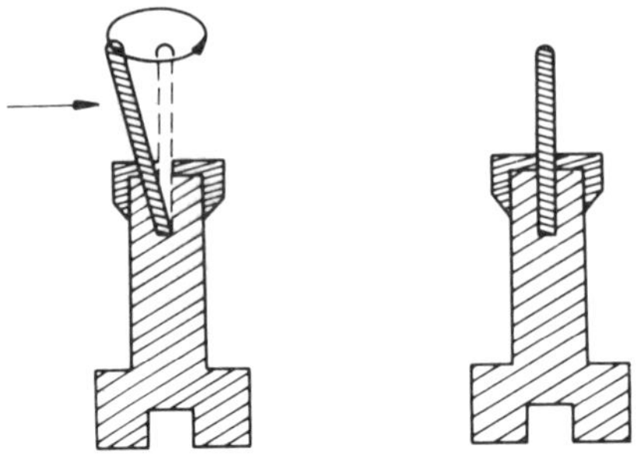

Bild 2.10
Das stäbchenförmige Präparat für eine DS-Aufnahme soll gerade sein und beim Drehen keine Exzentrizität erkennen lassen.

In der Dunkelkammer wird hierauf die Kamera bei geeigneter Beleuchtung mit dem vorbereiteten Film (vgl. 1.6.1) geladen. Es ist darauf zu achten, daß das Präparat nicht berührt wird und daß der Film fest an der Zylinderwand anliegt. Nach Verschließen der Kamera wird diese am Austrittsfenster der Röntgenröhre (*Punktfokus*) befestigt und der Röntgengenerator eingeschaltet (Kühlwasser kontrollieren).

Bei richtiger Justierung von Kamera und Präparat soll am Leuchtschirm der Austrittsblende ein runder, leuchtender Punkt erscheinen, der durch einen dunklen Strich, das Präparat, in zwei gleiche Hälften geteilt wird. Bei langsamen Drehen des Präparates (Elektromotor) soll sich der Schatten nicht bewegen.

Die gewünschte Belichtungsdauer ist von folgenden Faktoren abhängig:

a) Wellenlänge und Intensität der verwendeten Röntgenstrahlung (z.B. Cu-Kα, 35 KV, 30 mA),
b) Durchmesser der Kamera (z.B. 57,3 mm),
c) Größe der Blenden (z.B. 0,8 mm ∅), Dicke der Röntgenfilter (z.B. 0,02 mm).
d) Bestrahltes Probenvolumen,
e) Zusammensetzung und Kristallsymmetrie des Präparates.

Bei dem beschriebenen Beispiel reicht eine Belichtungszeit von 30 min aus, um einen gut belichteten Film zu erhalten. Nach Ablauf der Belichtungszeit wird das Röhrenfenster geschlossen (kann automatisch erfolgen) und die Apparatur ausgeschaltet.

In der Dunkelkammer (indirektes Rotlicht) wird die Kamera geöffnet, die Blenden herausgenommen und der Film aus der Kamera gezogen. Die Entwicklung kann, wie in 1.6.1 beschrieben wurde, ähnlich wie bei normalem photographischem Material vorgenommen werden.

Nach dem Trocknen (Zimmertemperatur) wird der Film gekennzeichnet, registriert und kann ausgewertet werden.

2.2 Aufnahmeverfahren nach *Straumanis*

Pulveraufnahmen nach *Straumanis* [3] unterscheiden sich von *Debye-Scherrer*-Aufnahmen nur durch ein anderes Einlegen des Filmes in die Zylinderkamera. Während beim *DS*-Verfahren der Film so eingelegt wird, daß sich die Austrittsstelle des Röntgenstrahles aus der Kamera im Mittelpunkt des Filmes befindet und die Interferenzringe dadurch symmetrisch um den Filmmittelpunkt angeordnet sind, wird der Film beim *Straumanis-Verfahren* um 90° verschoben. Bild 2.11 zeigt die Filmposition in der Kamera sowie einen schematischen Vergleich der entwickelten Filme. Bild 2.12 zeigt die Aufnahmen einer Substanz nach den beiden Verfahren. Der *Straumanis*-Film benötigt zwei Stanzlöcher, eines für die Eintritts- und eines für die Austrittsblende. Der Vorteil dieses Verfahrens besteht darin, daß der Abstand zwischen Eintritts- und Austrittsblende auf dem Film genau einen Winkel von 180° entspricht. Dadurch ist eine Eichung möglich, und Fehler durch ungenau bekannten Kameraradius oder durch Filmschrumpfung können sicher vermieden werden.

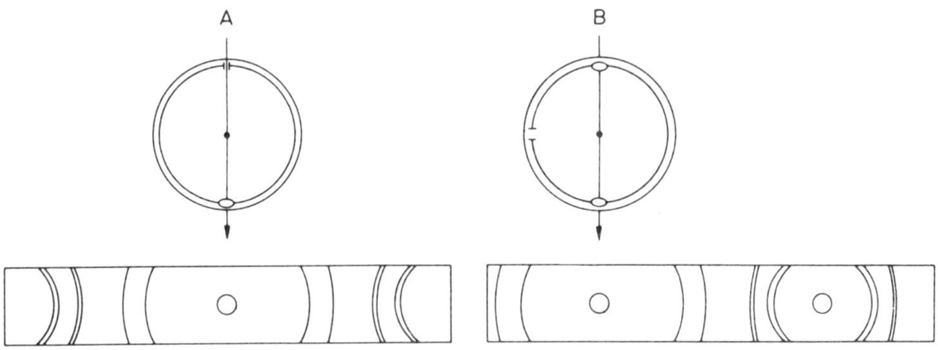

Bild 2.11 Beim *Debye-Scherrer-Verfahren* (A) befindet sich die Austrittsstelle des Röntgenstrahles aus der Kamera im Mittelpunkt des Filmes, und die Beugungsringe sind symmetrisch um diesen Punkt angeordnet. Beim *Straumanis-Verfahren* (B) wird der Film um 90° verschoben, so daß Eintritts- und Austrittsstellen des Röntgenstrahles durch den Film verlaufen, wodurch eine Eichung der Filmlänge möglich ist.

2.2.1 Anfertigen einer Pulveraufnahme nach *Straumanis*

Feines γ-CuJ-Pulver wird fein gemahlen und in eine *Markkapillare* (0,3 mm ∅) eingefüllt. Das Füllen der Kapillaren erfordert einige Geschicklichkeit. Es ist zu beachten, daß die Kapillaren nicht zwischen zwei Fingern gehalten werden können, da sie sehr zerbrechlich sind. Lediglich das verdickte Ende der Kapillaren, das häufig als Einfülltrichter ausgebildet ist, darf berührt werden.

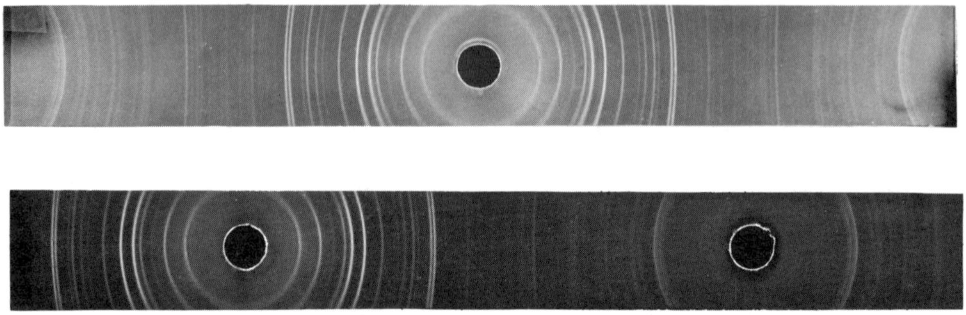

B)

Bild 2.12 Vergleich eines *Debye-Scherrer-Filmes* (A) mit einem Film nach *Straumanis* (Al_2O_3-KI) (B)

Die Kapillaren werden an einem Ende abgeschmolzen (Bild 2.13) und mit diesem in einen Halter gesteckt, der aus einem Metallstift besteht, der an einem Ende mit Klebewachs oder Plastilin versehen ist (B). Ein Loch von etwa 1 mm ∅ und 5 mm Tiefe im Wachs nimmt die Kapillare auf. Diese wird in einer Länge von 15 bis 20 mm abgebrochen (C) und vorsichtig mit der pulverförmigen Substanz gefüllt. Dies wird am Besten erreicht, indem man jeweils nur wenig Substanz an die Öffnung der Kapillare bringt (D) und den Halter dann über eine Feile zieht (E). Dadurch wird eine gleichmäßige und dichte Füllung der Kapillare erzielt. Ist eine Füllhöhe von einigen mm erreicht, so kann die Kapillare mit Wachs verschlossen oder vorsichtig abgeschmolzen werden (F). Mit dem frisch verschlossenen Ende wird sie vorsichtig in einen Präparathalter gesteckt (G) und mit einer warmen Spatelspitze fixiert (H).

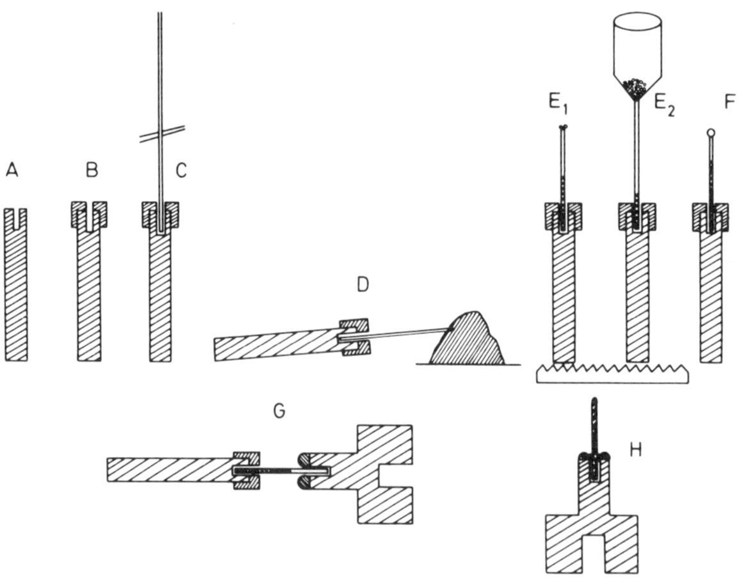

Bild 2.13 Pulverförmige Präparate können für Röntgenaufnahmen in feine Glaskapillaren (*Markröhrchen*) gefüllt werden.

Die Kapillare wird mit dem Präparathalter in die Kamera gesteckt und justiert. Die Kamera wird hierauf mit einer 0,5 mm Eintrittsblende und der dazu passenden Austrittsblende ausgerüstet und in der Dunkelkammer mit dem Röntgenfilm geladen. Der Film hat 2 Stanzlöcher, die 90 mm voneinander entfernt sind (Bei der großen Zylinderkamera beträgt der Abstand 180 mm). Beim Einlegen des Filmes werden die Blenden aus der Kamera entfernt und, bevor der Film festgeklemmt wird, wiederum eingesetzt. Es muß dabei sehr vorsichtig gearbeitet werden, um das Präparat nicht zu berühren. Nach dem Festklemmen des Filmes wird die Kamera geschlossen und auf der Röntgenröhre montiert.

Am Röntgengenerator können dieselben Werte wie beim vorherigen Beispiel eingestellt werden. Die Belichtungszeit ist allerdings auf 60 min bis 90 min zu verlängern, da feinere Blenden verwendet werden. Die übrigen Schritte sind gleich durchzuführen wie beim letzten Beispiel.

2.3 Ausmessen von *Debye-Scherrer*-Filmen und *Straumanis*-Filmen und Berechnung der Netzebenenabstände

Die entwickelten Filme werden nach dem Trocknen und Beschriften auf eine durchsichtige Skala gelegt, die von unten beleuchtet ist. Es sind verschiedene *Comperatoren* für die Auswertung von Röntgenaufnahmen im Handel. Ist ein derartiges Gerät nicht verfügbar, so kann der Film auf eine von unten beleuchtete Opalglasscheibe gelegt werden und das Ausmessen mit einem durchsichtigen Maßstab (Teilung 0,5 mm) erfolgen. Es werden die Ringabstände am Filmäquator gemessen, auf Beugungswinkel 2θ umgerechnet (siehe folgendes Beispiel) und in eine Tabelle eingetragen.

Aus der Geometrie der Beugungsanordnung ergibt es sich, daß bei Verwendung einer kleinen Pulverkamera (Durchmesser 57,3 mm) die Strecke X zwischen zwei symmetrisch angeordneten Interferenzringen einem Beugungswinkel von $X = 2\theta$ entspricht.

$$\theta = (180 / 2\pi \cdot D) \cdot X \tag{2.2}$$

Bei Verwendung der großen Kamera entspricht $X = 4\ \theta$.

Sind die Beugungsringe auf 0,05 mm genau ausgemessen und die Beugungswinkel nach Gl. (2.2) bestimmt, werden die Netzebenenabstände nach der Braggschen Beziehung:

$$d_{hkl} = (\lambda/2) / \sin \theta \tag{2.3}$$

berechnet. Die Umrechnung von Winkelgraden in Netzebenenabstände kann mit Hilfe einfacher Rechenprogramme durchgeführt werden. Auch stehen Tabellen zur Verfügung, die ein rasches Umrechnen ermöglichen.

In Tabelle 2.2 sind in Spalte 1 die gemessenen X-Werte angegeben, die bei Verwendung der kleinen Pulverkamera einem Beugungswinkel von 2θ entsprechen. In der zweiten Spalte sind relative Intensitäten registriert. Diese können photometrisch bestimmt oder aber nur geschätzt werden. Wurde eine photometrische Intensitätsbestimmung vorgenommen, schreibt man im allgemeinen dem stärksten Reflex die Intensität 100 zu, dem schwächsten die Intensität 1. Bei geschätzten Intensitätswerten begnügt man sich mit

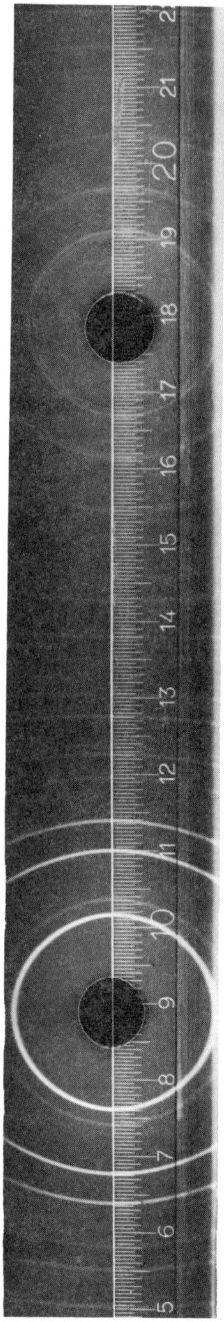

einer Skala von 10 bis 1. Relativ gute Intensitätsbestimmungen lassen sich durchführen, wenn man Vergleiche mit Filmen bekannter Intensität vornimmt. Derartige Vergleichsfilme kann man sich selbst herstellen durch Belichtung eines Filmes in geometrischer Reihe (*Schwärzungstreppe*). In der dritten Spalte sind die *d*-Werte angegeben, die mittels eines einfachen Rechenprogramms unter Zugrundelegung von Gl. (2.3) erhalten werden. Die beiden Interferenzen bei hohen Beugungswinkeln (136,5 mm und 144,7 mm) erscheinen auf der Aufnahme doppelt. Dies wird durch eine Aufspaltung des Kα–Dupletts in eine $K\alpha_1$- und in eine $K\alpha_2$-Linie bedingt. Während für alle übrigen Interferenzen mit einer Wellenlänge von Cu-Kα = 1,54178 Å gerechnet wird, verwendet man für die beiden letzten Linien die Wellenlängen: Cu-$K\alpha_1$ = 1,54051 Å und Cu-$K\alpha_2$ = 1,54433 Å.

Tabelle 2.2 Auswertung einer Debye-Scherrer-Aufnahme eines Cu-Drahtes (kleine Kamera, Cu-Kα)

X (mm) = 2 θ	*I/Io*	d_{hkl} (Å)
43,35	10	2,088
50,50	5	1,808
74,20	2	1,278
90,00	3	1,090
95,25	1	1,043
117,05	1	0,9039
136,50	2	0,8293 $K\alpha_1$
137,20	1	0,8293 $K\alpha_2$
144,70	2	0,8083 $K\alpha_1$
145,60	1	0,8083 $K\alpha_2$

Bei der Auswertung von Straumanis-Aufnahmen muß man etwas anders vorgehen. In Bild 2.14 ist die Straumanis-Aufnahme von γ-CuJ (Beispiel 2.2.1) dargestellt, wobei ein Maßstab mitabgebildet wurde. Die Linienlage am Filmäquator wurde auf 0,05 mm genau ausgemessen und in Tabelle 2.3 registriert.

Bild 2.14 Straumanis-Film von γ-CuJ mit Maßstab.

Der Film zeigt zwei Durchstoßungspunkte, einen bei θ = 0° und einen bei θ = 90°. Die Interferenzen sind symmetrisch um diese beiden Punkte angeordnet. In Spalte x_1 ist die Linienlage links von den beiden Durchstoßungspunkten eingetragen, in Spalte x_2 die dazugehörigen symmetrischen Linien rechts von den beiden Punkten. Die Summe dieser beiden Größen $(x_1 + x_2)$ soll einen konstanten Wert für den Durchstrahlbereich (θ = 0°) und für den Rückstrahlbereich (θ = 90°) ergeben. Diese Werte werden für die Kontrolle der Ablesungen verwendet.

Die Differenz zwischen den Größen A_R im Rückstrahlbereich und A_D im Durchstrahlbereich sollen 180,0 mm betragen. Weicht der experimentell bestimmte Mittelwert *D* von 180,0 ab (z.B. 180,3), so müssen die abgelesenen Linienabstände mit einem Faktor *K* korrigiert werden, der nach Gl. (2.4) definiert ist.

$$K = 180{,}0 \,/\, (A_R - A_D) \tag{2.4}$$

$$K = 180{,}0 \,/\, (358{,}1 - 177{,}8) = 0{,}998$$

Tabelle 2.3 Auswertung einer Straumanis-Aufnahme von γ-CuJ

x_1	x_2	A $(x_2 + x_1)$	B $(x_2 - x_1)$	(180 - B)	B·K = 2θ	*d* Å
76,30	101,60	177,80	25,40		25,35	3,513
74,10	103,70	177,80	29,60		29,54	3,024
67,75	110,05	177,80	42,30		42,21	2,141
63,85	113,95	177,80	50,10		50,00	1,824
62,70	115,10	177,80	52,40		52,29	1,749
58,20	119,60	177,80	61,40		61,28	1,512
55,10	122,70	177,80	67,60		67,46	1,388
54,10	123,70	177,80	69,60		69,46	1,353
50,25	127,55	177,80	77,30		77,14	1,236
(47,35)	130,45		83,10		83,00	1,163
(42,75)	135,05		92,30		92,05	1,071
137,95	220,15	358,10	82,20	97,80	97,60	1,024
138,85	219,25	358,10	80,40	99,60	99,40	1,011
142,75	215,35	358,10	72,60	107,40	107,18	0,958
145,65	212,45	358,10	66,80	113,20	112,97	0,924
146,75	211,35	358,10	64,60	115,40	115,17	0,913
151,00	207,10	358,10	56,10	123,90	123,65	0,874
154,40	203,70	358,10	49,30	130,70	130,44	0,849
161,30	196,80	358,10	35,50	144,50	144,21	0,809
161,80	196,30	358,10	34,50	145,50	145,21	0,809
166,90	191,20	358,10	24,30	155,70	155,39	0,788
167,65	190,45	358,10	22,80	157,20	156,88	0,788

Mittels dieser Korrektur werden Fehler durch ungenau bestimmten Kameraradius und Filmschrumpfung eliminiert. Die korrigierten Werte entsprechen im Durchstrahlbereich einem Beugungswinkel von 2θ, im Rückstrahlbereich bildet man zunächst die Größen 180 - $(x_2 - x_1)$ und erhält nach Korrektur mit *K* ebenfalls die Beugungswinkel 2θ.

Sind zu einigen Interferenzen (Linie 10 und 11 in Tabelle 2.3) keine symmetrischen Linien zu finden (wegen einer zu geringen Filmlänge), so erhält man die Größe (x_2 - x_1) einfach durch Subtraktion des Wertes x_2 von der Größe (x_2 + x_1) und Division durch 2. Die so bestimmten Werte von x_1 wurden in Klammer gesetzt. Die Größen dÅ sowie die $\sin^2\theta$-Werte können analog wie beim *DS*-Verfahren aus Tabellen entnommen oder mittels einfacher Rechenprogramme bestimmt werden.

2.4 *Gandolfi* Kamera

Für kleine Einkristalle (bis 30 µm Größe) und Pulverproben mit zuwenig Kristalliten, um *DS*-Aufnahmen anzufertigen, wurde die *Gandolfi* Kamera entwickelt [4]. Sie besitzt gegenüber *DS*-Aufnahmen die zusätzliche Möglichkeit, das Präparat um 45° gegenüber der normalen *DS*-Drehachse zu neigen, um auf diese Weise Pulverinterferenzen zu erhalten.

2.5 *Seemann-Bohlin*-Verfahren

Liegen Eintrittsblende und Präparat auf einem Kreis (*Fokussierungskreis*), so werden alle Interferenzen, die vom Präparat ausgehen, auf diesem Kreis fokussiert [5]. Befindet sich die Eintrittsblende auf einer Seite einer Zylinderkamera und das Präparat auf der anderen, so erhält man auf einem Film, der an die Zylinderwand gepreßt ist, scharfe Interferenzen. Bild 2.15 zeigt das Prinzip dieses Verfahrens.

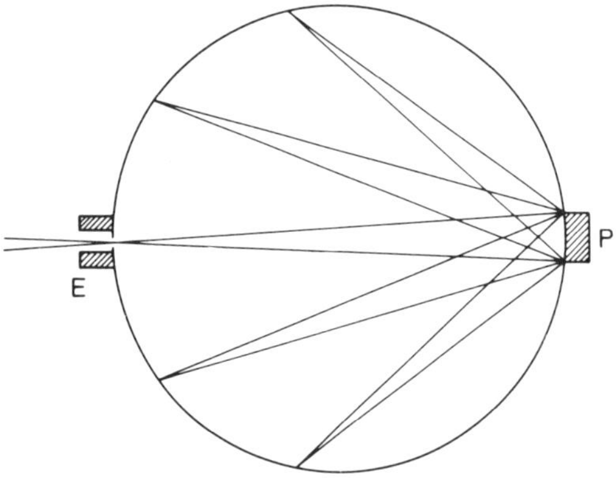

Bild 2.15
Beim *Seeman-Bohlin*-Verfahren befinden sich Eintrittsblende, Präparat und Film am Umfang eines Kreises.

Verschiedene *Debye-Scherrer*-Kameras lassen sich durch Vertauschen der Austrittsblende durch einen Präparathalter in einfacher Weise in eine Rückstrahlkammer nach *Seemann-Bohlin* umbauen. Die Rückstrahlinterferenzen werden, da in diesem Bereich die Linienbreite nur noch eine Funktion der Blendenöffnung ist, und sehr genaue Gitterkonstantenbestimmungen möglich sind, häufig bei der Untersuchung von Metallen verwendet.

Auch Zählrohrdiffraktometer können nach dem *Seeman-Bohlin-Verfahren* gebaut werden, doch werden diese meist nur für Spezialaufgaben verwendet (vergl. 2.8).

2.6 Planfilm- und Kegelverfahren

Für Spezialuntersuchungen, vor allem, wenn nur eine oder wenige Interferenzen vollständig und mit hoher Genauigkeit aufgenommen werden sollen (Präzisionsbestimmung von Gitterkonstanten, Texturuntersuchungen), werden *Planfilm-* oder *Kegelverfahren* verwendet. Bild 2.16 zeigt die Blenden-, Präparat- und Filmanordnung einer Flachkamera in Durchstrahlstellung, Bild 2.17 in Rückstrahlstellung. Nur ein Reflex kann bei diesem Verfahren mit optimaler Schärfe registriert werden. Zwei Rückstrahlaufnahmen einer *Permalloylegierung* [6] sind in Bild 2.18 gezeigt. Ein Präparat ist sehr feinteilig und schlecht kristallisiert. Das 2. Präparat ist gut kristallisiert, was man an der Aufspaltung des $K\alpha_1$-$K\alpha_2$-Dupletts (*Van-Arkel-Aufspaltung*) erkennt. Das Präparat ist aber grobkristallin (>10^{-3} cm), so daß keine gleichmäßige Schwärzung der Beugungsringe erzielt wird.

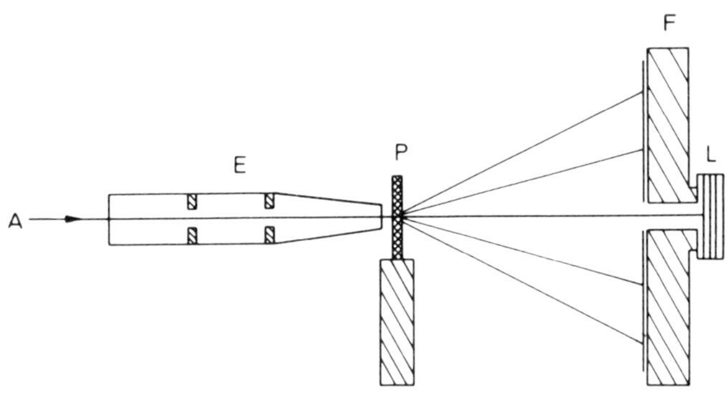

Bild 2.16 Flachkamera in Durchstrahlstellung.
E: Eintrittsblende, P: Präparat, F:Film, L: Leuchtschirm

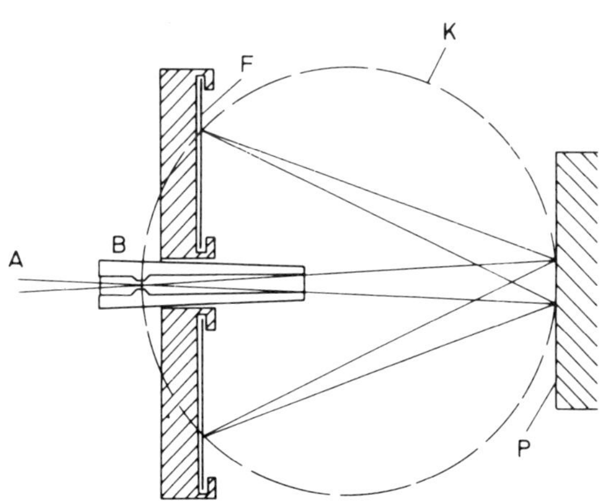

Bild 2.17
Mit der Flachkamera können Pulveraufnahmen auch in Rückstrahlstellung durchgeführt werden, wobei auch kompakte Werkstücke zur Untersuchung gelangen können. Nur ein Beugungskegel kann scharf abgebildet werden.

Die Verwendung von *Sektorenblenden* (es wird jeweils nur ein Teil des Filmes belichtet) ermöglicht die Aufnahme der Interferenzen mehrerer Substanzen auf einem Film und gestattet so, direkte Vergleiche zwischen ähnlichen Substanzen vorzunehmen (*Eichsubstanz*).

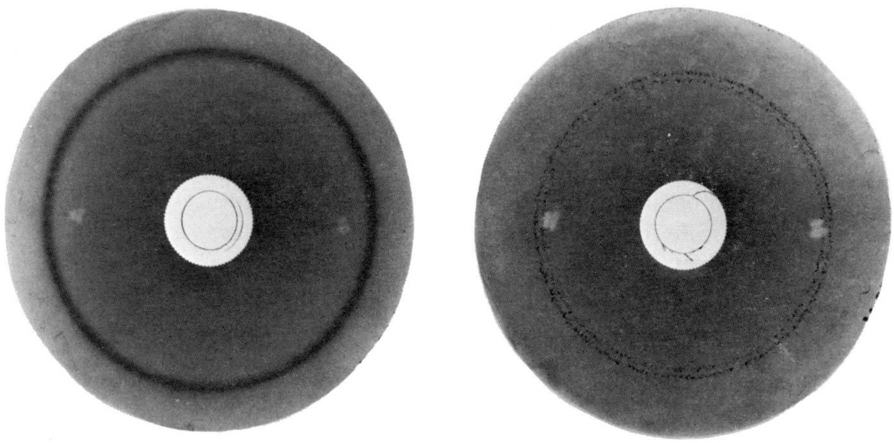

Bild 2.18 Rückstrahlaufnahmen einer *Permalloylegierung* (81% Ni, 2% Mo und 17% Fe) [6] mit der Flachkamera. Probe A (links) ist feinteilig und schlecht kristallisiert. Probe B (rechts) ist gut kristallisiert, die $K\alpha_1$- und $K\alpha_2$-Linien sind klar getrennt. Wegen einer großen Teilchengröße von über 10^{-3} cm sind die Linien in Punkte aufgelöst.

Das *Kegelverfahren* nach *Regler* [7] verwendet einen kegelförmigen Film (Öffnungswinkel 60°) und ist damit in der Lage, zwei Interferenzen gleichzeitig mit optimaler Schärfe auf dem Film abzubilden.

2.7 Guinierverfahren

Für verschiedene Untersuchungen ist es notwendig, mit streng monochromatischer Röntgenstrahlung zu arbeiten. Beim *Guinierverfahren* verwendet man für die Monochromatisierung der Strahlung einen Einkristall, an dem die Röntgenstrahlen gebeugt werden. Nach der Braggschen Beziehung Gl. (2.1) kann an einer bestimmten Netzebenenschar eines Kristalls (d_{hkl} = konst.) unter einem Winkel θ nur eine einzige Wellenlänge λ reflektiert werden. Dadurch ist es möglich, streng monochromatische Röntgenstrahlung zu erhalten.

Da bei der Monochromatisierung von Röntgenstrahlen an Kristallen große Intensitätsverluste auftreten, verwendet man vielfach *fokussierende Monochromatoren* [8], die höhere Intensitäten ermöglichen. Diese bestehen aus gebogenen Kristallplättchen, die nach speziellen Verfahren aus Einkristallen hergestellt werden. Häufig werden als Monochromatoren dünne Quarzlamellen verwendet, die parallel zur $(10\bar{1}1)$-Fläche aus Quarz-Einkristallen herausgeschnitten werden. Die Lamellen werden auf einen Radius $2R$ zylindrisch ausgeschliffen und dann auf einen Krümmungsradius von R elastisch gebogen. Dadurch wird ein Fokussierungseffekt erzielt, der einen wesentlichen Intensitätsgewinn gegenüber ebenen Monochromatoren ermöglicht.

Durch Verbindung eines Konkavkristallmonochromators mit *Seemann-Bohlin*-Aufnahmekameras kann man Beugungsinterferenzen im gesamten Winkelbereich erfassen, sofern man zwei verschiedene Präparatanordnungen verwendet [9]. Bild 2.19 zeigt verschiedene Möglichkeiten der Präparat- und Kameraanordnung beim *Guinierverfahren*. In Bild 2.20 ist eine *Guinier*-Doppelkamera nach *Jagodzinski* [10] gezeigt.

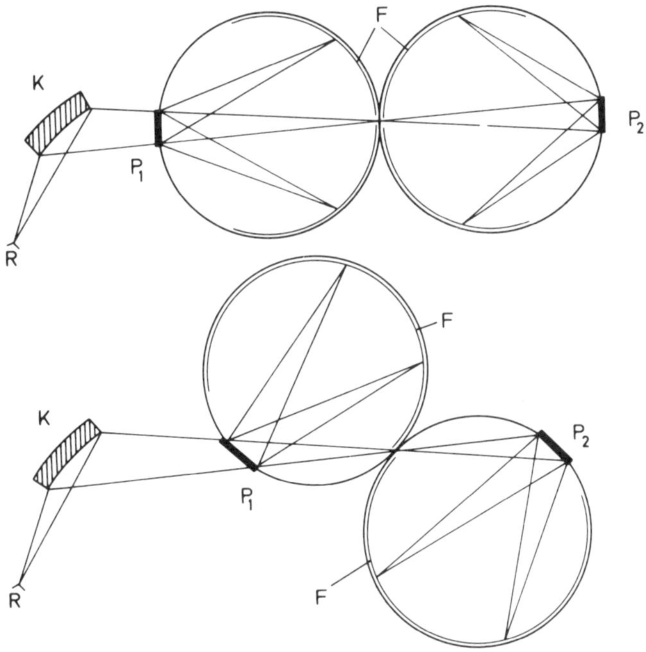

Bild 2.19 Beim *Guinierverfahren* wird die Röntgenstrahlung an einem Kristall monochromatisiert und Aufnahmen in symmetrischer oder asymmetrischer Stellung durchgeführt.

R: Röntgenquelle K: Kristallmonochromator
P1, P2: Präparate F: Film

Die Verwendung streng monochromatischer Röntgenstrahlung bringt eine Reihe von Vorteilen. Es sind keine spektralen Verunreinigungen vorhanden, das Bremsspektrum fehlt völlig. Dadurch ist es möglich, auch sehr schwache Interferenzen noch sichtbar zu machen (z.B. *Überstrukturlinien*) und diese durch lange Belichtungszeiten zu verstärken. Die Linienschärfe ist beim *Guinierverfahren* sehr hoch, wodurch knapp nebeneinander liegende Interferenzen noch aufgelöst werden. Komplizierte Substanzgemische können mit höherer Genauigkeit untersucht werden, da keine Überlagerungen von $K\alpha_1$- und $K\alpha_2$-Linien auftreten.

Die Präparation für *Guinieraufnahmen* unterscheidet sich von der für *Debye-Scherrer*-Aufnahmen. Die zu untersuchenden feinkörnigen Pulver werden mit einem Lack angeteigt und in dünner Schicht auf einen röntgenamorphen Träger aus Kunststoff oder Zellophan gestrichen. Nach dem Trocknen werden diese von der Unterlage abgezogen oder samt der Unterlage auf einen Präparathalter gespannt und während der Aufnahme tangential bewegt.

Es sind verschiedene Typen von *Guinierkameras* im Handel, die eine Aufnahme von zwei, drei oder vier Präparaten gleichzeitig ermöglichen [11]. Zu diesem Zweck werden Streifen verschiedener Pulver nebeneinander auf dem Präparathalter geklebt und der Strahlengang durch *Streustrahlenfänger* unterteilt. Dadurch kann man die Röntgenaufnahmen verschiedener Substanzen auf einem einzigen Film registrieren und direkt vergleichen. Dies erbringt höhere Genauigkeit, da Eichsubstanzen gleichzeitig aufgenommen werden, sowie einen beträchtlichen Zeitgewinn.

Das Justieren von Kristallmonochromator und *Guinierkamera* erfordert sehr exaktes Arbeiten. Bei richtiger Justierung kann man auf einem Leuchtschirm die $K\alpha_1$- und die $K\alpha_2$-Strahlung nebeneinander sichtbar machen und durch Verstellen des Monochromator-Kristalls voneinander trennen.

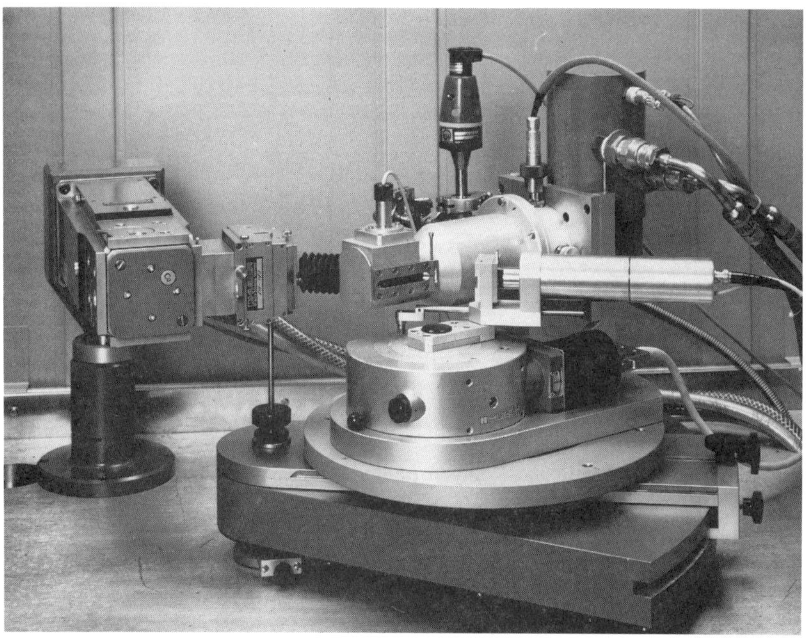

Bild 2.20 Ansicht einer *Guinierkamera* (Werksaufnahme der Fa. Philips)

In Bild 2.21 sind drei *Guinieraufnahmen* gezeigt, die mit verschiedenen Kameraanordnungen aufgenommen wurden. Der Kameradurchmesser betrug bei der *Guinierkamera* 114,6 mm.

Fehler bei der Auswertung von *Guinieraufnahmen* kann man durch die Verwendung von Eichsubstanzen gering halten. Vor allem ist die Nullpunktsbestimmung der 2θ-Werte oft nicht einfach, zumal wenn mehrerer Filme verwendet werden. Auch Fehler im Kameraradius, hervorgerufen durch unterschiedliche Filmdicke und Filmschrumpfung, müssen beachtet werden. Für höhere Ansprüche müssen einseitig beschichtete Filme

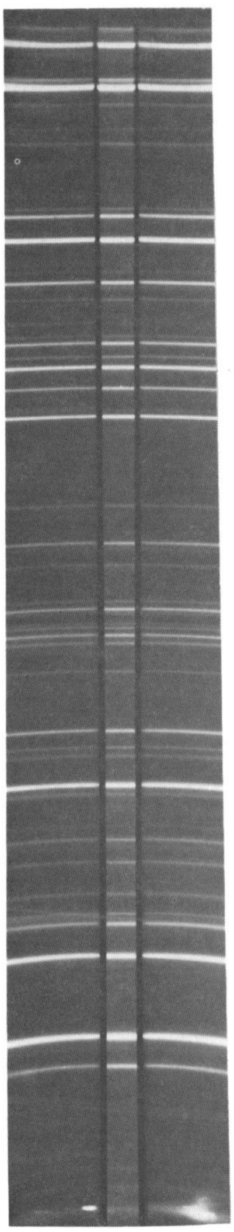

A

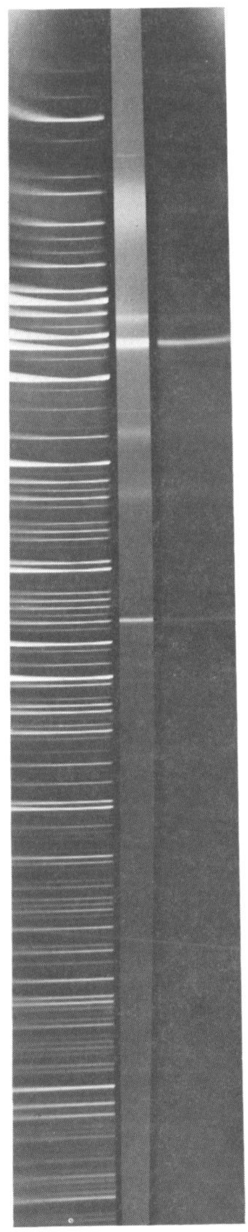

B

C

Bild 2.21 *Guinier*-Aufnahmen verschiedener Aluminiumoxide

A: Symmetrische Durchstrahlaufnahme
B: asymmetrische Durchstrahlaufnahme (- 45°)
C: asymmetrische Rückstrahlaufnahme (- 45°)

2.8 Zählrohrdiffraktometerverfahren

Wie schon der Name sagt, werden bei diesem Verfahren die an Kristallpulvern gebeugten Röntgenstrahlen nicht mittels photographischer Filme, sondern mit Hilfe eines Zählrohres oder Festkörperdetektors registriert. Dies hat den Vorteil, daß die Linienlage mit großer Präzision bestimmt wird und daß die Intensitäten direkt erhalten werden. Außerdem ist vielfach eine kürzere Aufnahmedauer möglich, da es in manchen Fällen genügt nur wenige charakteristische Linien zu registrieren und keine Dunkelkammerarbeiten erforderlich sind.

Zählrohrdiffraktometeraufnahmen stellen wesentlich höhere Anforderungen an die Homogenität der Röntgenstrahlung sowie an die apparativen Einrichtungen. Da die Interferenzen nicht gleichzeitig registriert werden wie beim Filmverfahren, ist eine sorgfältige Stabilisierung der Strahlungsquelle sowie der Registriereinrichtungen erforderlich.

Beim Zählrohrdiffraktometerverfahren (*ZV*) findet meist die *Bragg-Brentano*-Fokussierung [12] Anwendung, die *Seemann Bohlin* Geometrie wird nur selten verwendet. Beim *Bragg-Brentano* Diffraktometer, das in vertikaler oder horizontaler Aufstellung verwendet wird, befindet sich ein ebenes pulverförmiges Präparat im Mittelpunkt des Meßkreises. Bei der üblichen $\theta/2\theta$-Geometrie bewegt sich das Zählrohr mit einer vorgegebenen Geschwindigkeit entlang des Meßkreises und das Präparat bewegt sich mit der halber Winkelgeschwindigkeit des Zählrohres, wodurch die Interferenzen nacheinander registriert werden. Bei der θ/θ-Geometrie bleibt das Präparat unbewegt, und die Röntgenröhre und das Zählrohr fahren den Winkelbereich mit gleichen Geschwindigkeiten ab. Der Brennfleck der Röntgenröhre, das Präparat sowie die Eintrittsblende des Zählrohres befinden sich bei beiden Aufnahmegeometrien stets am Umfang des *Fokussierungskreises*, dessen Größe sich bei Zunahme des Beugungswinkels verkleinert.

Bild 2.22 zeigt die apparative Anordnung beim *ZV*. Die vom Strichfokus einer Röntgenröhre kommende charakteristische Strahlung wird gefiltert und durchtritt ein Blendensystem, das aus Schlitzblenden (E) sowie aus *Sollerblenden* (S1) besteht. Als *Sollerblenden* [13] bezeichnet man eine Anordnung mehrerer paralleler dünner Bleche, welche die Divergenz der Strahlung herabsetzen.

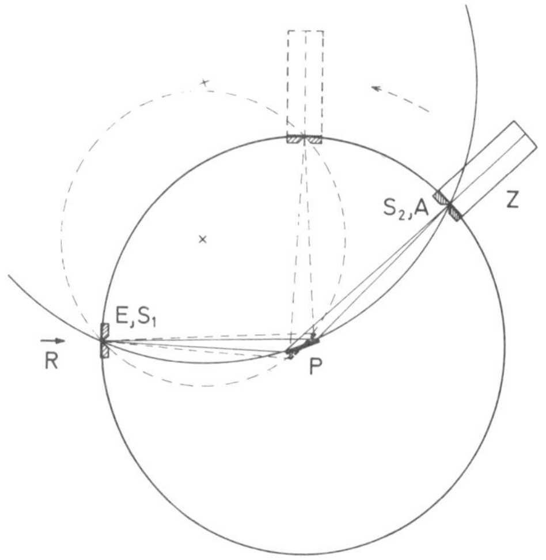

Bild 2.22
Beim Zählrohrdiffraktometerverfahren befindet sich ein ebenes Präparat in der Mitte des Meßkreises. Die gebeugten Röntgenstrahlen werden mittels eines Zählrohres registriert, das sich mit doppelter Winkelgeschwindigkeit wie das Präparat während der Aufnahme bewegt.
(Bragg-Brentano Fokussierung)

Der Röntgenstrahl trifft nach Durchlaufen der Blenden auf das ebene Präparat (P) und wird an diesem gebeugt. Die gebeugte Strahlung durchläuft wieder ein Blendensystem, das aus Schlitz- und *Sollerblenden* besteht, und trifft auf das Zählrohr (Z). Das Zählrohr bewegt sich bei der gebräuchlichen $\theta/2\theta$-Anordnung mit doppelter Winkelgeschwindigkeit wie das Präparat entlang des Meßkreises, wobei das Zählrohr einen vorgegebenen Bereich der Beugungswinkel mit wählbarer Geschwindigkeit durchläuft. Bild 2.23 zeigt die Ansicht eines Diffraktometers.

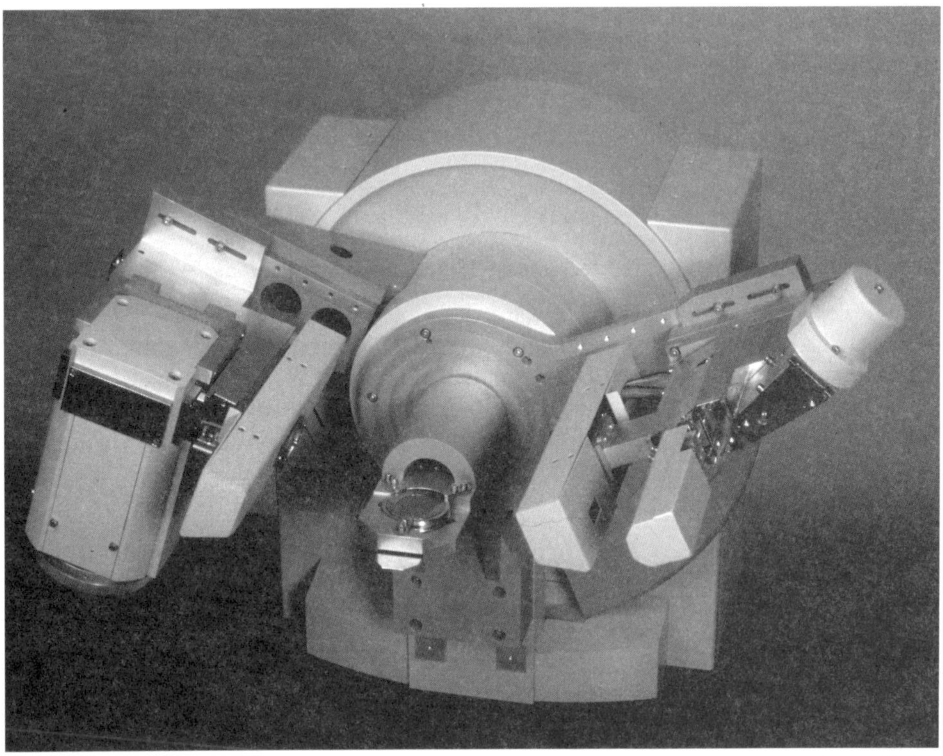

Bild 2.23 Ansicht eines Zählrohrdiffraktometers mit manueller Winkeleinstellung in vertikaler Aufstellung. (Werksaufnahme der Fa. Philips)

2.8.1 Präparation

Die sorgfältige Präparation ist die wichtigste Voraussetzung für gute Ergebnisse. Pulverförmige Präparate sollten eine Teilchengröße von 10 µm nicht überschreiten. Zerkleinern des Materials in einer Reibschale genügt nur in seltenen Fällen, besser ist das Mahlen in einer Kugelmühle, wobei eine Naßmahlung vorzuziehen ist. Auch *micromising mills* können zu befriedigenden Ergebnissen führen. In allen Fällen ist ein Übermahlen, das zu Phasenumwandlungen, zur partiellen Entwässerung oder bei empfindlichen Materialien zu Gitterfehlern und amorphen Randschichten führen kann, zu vermeiden.

Als Präparateträger werden häufig Metall- oder Kunststoffplättchen mit napfförmiger Vertiefung verwendet. In diese wird das Kristallpulver möglichst dicht eingefüllt und an der Oberfläche glattgestrichen. Neigen Präparate zu *Textureffekten*, so dürfen sie nicht fest in die Präparathalterung gedrückt werden. Plättchenförmige Präparate würden sich bevorzugt in einer Orientierung anordnen und so die Intensitätswerte verfälschen. Laden der Probenhalter von einer Seite oder von rückwärts kann einer Orientierung entgegenwirken. Auch spezielle Präparationsmethoden, wie *Sprühtrocknen* oder die Verwendung rasch härtender *Binder* und *Ultraschallverteilung*, wurden vorgeschlagen. Das Beimengen einer zweiten Phase mit Kugelgestalt, an denen die Plättchen haften, kann ebenfalls Textureffekte vermindern. Vorrichtungen, die das Präparat während der Aufnahme bewegen, erwiesen sich für die Vermeidung von Textureffekten weitgehend wirkungslos.

Um optimale Intensitäten zu erzielen und Fremdlinien vom Probenhalter auszuschließen, sollen die Substanzen eine minimale *Schichtdicke t* nicht unterschreiten. Diese ist vom Absorptionskoeffizienten abhängig und kann nach Gl. (2.5) berechnet werden.

$$t = (3{,}2 \cdot \rho) / (\mu \cdot \rho') \cdot \sin\theta \qquad (2.5)$$

t = Schichtdicke in cm, μ = linearer Absorptionskoeffizient,
ρ = Dichte der Probe, ρ' = Dichte der Füllung.

Eine Probendicke von 0,5 bis 1 mm reicht in den meisten Fällen aus.

Ist nur wenig Substanz verfügbar, so kann das Material mit einer geringen Menge rasch trocknenden Lackes angeteigt und in dünner Schicht auf eine geeignete glatte Fläche gestrichen werden. Die geringste Untergrundstrahlung wird bei Verwendung einkristallinen Trägermaterials (z.B. Silizium) erzielt. Ein Aufstäuben auf Glasplättchen, die mit Vaseline oder ähnlichem Material beschichtet sind, liefert wegen der hohen Untergrundstrahlung nur qualitativ auswertbare Resultate. *Rigaku* hat ein spezielles Mikrodiffraktometer für die Untersuchung geringer Probenmengen entwickelt.

Für die Untersuchung sauerstoffempfindlicher, hygroskopischer oder lichtempfindlicher Substanzen wird die Verwendung von *Vakuumkammern* empfohlen. Ein Abdecken der Präparate mit dünnen Kunststoffolien ist möglich, erhöht die Untergrundstrahlung aber erheblich.

Kompakte Materialien mit glatter Oberfläche, wie Metalle, können direkt am Diffraktometer untersucht werden.

2.8.2 Einflüsse auf Linienlage- und Intensität

Das Diffraktometer muß, entsprechend den Anweisungen des Herstellers, sorgfältig justiert aufgestellt werden. Automatische Diffraktometer bieten vielfach Justierhilfen an. Besonderes Augenmerk ist auf die *Nullpunktseinstellung* des Diffraktometers zu richten, damit der abgelesene Beugungswinkel dem tatsächlichen entspricht.

Die verschiedenen Einstellungen von Strahlenstärke, Strahlengang und Blendenkombinationen sind voneinander abhängig und bedingen die *Geräteoptik*. Sie beeinflußt die Intensität, das Auflösungsvermögen und die Linienprofile. Die wichtigsten Einflüsse auf Linienlage und Intensität werden nachfolgend besprochen.

Fokusgröße

Die Größe und Form des Brennfleckes der Röntgenröhre beeinflußt die Intensität und die Auflösung. Für die Pulverdiffraktometrie finden bevorzugt *Feinfokusröhren* mit schmalem Brennfleck und hoher Auflösung Verwendung. Mit Fokusgrößen von ca. 12 x 0,5 mm wird bei 2 KW Röhren eine Flächenbelastung von 333 W/mm^2 erzielt.

Höhere Belastungen sind aus Gründen der Wärmeabfuhr meist nicht möglich. Optimale Kombinationen von KV und mA im Betrieb von Röntgenröhren sind aus den Leistungskurven der Röhren zu entnehmen.

Abstrahlwinkel

Der Winkel zwischen Anode und Röntgenstrahl beeinflußt ebenfalls Intensität und Auflösung. Große Abstrahlwinkel geben hohe Intensität und einen breiten Strahl, kleine Winkel bedingen enge Strahlen mit geringerer Intensität, welche höhere Auflösungen ermöglichen. Abstrahlwinkel von 4 – 6 Grad stellen einen üblichen Kompromiß dar.

Eintrittsblenden

Eintrittsblenden (*Divergenzspalt*) beeinflussen die laterale Divergenz des Röntgenstrahles und damit die bestrahlte Probenfläche. Diese vergrößert sich mit abnehmendem Beugungswinkel, was bei kleinen Winkeln zu einer Bestrahlung des Probenhalters und damit zum Auftreten zusätzlicher Linien und anderer unerwünschter Effekte führen kann.

Die Größe *fixierter Eintrittsblenden* muß sorgfältig gewählt werden, um optimale Intensitäten im gesamten Winkelbereich zu erhalten und eine Bestrahlung des Probenträgers auszuschließen. Sollen Messungen bei kleinen Beugungswinkeln durchgeführt werden, muß man sehr schmale Eintrittsblenden wählen, was zu unerwünschten Intensitätsverminderungen führt. Die bestrahlte Probenfläche verkleinert sich mit zunehmendem Beugungswinkel, wodurch die Intensitäten bei höheren Beugungswinkeln kleiner werden. Die Wahl verschieden großer Eintrittsblenden für einzelne Winkelbereiche ist möglich, die Angleichung der verschiedenen Winkelbereiche ist aber problematisch.

Automatisch verstellbare Divergenzblenden, deren Größe sich mit dem Beugungswinkel ändert, halten den bestrahlten Probenbereich während der gesamten Aufnahme konstant. Dadurch wird ein Intensitätsabfall bei höheren Beugungswinkeln vermieden. Allerdings sind die Intensitäten aus Aufnahmen mit verstellbarem und fixiertem Divergenzspalt nicht direkt vergleichbar. Die Abweichungen verlaufen proportional dem Sinus des halben Beugungswinkels. Bild 2.24 zeigt das Prinzip eines automatisch verstellbaren Divergenzspaltes.

Sollerblenden

Sollerblenden bestehen aus einer Reihe paralleler Metallplättchen und beeinflussen die axiale Divergenz des Röntgenstrahles und damit die Intensität. Schmale *Sollerblenden* erlauben höhere Auflösung, vermindern aber die Intensität. *Sollerblenden* befinden sich im Strahlengang vor und hinter der Probe. Bei der Verwendung von *Sekundärmonochromatoren* wird häufig beim gebeugten Strahl auf *Sollerblenden* verzichtet.

Die axiale Divergenz des Röntgenstrahles bewirkt eine Verbreiterung der Linienprofile, welche winkelabhängig ist und zu einer Verschiebung der Reflexmaxima führt. Für einfache *Sollerblenden* in einem Diffraktometer mit dem Radius R läßt sich dieser Fehler nach Gl. (2.6) berechnen.

$$\Delta 2\theta = -h^2 \cdot (K_1 \cdot \cot 2\theta + K_2 \cdot \mathrm{cosec}\, 2\theta \,/\, 3R^2) \tag{2.6}$$

h entspricht der axialen Ausdehnung des Röntgenstrahles am Präparat, K_1 und K_2 sind Konstante. Bei Hochleistungsröhren kann man engere Blenden verwenden und dadurch Divergenzfehler gering halten.

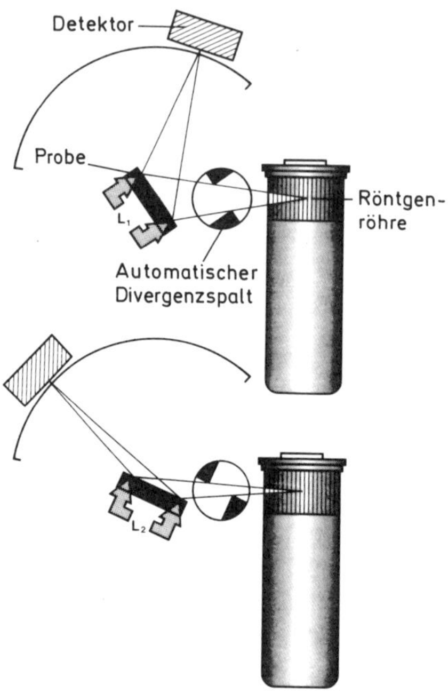

Bild 2.24
Ein automatisch verstellbarer Divergenzspalt hält die bestrahlte Probenoberfläche über den gesamten Winkelbereich konstant.

Ebene Präparate

Ebene Präparatoberflächen tangieren lediglich den Fokussierungskreis und bewirken eine asymmetrische Linienverbreiterung, die mit steigendem Beugungswinkel geringer wird. Dieser Fehler läßt sich nach Gl. (2.7) berechnen:

$$\Delta 2\theta = -\,1/6 \cdot \alpha^2 \cdot \cot\theta \qquad (2.7)$$

Der Öffnungswinkel α des Divergenzspaltes vermindert beim Kleinerwerden diesen Fehler, gleichzeitig vermindert sich aber auch die Intensität der Strahlung. Ein Divergenzspalt mit $\alpha = 1/2$ Grad stellt einen üblichen Kompromiß dar.

Höhenabweichungen des Präparates

Höhenabweichungen der Präparatoberfläche vom Fokussierungskreis lassen sich nur schwierig vermeiden, da Abweichungen von wenigen µm bereits zu merklichen Winkelfehlern führen. Sie zählen zu den häufigsten Fehlern bei Diffraktometeraufnahmen. Die Winkelabweichung $\Delta 2\theta$ läßt sich nach Gl. (2.8) berechnen.

$$\Delta 2\theta = -\,2s \cdot (\cos\theta\,/\,R) \qquad (2.8)$$

s entspricht der Höhenabweichung der Präparatoberfläche (mm) bei einem Diffraktometerradius *R* (mm) und θ in rad.

Absorption

Die Absorption stark absorbierender Präparate stellt bei Pulveraufnahmen kaum ein Problem dar. Bei schwach absorbierenden Präparaten können aber merkliche Absorptionsfehler auftreten (*transparency*), da durch die große Eindringtiefe des Röntgenstrahles die durchschnittliche Reflexionsfläche unter der tatsächlichen Probenoberfläche liegt.

Durch Verwendung dünner Präparatschichten auf Präparathaltern mit geringer Untergrundstrahlung kann dieser Fehler vermieden werden.

Der vielleicht nicht ganz zutreffend benannte Effekt *Probenrauhigkeit* (*surface roughness*), dem bisher nur wenig Beachtung geschenkt wurde, ist ein spezieller Absorptionseffekt, der die Intensitäten bei kleinen Beugungswinkeln stärker verringert als bei großen. Er wirkt dadurch fast wie eine Emulation negativer Temperaturkoeffizienten bei Röntgenaufnahmen.

Austrittsblenden

Auch Austrittsblenden beeinflussen Intensität und Profil der Beugungslinien. Optimale Intensität und Auflösung werden erzielt, wenn die Öffnung der Austrittsblende etwas geringer ist als die Strahlenbreite (z.B. 0,15°).

Schrittweite und Zählzeit pro Schritt

Beim kontinuierlichen Messen, das heute nur noch selten Verwendung findet, bewegen sich das Präparat um den Winkel θ und das Zählrohr um den Winkel 2θ, entsprechend der *Bragg-Brentano* Fokussierung. Zu rasche Winkelbewegung vermindert die Auflösung, zu langsame Geschwindigkeiten können zu Profilverzerrungen führen.

Beim schrittweisen Zählen (*step scan*), das verbreitet Anwendung findet, bewegen sich Präparat und Zählrohr in kleinen Schritten. Bei jedem Schritt werden die Impulse während einer vorgegebenen Zeit gezählt und registriert. Die Schrittweite und die Zähldauer müssen sehr sorgfältig gewählt werden, da zu große Schrittweiten sowohl die Genauigkeit als auch die Intensitäten vermindern, zu kleine Schrittweiten aber zu unnötig langen Meßzeiten führen (vergl. 7.8.3).

Die *Schrittweite* wird häufig so gewählt, daß bei einer scharfen Linie etwa 10 bis 20 Meßpunkte oberhalb der Halbwertsbreite erfaßt werden. Die *Zähldauer* pro Schritt richtet sich nach der geforderten Standardabweichung, welche durch die Zählstatistik bedingt wird.

Die *Zählstatistik* übt einen wesentlichen Einfluß auf die Güte der Daten aus und sollte bei der Wahl der Aufnahmebedingungen unbedingt berücksichtigt werden. Werden N Impulse gezählt, so entspricht der statistische Fehler:

$$\sigma(N) = \sqrt{N} = \sqrt{\frac{c}{s} \cdot t} \tag{2.9}$$

(c/s) = Impulse (counts) pro sec.; t = Meßzeit in sec.

Werden die Impulse über einen bestimmten Bereich integriert, so ergibt sich der Fehler nach Gl. (2.10) zu:

$$\sigma_{net} = \frac{100 \cdot \sqrt{N_T - N_U}}{N_T - N_U} \tag{2.10}$$

N_T = Gesamtzahl der Impulse, N_U = Impulse der Untergrundstrahlung

5000 bis 10000 Impulse pro Schritt sind meist ausreichend.

2.8.3 Automatische Pulverdiffraktometer (APD)

Moderne Pulverdiffraktometer werden als geschlossene Einheiten gebaut, die von Mikroprozessoren gesteuert werden und die Beugungsaufnahmen weitgehend automatisch durchführen. Verschiedene Meßroutinen sind verfügbar und Programme für Datenkorrekturen und für die Auswertung der Meßergebnisse stehen zur Verfügung. Das Blockschaltbild einer derartigen Anlage ist in Bild 2.25 gezeigt.

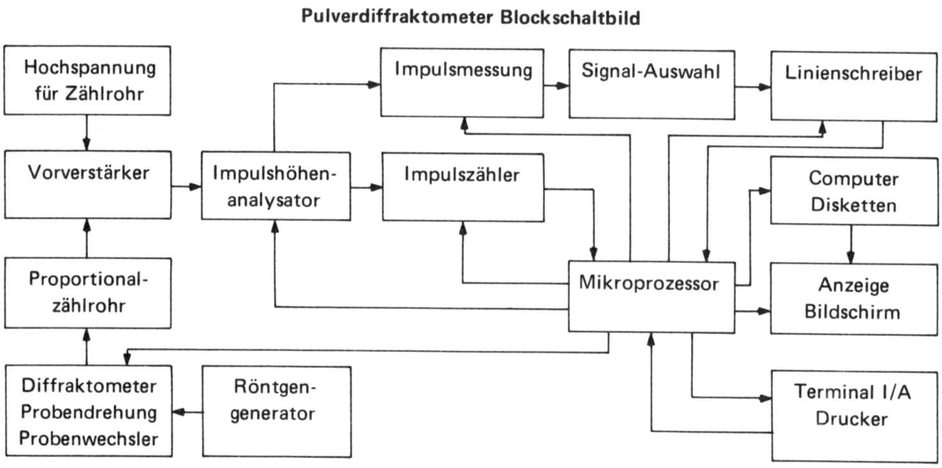

Bild 2.25 Blockschaltbild eines mikroprozessorgesteuerten Pulverdiffraktometers (*APD*), das mit Rechenanlagen beliebiger Größe gekoppelt werden kann.

Es ist eine irrige Annahme, daß computergesteuerte Anlagen Fehler ausschließen und immer erstklassige Ergebnisse garantieren. Automatische Pulverdiffraktometer können zu zahlreichen Fehlern führen, und nur eine sorgfältige Planung der Experimente sowie der Auswertemethoden garantiert gute Ergebnisse.

Automatische Diffraktometer können nach Bedarf unkorrigierte oder *korrigierte Daten* liefern. Die *Originaldaten*, die wie bei der manueller Auswertung auch auf einem Linienschreiber oder auf einem Bildschirm aufgezeichnet werden, enthalten lediglich die gemessenen Winkel 2θ, die berechneten *d*(Å)-Werte sowie relative Intensitäten in Prozenten des stärksten Reflexes. Für höhere Ansprüche werden die Daten nach Bedarf korrigiert, wobei folgende Schritte erforderlich sind:

Eine *Datenglättung* durch Mittelung einer vorgegebenen Anzahl von Meßpunkten. Diese bewirkt eine Unterdrückung statistischen Rauschens und erleichtert die nachfolgenden Auswerteschritte. Zu starke Glättung kann zum Verlust schwacher Interferenzen und zu Intensitätsminderungen führen.

Untergrundkorrekturen lassen sich durch Subtraktion der Untergrundimpulse von den Gesamtimpulsen problemlos durchführen, sofern der Untergrund im betrachteten Winkelbereich konstant ist. Schwankungen im Untergrund können eine Auswertung erschweren oder auch unmöglich machen. Hohe und ungleichmäßige *Untergrundstrahlung* kann durch Fluoreszenzstrahlung vom Präparat herrühren oder durch Strahlung vom Probenhalter verursacht werden. Auch die Bremsstrahlung bei zu hohen KV-Werten der Röntgenröhre sowie die Streuung der Röntgenstrahlung an Luft verursachen ein Ansteigen des Untergrundes. Nicht zuletzt kann das Vorhandensein amorphen Materials in der Probe eine hohe Untergrundstrahlung verursachen. Bereits bei der Aufnahme ist daher auf möglichst niedrige Untergrundstrahlung zu achten.

α_2-*Korrekturen* verbessern bei Verwendung einer $K\alpha_1/\alpha_2$-Strahlung die Datenqualität und führen zu Datensätzen, die nur Interferenzen einer Wellenlänge enthalten. Dadurch wird die Anwendung automatischer Suchmethoden erleichtert. Allerdings können bei der α_2-Eliminierung leicht Fehler auftreten (Überlappungen) und die Intensitäten korrigierter Datensätze stimmen nicht mit denen unkorrigierter Datensätze überein.

Peaksuchroutinen können auf verschiedene Weise arbeiten. Man kann den jeweils höchsten Punkt in einem bestimmten Bereich als Peak definieren. Auch einige ansteigende und abfallende Schritte sowie die Steigung des Kurvenverlaufes können zur Definition eines Peaks herangezogen werden. Am besten hat sich die Methode der *zweiten Ableitung* bewährt: Der Meßvorgang wird in kleine Abschnitte geteilt, die um so enger zu wählen sind, je höher die Auflösung sein soll. Zu kurze Meßintervalle (z.B. 0,5 s) bedingen einen hohen statistischen Fehler und große Datenmengen, da eine Vielzahl nicht relevanter Peaks registriert werden. Zu große Meßintervalle beeinträchtigen die Meßempfindlichkeit. Die ersten Meßpunkte jeder Messung bestimmen die Standardabweichung. Wird ein Peak registriert, so wird in das Peakmaximum eine Parabel von mehreren Punkten gelegt (Bild 2.26) und aus der zweiten Ableitung der Kurve die Peakposition bestimmt (Bild 2.27).

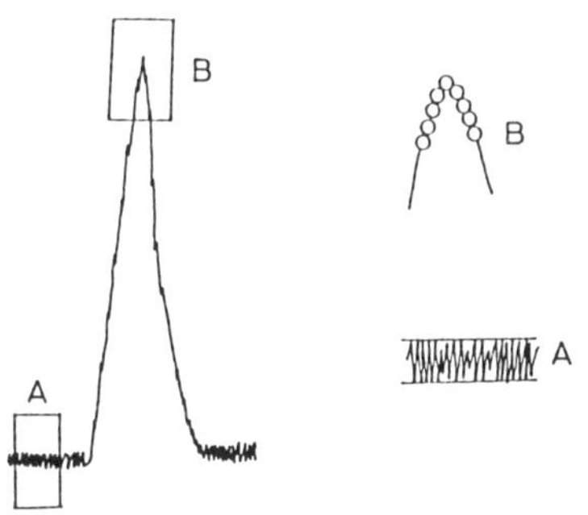

Bild 2.26
Bei automatischer Peaksuche dienen die ersten Meßpunkte zur Bestimmung statistischer Abweichungen. Das Maximum der Linie wird durch eine Parabel aus mehreren Meßpunkten angenähert.

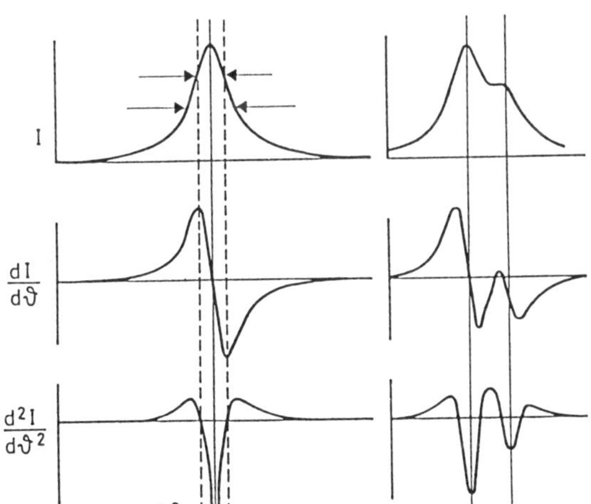

Bild 2.27
Die genaue Peaklage läßt sich aus der zweiten Ableitung der Kurve bestimmen.

Die Beugungsdiagramme können auf einem Linienschreiber oder Bildschirm aufgezeichnet werden. Daneben werden die Daten gespeichert und können in Tabellenform ausgedruckt und weiterverarbeitet werden. Ein typischer Datenfile enthält die 2θ-Werte aller Peaks, die dazugehörigen d(Å)-Werte, Impulszahl, relative Intensität und Halbwertsbreite sowie die Standardabweichungen aller Größen. Auf dem Bildschirm können direkte Vergleiche mit gespeicherten oder berechneten Diagrammen vorgenommen werden, wobei verschiedene Farben für die Diagramme das Arbeiten erleichtern (Bild 2.28).

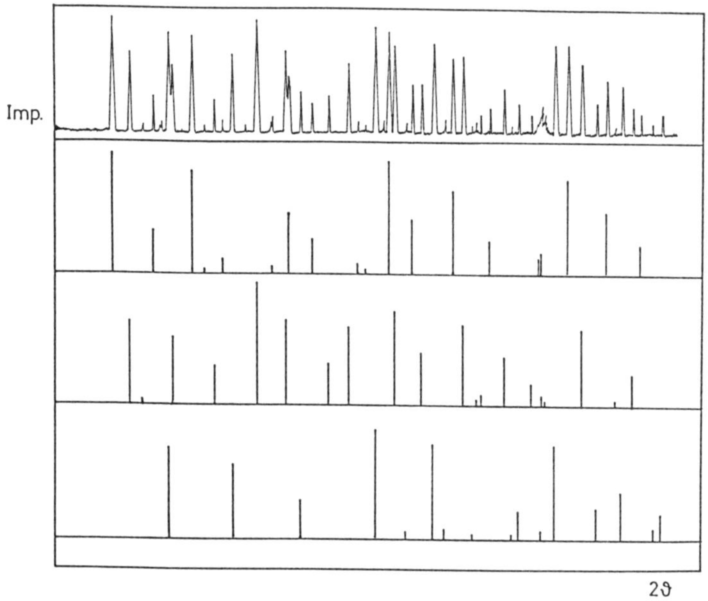

Bild 2.28 Beugungsdiagramme können am Bildschirm in verschiedenen Farben dargestellt und mit gespeicherten (*PDF*) oder berechneten Diagrammen verglichen werden, wobei eine Subtraktion von Linien möglich ist.

2.8.4 Prüfen von Justierung und Auflösung.

Die verschiedenen Justierschritte und Einstellungen sind voneinander abhängig und müssen aufeinander abgestimmt sein. Um zu prüfen, ob die zahlreichen Voraussetzungen für die erfolgreiche Durchführung von Diffraktometeraufnahmen erfüllt sind, wird empfohlen, Aufnahmen mit *Standardmaterial* durchzuführen und regelmäßig zu wiederholen. Als Standardmaterial für richtige Netzebenabstände wird Reinstsilizium empfohlen, als Intensitätsstandard ist α-Aluminiumoxid gebräuchlich. Aber auch andere gut kristallisierte Materialien können bei Bedarf als Standard eingesetzt werden.

Die gemessenen 2θ-Werte müssen im gesamten Winkelbereich innerhalb der Fehlergrenze mit den theoretischen Werten übereinstimmen. Winkelunabhängige Abweichungen können von einer fehlerhaften Nullpunktseinstellung herrühren und sind leicht korrigierbar. Winkelabhängige Abweichungen geben, nach den im letzten Kapitel besprochenen Gleichungen, Hinweise auf die Fehlerursache. Ändert sich z.B. die Winkelabweichung mit dem Cosinus des halben Beugungswinkels, so liegt eine Höhenabweichung (+ oder –) des Präparates vor.

Geringe Höhenabweichungen der Präparatoberfläche lassen sich experimentell nur schwer korrigieren, weshalb eine rechnerische Korrektur nach der Methode der kleinsten Fehlerquadrate angeraten wird. Jede Aufnahme, die Silizium oder einen anderen inneren Standard enthält, kann auf diese Weise rasch und sicher korrigiert werden.

Als Test für die Winkelauflösung wird die $K\alpha_1$-$K\alpha_2$-Aufspaltung im Bereich zwischen 30° und 40° 2θ untersucht. Höhere Auflösung bringt eine sichtbare Aufspaltung des $K\alpha$-Dupletts bei niedrigerem Beugungswinkel. Die Intensität der $K\alpha_2$-Linie sollte 50% der $K\alpha_1$-Linie entsprechen.

Die Registriergeschwindigkeit und Dämpfung kann an Hand der Linienprofile kontrolliert und optimiert werden. Bild 2.29 zeigt ein Beispiel.

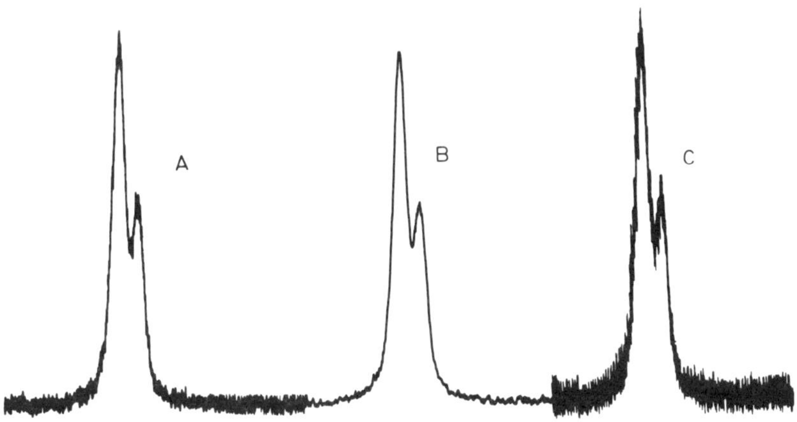

Bild 2.29 Die Dämpfung spielt bei der Registrierung von Zählrohrdiffraktometeraufnahmen eine wichtige Rolle.
(A: richtige Zeitkonstante, B: zu stark gedämpft, C: etwas zu wenig gedämpft).

Ein Gütekriterium für Diffraktometeraufnahmen wurde von *Jenkins* und *Schreiner*[14] vorgeschlagen. Der Gütefaktor G wird nach Gleichung 2.11 definiert:

$$G = I\,\sqrt{H_B/(I+4U)} \tag{2.11}$$

I = Höhe des Peaks über dem Untergrund
H_B = Halbwertsbreite (Linienbreite bei halber Maximalintensität)
U = Höhe des Untergrundes

Je höher der Gütefaktor G ist, um so besser sind statistisch gesehen die Daten.

2.8.5 Pulverdiffraktometer mit Monochromator

Hochauflösende Pulverdiffraktometer verwenden einen *Kristallmonochromator*, der im Strahlengang vor oder hinter der Probe angeordnet werden kann. Die Anordnung im Sekundärstrahl wird bevorzugt, da hierbei die charakteristische Strahlung der Probe nicht in den Detektor gelangt. Häufig werden Graphit- oder Germanium- Monochromatoren verwendet, die in den meisten Fällen die Kα_2-Linien nicht vollständig ausschließen. Der Strahlengang eines Diffraktometers mit *Sekundärmonochromator* und automatischer Divergenzblende ist in Bild 2.30 gezeigt.

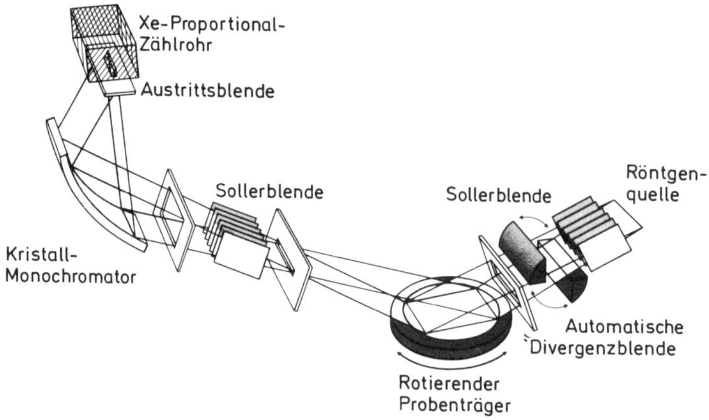

Bild 2.30 Strahlengang eines modernen Zählrohrdiffraktometers mit automatischem Divergenzspalt, rotierendem Probenhalter und Sekundärmonochromator.

2.8.6 Transmissionsdiffraktometer

Für die Untersuchung schwach streuender Proben oder sehr kleiner Probenmengen (µg) kann man *Transmissionsdiffraktometer* verwenden, die eine ähnliche Geometrie aufweisen wie *Guinierkameras*. Die Proben können als dünne Schichten auf oder zwischen Folien zur Untersuchung gelangen oder in Kapillaren (0,3 ... 0,5 mm ∅) eingeschmolzen werden. Das Bewegen der Probe während der Aufnahme verbessert die Intensitätsstatistik. Transmissionsdiffraktometer zeichnen sich durch eine hohe Auflösung aus, und die verwendete Geometrie ermöglicht definierte Absorptionskorrekturen. Durch die Probenpräparation in Kapillaren wird eine bessere statistische Verteilung der Pulverteilchen erreicht, und es treten geringere Textureffekte auf als bei flachen Proben im Reflexionsdiffraktometer. Man erhält daher mit Transmissionsdiffraktometern trotz geringer Probenmengen gute Intensitätswerte. Der Nachteil langer Belichtungszeiten kann durch die Verwendung intensitätsstarker Röntgengeneratoren mit *Drehanoden* weitgehend ausgeglichen werden.

2.8.7 Transmissionsdiffraktometer mit ortsempfindlichem Zähler

Der Nachteil langer Meßzeiten, der bisher der breiten Anwendung der Transmissionsgeometrie in der Röntgenbeugung entgegenstand, kann durch die Verwendung *ortsempfindlicher Detektoren* (*PSD*, *position sensitive detector*) [15] vermieden werden. Das linear arbeitende ortsempfindliche Proportionalzählrohr besteht aus einem stromdurchflossenen Zähldraht, der in einem starken Magnetfeld auf dem Umfang des Fokussierungskreises des Pulverdiffraktometers gehalten wird. Am Zähldraht liegt eine Spannung von + 4500 Volt, das Proportionalzählrohr ist mit einer Gasmischung (z.B. 90 % Ar und 10 % CH_4) unter einem Druck von 5 bar gefüllt. Innerhalb eines Meßbereiches bis zu $2\theta = 60^o$ können alle Reflexe gleichzeitig gemessen werden. Mit einer *Feinfokusröhre* von 1 kW und einem *Germaniummonochromator* werden innerhalb von 2 bis 3 Minuten 1 bis 3 Millionen Signale erfaßt und verarbeitet. Diese Meßzeit genügt für Routineuntersuchungen an Pulverproben. Wegen der kurzen Meßzeiten eignet sich diese Anordnung vor allem für die Untersuchung kinetischer Vorgänge, z.B. bei Phasenumwandlungen (Bild 2.31). Aber auch verschiedene andere Anwendungen sind möglich, und es können ähnliche Computerhilfen Verwendung finden, wie sie bei den mikroprozessorgesteuerten Pulverdiffraktometern beschrieben wurden.

Die *Transmissionsgeometrie* eines Diffraktometers mit *PSD* ist in Bild 2.32 der Bragg-Brentano-Geometrie (mit und ohne Monochromator) gegenübergestellt.

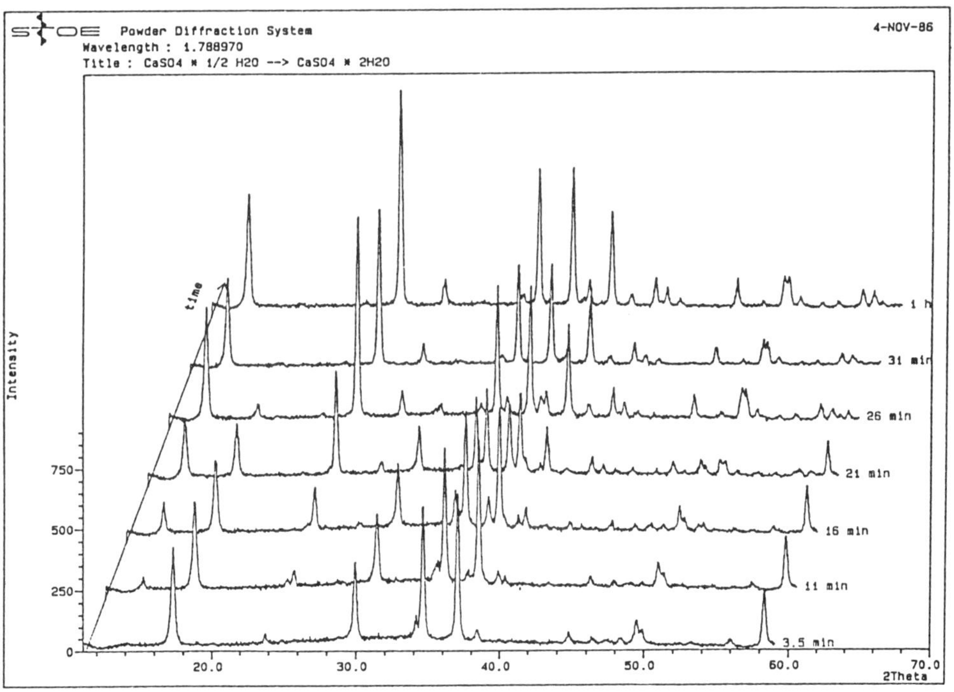

Bild 2.31 Phasenumwandlungen lassen sich mit ortsempfindlichen Detektoren (*PSD*) wegen der gleichzeitigen Registrierung vieler Interferenzen mit kurzen Meßzeiten gut verfolgen.

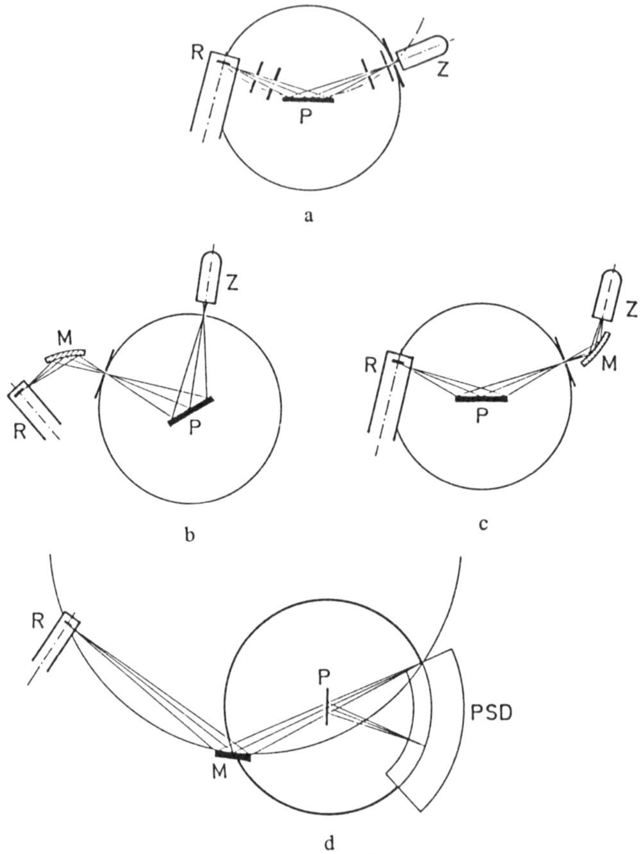

Bild 2.32 Schematischer Strahlengang bei verschiedenen Pulverdiffraktometern
a) *Bragg-Brentano*-Fokussierung (*BB*)
b) *BB* mit Primärmonochromator
c) *BB* mit Sekundärmonochromator
d) Transmissionsdiffraktometer mit Primärmonochromator und *PSD*
R: Röntgenröhre M: Monochromator
P: Präparat Z: Zählrohr
PSD: ortsempfindlicher Zähler

2.8.8 Pulveraufnahmen bei hoher und tiefer Temperatur

Um Festkörper bei hohen oder tiefen Temperaturen zu untersuchen, was für den Nachweis von Phasenumwandlungen und für die Charakterisierung von Hoch- und Tieftemperaturphasen wichtig ist, werden Röntgenapparaturen verwendet, die Untersuchungen bei verschiedenen Temperaturen ermöglichen.

Debye-Scherrer-Kameras und auch *Guinierkameras* können mit Heizeinrichtungen für das Präparat versehen werden [16]. Die Interferenzen werden auf einem sorgfältig gekühlten Film registriert, der bei einigen Konstruktionen beweglich angeordnet ist. Es gelingt dadurch, bei Registrierung nur eines kleinen Ausschnittes der Linien nahe des

Äquators, durch langsames Verschieben des Filmes während der Aufnahme, Veränderungen des Präparates in Abhängigkeit von der Temperatur zu erfassen [17, 18].

Auch Zählrohrdiffraktometer werden als Hoch- und Tieftemperaturkammern gebaut [19]. Die Bilder 2.33, 2.34 zeigen derartige Anordnungen. Für Hochtemperaturuntersuchungen wird das Präparat auf einen Träger (Pt- oder Ta-Band) aufgetragen und dieses durch Widerstandsheizung erhitzt. Da sich das Band beim Erhitzen ausdehnt, muß die Präparathöhe durch eine Spann- und Ausgleichsvorrichtung konstant gehalten werden. Zur Vermeidung von Temperaturgradienten in der Probe und um ein gutes Haften des Präparates am Band sicherzustellen, sollen nur sehr dünne Schichten untersucht werden. Interferenzen des Heizbandes, die bei sehr dünnen Präparaten auf der Aufnahme registriert werden, können zur Eichung dienen. Allerdings muß die Temperaturabhängigkeit der Gitterkonstanten des Präparatträgers berücksichtigt werden.

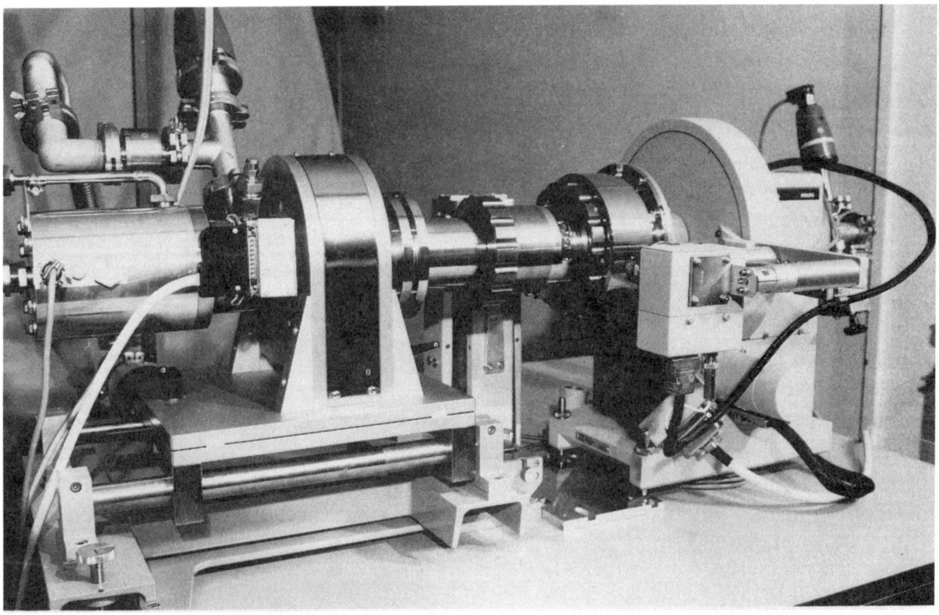

Bild 2.33 Tieftemperaturdiffraktometer mit geschlossenem Helium-Kreislauf (He-TTK, Fa. Paar)

Bei der Tieftemperatureinrichtung befindet sich das Präparat auf einem Block aus Reinstkupfer, der von flüssigem N_2 oder einem anderen Kühlmittel durchströmt wird. Eine elektrische Zusatzheizung ermöglicht das Erreichen verschiedener Temperaturen. Reflexions- und Transmissionsdiffraktometer können auch mit flüssigem Helium in einem geschlossenen Kühlkreislauf thermostatisiert werden, wodurch extrem niedrige Temperaturen erreichbar sind [20,21].

Hoch- und Tieftemperaturgeräte werden als geschlossene Kammern gebaut, die Untersuchungen im Vakuum oder unter Schutzgas ermöglichen und bei Tieftemperaturuntersuchungen Vereisung verhindern. Der Ein- und Austritt der Röntgenstrahlen wird durch schwach Röntgenstrahlen absorbierende Fenster ermöglicht, die aus Kunststoff, manchmal auch aus Beryllium gefertigt sind.

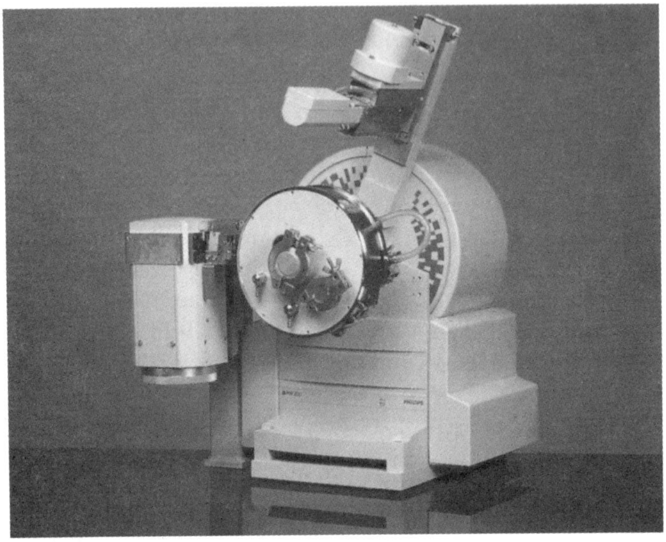

Bild 2.34 In einem Hochtemperaturdiffraktometer kann ein pulverförmiges Präparat bis ca. 2000 °C oder in speziellen Anlagen bis 3000 °C röntgenographisch untersucht werden. (Werksaufnahme der Fa. Philips/Paar)

2.9 Reaktionskammer

Von einer Hochtemperaturkammer ist es nur ein kleiner Schritt zu einer *Reaktionskammer,* in der chemische Reaktionen direkt untersucht werden. Die Kammern verfügen neben der Temperaturregelung über Gaszuleitungen und Kontrolleinrichtungen, welche die Durchführung chemischer Reaktionen unter kontrollierten Bedingungen erlauben. Bild 2.35 zeigt das Schema einer derartigen Anlage [22].

Das Präparat befindet sich auf einem als Sieb ausgebildeten Probenhalter, der aus Edelstahl oder Keramikmaterial gefertigt ist. Ein Ofen umgibt das Präparat, zwei konzentrisch angeordneten Hitzeschilde verhindern einen Wärmeabfluß zum Gehäuse. Die Reaktionstemperatur kann bis ca. 600 °, bei einigen Ausführungen auch bis ca. 800 °C betragen. Das Edelstahlgehäuse ist gekühlt und läßt sich zur Vermeidung von Kondensation bis auf 150 °C beheizen. Durch drei Einlässe wird Reaktionsgas (bis 40 l/h) eingeführt. Der Druck in der Kammer kann von 1 mbar bis 10 bar variiert werden.

Für Untersuchungen unter erhöhtem Druck sind Spezialapparaturen erhältlich, in denen hohe Drücke durch Gaskompression oder auf mechanischem Wege erreicht werden.

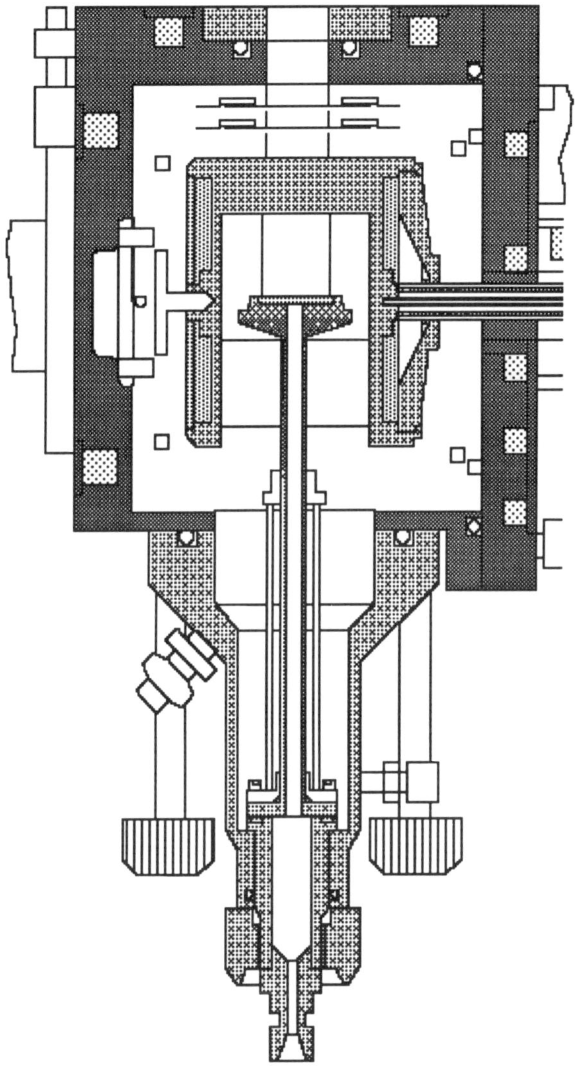

Bild 2.35
Schnitt durch eine Reaktionskammer, in der chemische Reaktionen röntgenographisch verfolgt werden.

3 Auswertung von Pulveraufnahmen (Geometrie der Beugung)

Das Vorgehen beim Ausmessen von *Debye-Scherrer*-Aufnahmen sowie *Straumanis-Filmen* wurde bereits besprochen (vergl. 2.3). *Seemann-Bohlin*-Aufnahmen können in ähnlicher Weise ausgemessen werden, doch sind die Linienabstände doppelt so groß wie bei *Debye-Scherrer*-Kameras desselben Durchmessers. Bei Zählrohrdiffraktometeraufnahmen wird die Lage der Beugungsmaxima bei manueller Auswertung direkt am Schreiberdiagramm in Graden abgelesen. Die Ablesegenauigkeit wird durch eine langsame Goniometergeschwindigkeit, verbunden mit einem raschen Papiervorschub, gesteigert. Automatische Pulverdiffraktometer (*APD*) verwenden Peaksuchroutinen und stellen die Daten am Bildschirm oder als Schreiberdiagramm dar und registrieren sie auch in digitaler Form.

Sämtliche Röntgenpulveraufnahmeverfahren liefern drei Bestimmungsstücke: *Linienlage* (Beugungswinkel), *Intensität* (Impulszahl) und *Linienform* (Profil). Will man weitere Aussagen aus Pulverdiagrammen machen, muß man eines der nachfolgend beschriebenen Verfahren anwenden.

3.1 Identifizierung unbekannter Substanzen mit Hilfe des *PDF*

Das Beugungsdiagramm ist für jede Substanz charakteristisch und kann daher, ähnlich wie ein Fingerabdruck, für eine Identifizierung herangezogen werden. Ein Röntgendiagramm ist nämlich keine willkürliche Aneinanderreihung von *d*-Werten und Intensitäten, sondern stellt eine voneinander abhängige Gruppe von Werten dar, welche durch die Kristallstruktur bedingt ist. Liegt ein Gemisch verschiedener kristalliner Substanzen vor, so erscheinen die Linien aller Komponenten nebeneinander im Röntgendiagramm. Eine Identifizierung wird beim Vorliegen von Substanzgemischen erschwert.

Handelt es sich um die Unterscheidung weniger möglicher Substanzen, so können die Röntgendiagramme der unbekannten Verbindung mit Testaufnahmen verglichen werden. Dieses Verfahren ist umständlich und daher nur sehr beschränkt anwendbar. *ICDD* (*International Center for Diffraction Data,* früher *ASTM* und *JCPDS*) [1] hat die Röntgendaten aller untersuchten Substanzen in der *PDF*-Kartei (*Powder Diffraction File*) gesammelt und als Datenbank zusammengestellt. Diese ist in Karteiform, in Buchform oder auf elektronisch lesbaren Medien (*CD-ROM*, interaktive Computer-Netzwerke) gespeichert. Auch Versionen für *PC* mit Suchprogrammen sind erhältlich. Die Gesamtdaten sind in einen anorganischen und in einen organischen bzw. organometallischen Teil gegliedert. Als Untergruppierungen sind eine Unterrichtshilfe sowie Daten häufig auftretender Phasen, Daten von Mineralien, Daten von *NBS*-Materialien (*National Bureau of Standards*), Daten von Metallen und Legierungen sowie Daten forensischer Materialien erhältlich. Jedes Jahr werden die Daten um eine weitere Sektion erweitert, 1994 sind 44 Sektionen verfügbar. Für jede Substanz enthält die *PDF*-Kartei alle d_{hkl}-Werte, die dazugehörenden Intensitäten sowie eine Anzahl weiterer Größen.

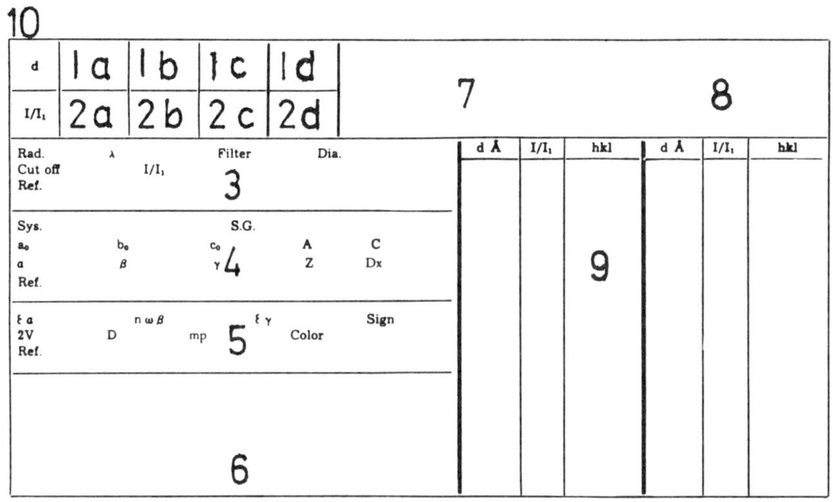

a)

18-154

d	3.99	2.91	4.73	9.47	$Ba(N_3)_2$ ★
I/I_1	100	80	70	20	Barium Azide

Rad. λ Filter Dia.
Cut off I/I_1 Visual
Ref. Tokar, Krischner and Radl, Montash. Chem. 96, 3, 932-40 (1965)

Sys. Monoclinic S.G.
a_0 5.42 b_0 4.39 c_0 9.59 A C
α β 99.75° γ Z 2 Dx 3.25
Ref. Ibid.

εα nωβ εγ Sign
2V D 3.22 mp Color
Ref. Ibid.

d A	I/I_1	hkl	d A	I/I_1	hkl
9.47	20	001	2.295	40	$21\bar{1}$
5.33	20	100	2.282	40	210
5.03	60	$10\bar{1}$	2.196	70	020,113
4.73	70	002	2.182	20	202
4.35	30	101	2.152	10	211
3.99	100	011	2.083	30	014
3.39	60	110	2.046	10	$11\bar{4}$
3.27	20	102	2.030	10	120
3.15	30	003	2.013	40	$12\bar{1}$
3.08	70	111	1.992	60	$21\bar{3}$,022
2.943	20	$10\bar{3}$	1.961	30	121
2.909	80	$11\bar{2}$	1.952	30	212
2.693	40	$20\bar{1}$	1.942	10	$20\bar{4}$
2.673	30	200	1.893	20	005,203
2.627	10	112	1.823	20	122
2.562	70	013	1.803	30	023
2.537	10	103			
2.514	10	$20\bar{2}$			
2.468	20	201			
2.366	10	004			

FORM T-2
P

b)

Bild 3.1 Die *PDF*-Kartei dient zur Identifizierung von Substanzen mittels Röntgen-Pulveraufnahmen. Die Karteikarte enthält neben den Netzebenenabständen und Linienintensitäten noch eine Anzahl weiterer Angaben.

Den Aufbau einer Karteikarte zeigt Bild 3.1. Die Bedeutung der einzelnen Felder ist folgende:

1a, *1b*, *1c*: Netzebenenabstände der drei stärksten Linien für $2\theta > 90°$. (Dieser Wert ist wellenlängenabhängig!)

1d: Größter gefundener Netzebenenabstand

2a, *2b*, *2c*, *2d*: Relative Intensitäten der darüber stehenden Interferenzen, die stärkste Linie wird als 100 angenommen. Eine Ausnahme bilden nur ungewöhnlich starke Linien, die Werte über 100 erhalten können

3 Rad: Verwendete Röntgenstrahlung (z. B. Cu-Kα, Mo-Kα)
λ: Wellenlänge der verwendeten Strahlung in Å
Filter: z. B. Ni
Dia: Durchmesser der zylindrischen Aufnahmekamera
Cut off: Größter erfaßter Netzebenenabstand
I/I_0: Methode der Intensitätsmessung
Ref: Literaturangabe

4 Sys: Kristallsystem
SG: (*space group*), Raumgruppe
a_0,b_0,c_0: Gitterkonstanten, $A = a_0/b_0$, $C = c_0/b_0$
α, ß, γ: Kristallographische Winkel
Z: Anzahl der Formeleinheiten in der Elementarzelle
D_x: Röntgendichte
Ref: Literaturangabe

5 Brechungsindex
D: Gemessene Dichte
mp: Schmelzpunkt
Farbe, Härte
Ref: Literaturangaben

6 Bemerkungen, chemische Analysenwerte, Angaben über Vorbehandlung der Probe, Fundort

7 Chemische Formel und Name

8 Strukturformel, mineralogischer Name, ( ): für synthetisch, *: sehr verläßliche Werte,

O Zweifelhafte Werte

9 d_{hkl}-Werte, relative Intensitäten, Millersche Indizes

10 Identifizierungsnummer der Karteikarte

Es gibt verschiedene Möglichkeiten, eine unbekannte Substanz im *PDF* zu finden. Drei verschiedene Indexbücher stehen zur Verfügung:

3.1.1 Index to the powder diffraction file, *Hanawalt*-Index

Dieser Index besteht aus einem Buch, in dem die Substanzen nach den d_{hkl}-Werten ihrer stärksten Linie in Gruppen – den sogenannten *Hanawaltgruppen* [2] – eingeteilt sind. Innerhalb der *Hanawaltgruppen* sind die Substanzen nach den d_{hkl}-Werten ihrer zweitstärksten Interferenzen gereiht. Außerdem sind in den neueren Ausgaben die acht stärksten Linien jeder Substanz angegeben.

Will man eine Substanz mit Hilfe dieses Index identifizieren, so sucht man zuerst die *Hanawaltgruppe* des stärksten Reflexes. In dieser Gruppe prüft man, ob die zweitstärkste und drittstärkste Linie neben der stärksten auftreten. Hat man eine mögliche Substanz gefunden, so prüft man zunächst die fünf weiteren starken Linien. Liegt auch hier eine Übereinstimmung vor, so sucht man nach der angegebenen Karteinummer das entsprechende Blatt und vergleicht alle Linien. Nur bei vollständiger Übereinstimmung zwischen beobachteten und registrierten Interferenzen ist eine eindeutige Identifizierung gelungen.

Werden weniger Linien in der Röntgenaufnahme gefunden, als in der Kartei registriert sind, so kann das auf eine zu kurze Belichtung der Röntgenaufnahme zurückgeführt werden. Bei ausgeprägten Texturen fehlen ebenfalls manchmal einige Linien. Werden allerdings starke Interferenzen nicht beobachtet, so ist das der Hinweis auf eine fehlerhafte Identifizierung.

Werden mehr Linien im Röntgendiagramm gefunden, als im *PDF* angegeben, so können mehrere Komponenten nebeneinander vorliegen. In diesem Fall muß man versuchen, außer der ersten Substanz auch noch die weiteren nacheinander zu identifizieren. Ein Beispiel für eine derartige Analyse wird später gebracht.

Identifizierung einer Substanz mit Hilfe des Hanawalt-Index

In Tabelle 2.2 sind die d_{hkl}-Werte sowie die relativen Intensitäten einer Substanz zusammengestellt. Um eine Identifizierung vorzunehmen, wird der stärkste Reflex ausgewählt und im Indexbuch die entsprechende *Hanawaltgruppe* aufgeschlagen.

Der stärkste Reflex beträgt 2,088 Å. Man sucht daher die Gruppe 2,09-2,05 aus und prüft, ob der zweitstärkste Reflex, entsprechend 1,808 und der drittstärkste mit d_{hkl} = 1,278 auftreten. Man findet im *PDF*:

$$2{,}09_x\ 1{,}81_4\ 1{,}28_2\ 1{,}09_1,\ 0{,}83_0\ 0{,}81_0\ 1{,}04_0\ 0{,}90_0$$

und daneben die Angabe: Cu 4-0836.

Die angegebenen Werte beziehen sich auf die d_{hkl}-Werte der stärksten Linien, nach Intensitäten geordnet. Der Index gibt die relativen Intensitäten an. Die letzte Zahl 4-0836 ist die Nummer des dazugehörenden Karteiblattes: Karte 836 in Sektion 4. Da Kupfer nur sehr wenige Interferenzen aufweist, werden alle mit Cu-Kα registrierbaren Linien im Indexbuch angeführt.

3.1.2 *Fink*-Index

In diesem Indexbuch sind die Substanzen ebenfalls nach den d_{hkl}-Werten in *Hanawaltgruppen* eingeteilt. Als erste Linie wird hier aber nicht die stärkste angegeben, sondern die bei kleinstem Beugungswinkel auftretende. Die weiteren Linien sind mit steigendem Beugungswinkel registriert.

Auf das Beispiel des Cu-Drahtes angewendet, findet man zufällig dieselbe Reihenfolge der ersten Linien wie im *PDF*-Index. Der *Fink*-Index wird vor allem dann vorteilhaft angewendet, wenn keine genauen Intensitätswerte zur Verfügung stehen.

3.1.3 KWIC-Index (Key Word in Context)

Der *KWIC-Index* enthält sämtliche im *PDF* registrierten Verbindungen mit ihren chemischen Namen (in englisch) in alphabetischer Reihenfolge. Neben dem Namen steht die chemische Formel, die d_{hkl}-Werte der drei stärksten Interferenzen, die dazugehörenden Intensitäten sowie die Nummer der *PDF*-Karteikarte.

Für Kupfer hat die entsprechende Zeile folgendes Aussehen:

*Copper Cu 2,09 1,81 1,28 100 46 20 4-836

Der Stern vor dem Namen bedeutet, daß es sich um besonders gute Daten handelt.

3.1.4 Computermethoden

Verwendet man für eine Identifizierung Computermethoden, so sollte man nur sehr gute Daten verwenden oder diese gegebenenfalls vorher korrigieren. Es muß eine Fehlergrenze Δd_{hkl} festgelegt werden, innerhalb der die Suchprogramme arbeiten. Angaben über die chemische Zusammensetzung der Probe können die Suchzeiten stark verkürzen. Der Ablauf eines einfachen Identifizierungslaufes ist in Bild 3.2 gezeigt.

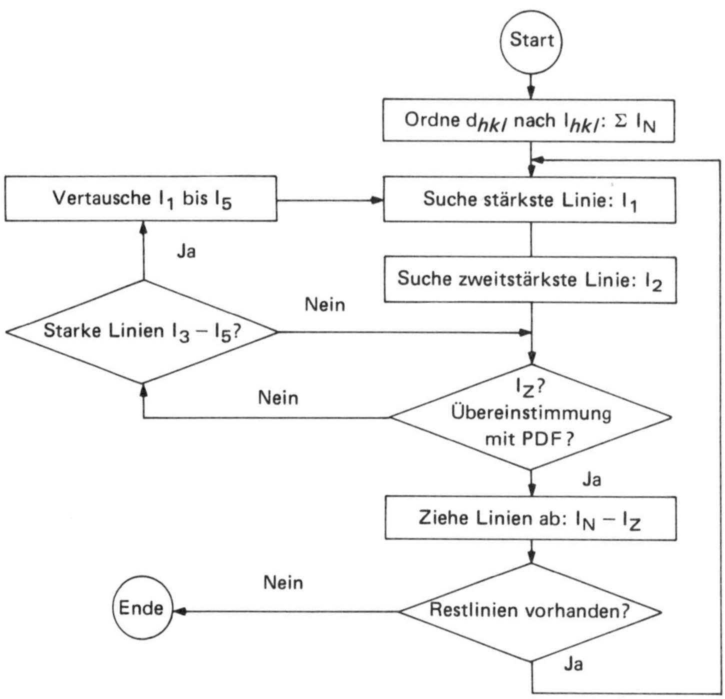

Bild 3.2 Schematische Darstellung einer Identifizierung mittels computerunterstützter Suche im *Powder Diffraction-File PDF.*

Bei der Besprechung automatischer Pulverdiffraktometer wurde bereits auf die Möglichkeit hingewiesen, berechnete Diagramme aus Einkristalldaten oder Diagramme aus dem *PDF* am Bildschirm mit beobachteten Aufnahmen zu vergleichen. Im Zuge einer Identifizierung besteht die Möglichkeit, bekannte Linien abzuziehen um so die Identifizierung von Gemischen zu erleichtern. Durch die Verwendung kleinerer Files (z.B. nur Minerale oder nur Metalle) kann eine Identifizierung ebenfalls stark beschleunigt werden.

Die ältere *PDF-1* Version enthält lediglich die d_{hkl}-Werte und Intensitäten der Materialien und benötigt einen entsprechend geringen Speicherbedarf. Die *PDF-2* Version enthält sämtliche registrierten Daten und wird daher bei größerer Speichermöglichkeit bevorzugt.

3.1.5 Identifizierung von Pulvergemischen

Die Identifizierung von Pulvergemischen mit Hilfe des *PDF* kann sich mitunter schwierig gestalten. An Hand eines Beispieles werden daher nachfolgend einige Identifizierungsmöglichkeiten besprochen.

In Tabelle 3.1 ist die Auswertung der *Guinieraufnahme* einer unbekannten Substanz wiedergegeben, die mit Hilfe des *PDF* identifiziert werden soll.

Da 3 Interferenzen mit der Intensität 10 bestimmt wurden, versucht man die Identifizierung zunächst mit der Linie d = 4,98Å, da sie beim kleinsten Beugungswinkel gelegen ist. Im *PDF*-Index schlägt man die *Hanawaltgruppe* 4,99-4,60 auf und prüft, ob die zweite Linie mit der Intensität 10 (d = 4,19Å) auftritt.

Zwei mögliche Substanzen werden gefunden:

$4{,}98_x$	$4{,}19_8$	$3{,}07_8$	$2{,}84_7$	$3{,}36_6$	$4{,}37_5$	$3{,}96_5$	$3{,}45_5$	γ-Na_2ZrF_6	10-166
$4{,}99_x$	$4{,}19_x$	$3{,}53_7$,	$3{,}20_7$,	$2{,}51_7$,	$2{,}50_7$,	$2{,}46_7$,	$2{,}36_7$	$Ba(N_3)_2H_20$	18-156

In den meisten Fällen weiß man soviel über die chemische Zusammensetzung der Substanz, daß man zwischen zwei möglichen Verbindungen entscheiden kann. Aber abgesehen davon ist es möglich, aus dem Fehlen einer Interferenz bei d = 3,45 Å die erste Substanz auszuschließen.

Um zu prüfen, ob es sich bei der unbekannten Verbindung um Bariumazid-Monohydrat handelt, wird die *PDF*-Karte Nr. 18-156 herausgesucht und mit der Aufnahme verglichen. Alle Interferenzen des $Ba(N_3)_2H_2O$ lassen sich in Tabelle 3.1 finden und wurden mit einem * bezeichnet. Daraus folgt, daß $Ba(N_3)_2H_20$ in der unbekannten Substanz vorhanden ist. Da es aber nicht gelang, alle auftretenden Interferenzen dieser Verbindung zuzuordnen, muß noch eine oder mehrere andere Substanzen daneben vorliegen.

Um die zweite Komponente zu identifizieren, schlägt man im *PDF*-Index die *Hanawaltgruppe* der stärksten, noch nicht zugeordneten Linie (d = 3,98 Å) auf. Die Gruppe umfaßt Interferenzen von d = 4,09 bis 3,90 Å.

Tabelle 3.1 Auswertung einer *Guinieraufnahme*

d_{hkl} (Å)	I / I_l	d_{hkl} (Å)	I / I_l	d_{hkl} (Å)	I / I_l
9,47	1	3,39	4	2,81	5*
5,90	5*	3,34	3*	2,77	3*
5,37	2*	3,27	1	2,69	2
5,33	1	3,22	2*	2,67	8*
5,03	3	3,20	7*	2,63	1
4,98	10*	3,15	2	2,56	5
4,73	4	3,08	4	2,53	1
4,35	2	3,03	2*	2,51	9*
4,19	10*	2,95	5*	2,50	7*
4,01	6*	2,94	8*	2,47	9
3,98	10	2,91	6	2,46	1*
3,52	7*	2,84	4*	2,36	9*

Die zweitstärkste Linie bei 2,47(9)Å ermöglicht keine Zuordnung in der Kartei. Es wird daher die nächststärkste Linie versucht (d = 2,91 Å). Eine einzige mögliche Verbindung wird gefunden:

$$3{,}99_x \quad 2{,}91_8 \quad 4{,}73_7 \quad 3{,}08_7 \quad 2{,}56_7 \quad 2{,}20_7 \quad 5{,}03_6 \quad 3{,}39_6 \quad Ba(N_3)_2 \quad 18\text{-}154$$

Der Vergleich mit der *PDF*-Kartei 18-154 ermöglicht die Zuordnung aller restlichen Interferenzen. Damit ist die unbekannte Substanz identifiziert als ein Gemisch von Bariumazidhydrat und kristallwasserfreiem Bariumazid.

Bei der Identifizierung von Pulvergemischen kann die Arbeit wesentlich erleichtert werden, wenn Anhaltspunkte über die chemische Zusammensetzung des Präparates vorhanden sind. Chemische Testreaktionen können die Entscheidung zwischen möglichen Substanzen erbringen.

In vielen Fällen hat es sich bewährt, die Proben nach erfolgter Röntgenaufnahme zu erhitzen und dann eine weitere Aufnahme zu machen. Verändert sich nämlich eine Komponente der Mischung bei Temperaturerhöhung, so kann man aus der Intensitätsänderung einer Gruppe von Interferenzen auf deren Zugehörigkeit zu einer Verbindung schließen. Für derartige Untersuchungen eignen sich besonders Pulverkameras, die Röntgenaufnahmen bei verschiedenen Temperaturen ermöglichen (vergl. 2.8.8).

Unterscheiden sich die einzelnen Verbindungen innerhalb der Mischung in ihrer Korngröße, so kann eine getrennte Röntgenanalyse von Kornfraktionen eine Identifizierung erleichtern. Häufig ist auch eine verschiedene Löslichkeit einiger Komponenten gegeben, die bei geeigneten Lösungsmitteln Anlaß für Intensitätsänderungen gibt oder das vollständige Verschwinden einer Komponente bedingt.

3.2 Kristallographische Datenbanken

Neben dem *Powder Data File (PDF)*, welche für die Identifizierung von Pulverproben Verwendung findet, existieren weitere Datenbanken. Diese haben kristallographische Daten verschiedener Teilgebiete gespeichert und ermöglichen einen raschen Zugriff über internationale oder nationale Computer-Netzwerke.

Die wichtigsten Datenbanken sind nachfolgend zusammengestellt:

(1) Cambridge Crystallographic Data File
Crystallographic Data Centre, University Chemical Laboratory, Lensfield Road, Cambridge, CB2 lEW, U.K.
Enthält Strukturdaten aller Kristalle mit organischem Kohlenstoff.

(2) Metals Structures Data File (MSD)
Dr. Calvert, National Research Council of Canada, Chem. Division, Ottawa, Ontario, K1A OR9,Canada.
Enthält Strukturdaten aller Metalle und Legierungen.

(3) Inorganic Crystal Structure Database (ICSD)
Fachinformationszentrum Energie Physik Mathematik, D-76344 Eggenstein-Leopoldshafen 2, FRG.
Enthält Strukturdaten aller Kristalle, die weder in den Datenbanken (1) noch (2) enthalten sind.

(4) Crystal Data File (CDF)
NIST (International Center for Diffraction Data, früher: National Bureau of Standards), Newton Square, Penns.19073-3273,U.S.A..
Enthält Gitterparameter aller Kristalle.

(5) Protein Data Bank(PDB)
Dr. Koetzle, Chemistry Department, Brookhaven National Laboratory, Upton, N. Y., 11973, USA.
Enthält Strukturdaten (mit Strukturfaktoren) biologischer Makromoleküle.

3.3 Indizierung von Pulveraufnahmen

Bei der Auswertung von Pulveraufnahmen erhält man zunächst die Beugungswinkel sämtlicher Interferenzen. Aus diesen kann man nach der *Braggschen Beziehung* die *Netzebenenabstände* d_{hkl} berechnen. Dies kann in einfacher Weise bei Kenntnis der verwendeten Röntgenwellenlänge sowie der geometrischen Aufnahmeanordnung unabhängig vom Kristallsystem des Materials durchgeführt werden.

Der nächste Schritt bei der Interpretation von Röntgenaufnahmen besteht in der Zuordnung der beobachteten Röntgeninterferenzen zu bestimmten Ebenen im Kristall und die Bestimmung des *Kristallsystems* und der *Elementarzelle*. Dieser Vorgang wird als *Indizierung* bezeichnet und bildet einen wesentlichen Schritt bei der Auswertung von Röntgenaufnahmen. Eine erfolgreiche Indizierung liefert Gitterkonstanten und zeigt, daß es sich um eine einheitliche Substanz handelt. Vielfach ist auch eine Identifizierung an Hand isotyper Verbindungen oder über die *Crystal Data File* möglich.

Da für die Indizierung elementare Kenntnisse der Kristallographie vorauszusetzen sind, werden nachfolgend einige kristallographische Grundlagen kurz besprochen.

3.3.1 Achsensysteme und *Bravaisgitter*

Zur Beschreibung eines Kristalls ist es notwendig, ein geeignetes *Achsensystem* zu verwenden. Meist werden die Achsen so gewählt, daß sie mit Richtungen hoher Symmetrie im Kristall übereinstimmen. Die Achsenkreuze bilden vereinbarungsgemäß Rechtssysteme. Die positive X-Achse weist gegen den Beschauer, die positive Y-Achse nach rechts und die positive Z-Achse nach oben.

Die Translationsperiode entlang der X-Achse wird als a, entlang der Y-Achse als b und entlang der Z-Achse als c bezeichnet. Der Winkel zwischen b und c wird: α, zwischen a und c: β und zwischen a und b: γ genannt.

Das durch die Achsenabschnitte a, b und c eingeschlossene Parallelepiped wird als *Einheitszelle* (*Elementarzelle*) bezeichnet. Durch Aneinanderreihung der Einheitszellen in den drei Richtungen des Raumes wird ein Kristall aufgebaut.

Bei den Achsenabschnitten $\boldsymbol{a}$, $\boldsymbol{b}$ und $\boldsymbol{c}$ handelt es sich um Vektoren, die vom Koordinatenursprung in drei Richtungen des Raumes gehen. Die Wahl dieser Vektoren kann in verschiedener Weise vorgenommen werden, so daß ein Gitter durch mehrere Elementarzellen beschrieben werden kann. Zweckmäßigerweise wählt man als Elementarzelle jene kleinste Baueinheit, welche die volle Symmetrie des Gitters wiedergibt. Es werden Parallelepipede bevorzugt, deren Achsen Winkel von 90° oder 120° einschließen (vergl. 3.3.10). Sechs verschiedene Achsensysteme können gewählt werden, die eine Einteilung der Kristalle in sechs *Kristallsysteme* ermöglichen. In Tabelle 3.2 sind die charakteristischen Eigenschaften der sechs Kristallsysteme zusammengestellt.

Kristalle sind in gesetzmäßiger Weise aus elementaren Bausteinen zusammengesetzt. Derartige Bausteine können Atome, Ionen oder Moleküle sein, die in regelmäßigen Abständen angeordnet sind. Für die folgenden Betrachtungen ist es zweckmäßig, diese physikalischen Baueinheiten durch einfache Punkte zu ersetzen.

Tabelle 3.2 Die sechs Kristallsysteme

Kristallsystem	Achsenabschnitte	Achsenwinkel	
triklin	$a \neq b \neq c$	$\alpha \neq \beta \neq \gamma \neq 90°$	
monoklin.(2.Aufst.)	$a \neq b \neq c$	$\alpha = \gamma = 90°$, $\beta \neq 90°$	gebräuchlich
monoklin (1.Aufst.)	$a \neq b \neq c$	$\alpha = \beta = 90°$, $\gamma \neq 90°$	
rhombisch	$a \neq b \neq c$	$\alpha = \beta = \gamma = 90°$	
hexagonal	$a = b \neq c$	$\alpha = \beta = 90°, \gamma = 120°$	
tetragonal	$a = b \neq c$	$\alpha = \beta = \gamma = 90°$	
kubisch	$a = b = c$	$\alpha = \beta = \gamma = 90°$	

Eine Punktanordnung, die allein durch unendlich oft wiederholte Translation eines Punktes in drei nicht in einer Ebene liegenden Richtungen aufgebaut werden kann, wird als *Punktgitter* oder primitives *Translationsgitter* bezeichnet. *Bravais* [3] hat die Möglichkeiten des Aufbaues von Punktgittern untersucht und bewiesen, daß es nur 14 verschiedene Translationsgitter gibt, die man vielfach als *Bravaisgitter* bezeichnet. Es sind dies zunächst sechs Punktgitter, die nur einen Gitterpunkt enthalten, da jeder Eckpunkt des Gitters zu insgesamt acht Parallelepipeden gehört, die an einer Ecke zusammenstoßen. Sie werden als *einfach primitive Gitter* bezeichnet und entsprechen den 6 Kristallsystemen. Werden außer an den Ecken noch weitere Punkte zum Aufbau von Gittern herangezogen, so spricht man von *mehrfach primitiven* Punkt- oder Bravaisgittern.

In Bild 3.3 sind die 14 *Bravaisgitter* zusammengestellt. Das Symbol P bezieht sich auf einfach primitive Zellen, A, B, C auf einfach zentrierte Gitter, I auf innenzentrierte Gitter und F auf allseitig flächenzentrierte Zellen. R steht für rhomboedrische Gitter, die stets auch als hexagonale Gitter beschrieben werden können.

Die große Bedeutung der *Bravaisgitter* besteht darin, daß man sich jede noch so komplizierte Struktur durch Ineinanderstellen einfacher Translationsgitter aufgebaut denken kann

3.3.2 Punktkoordinaten, Richtungsindizes und Flächenindizes

Zur Beschreibung eines Punktes im Kristall werden die Bruchteile der Einheiten der Elementarzelle angegeben, die zurückgelegt werden müssen, um den Punkt zu erreichen. Die Werte werden in doppelte eckige Klammern gesetzt. Die auf die X-Achse bezogene Koordinate wird mit x ($x = x{\cdot}a$), die auf die Y-Achse bezogene mit y ($y = y{\cdot}b$) und die auf die Z-Achse bezogene mit z ($z = z{\cdot}c$) bezeichnet. Der Koordinatenursprung hat als Eckpunkt der Elementarzelle die Koordinaten [[000]], beliebige Punkte haben [[x y z]] .

Richtungen in einem Gitter lassen sich beschreiben, indem man vom Koordinatenursprung die Zahl der Schritte in Abmessungen der Elementarzelle angibt, durch welche man den nächsten Gitterpunkt erreicht. In Bild 3.4b sind einige Beispiele angeführt. Die Richtungssymbole werden in einfache eckige Klammern gesetzt.

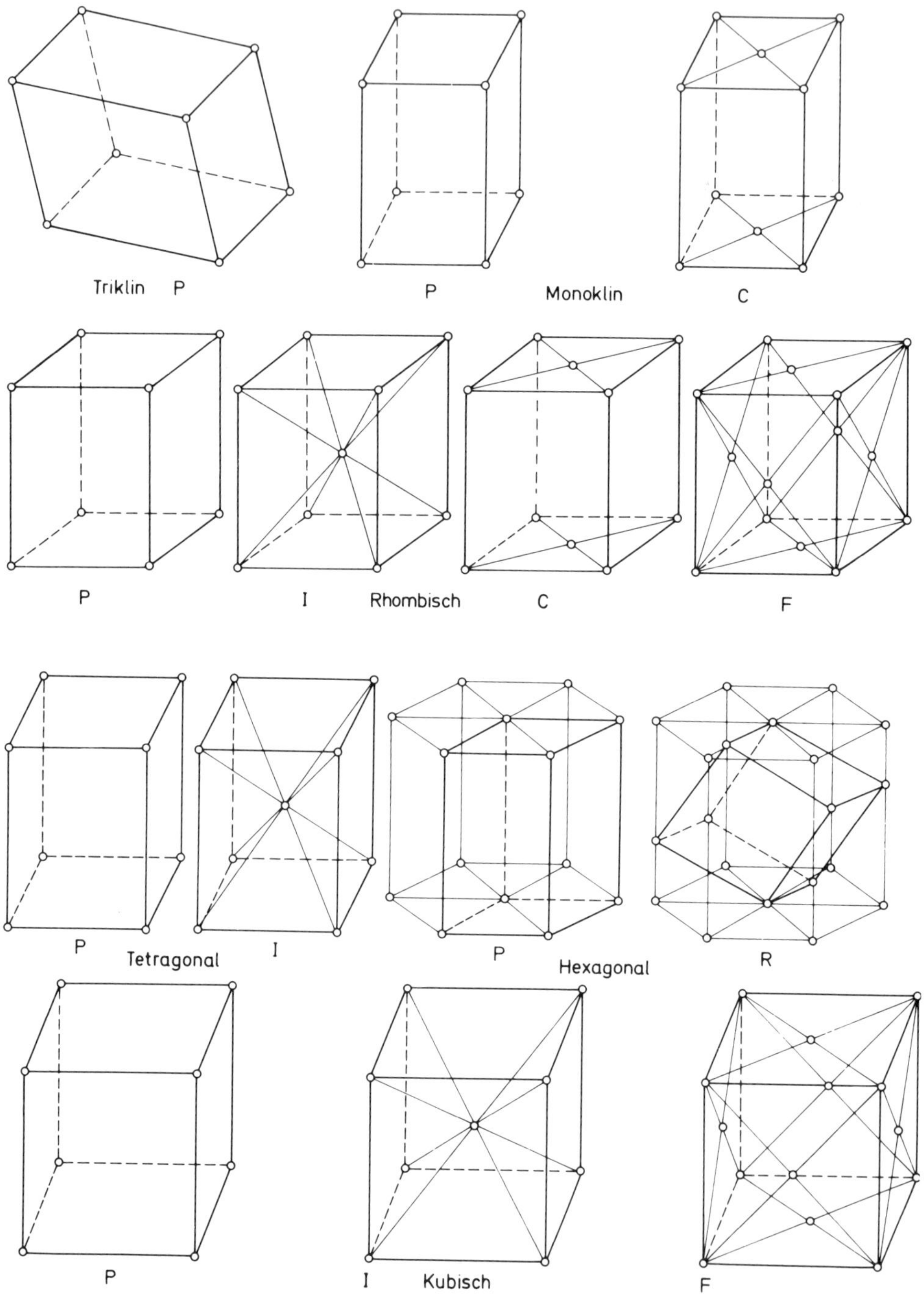

Bild 3.3 Es sind nur 14 verschiedene Punktgitter möglich, die als *Bravaisgitter* bezeichnet werden.

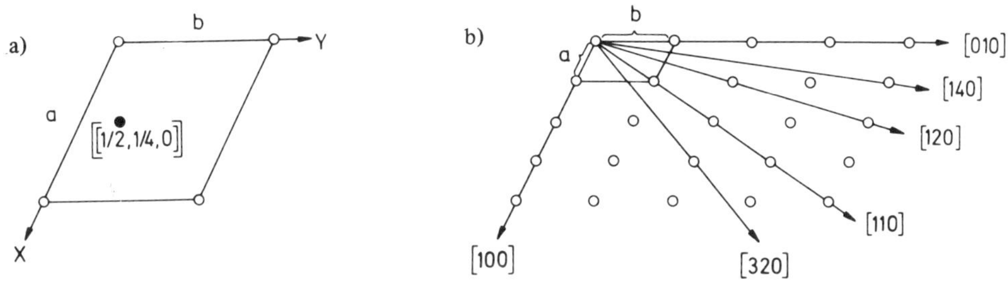

Bild 3.4 a) Um einen Punkt [[1/2 1/4 0]] zu erreichen, geht man *a*/2 entlang der X-Achse, *b*/4 entlang der Y-Achse, während man entlang der Z-Achse keine Komponenten berücksichtigen muß.
b) Richtungen im Kristall werden durch die Zahl der Schritte angegeben, durch welchen man den nächsten Gitterpunkt erreicht. Für die Richtung [1 4 0] wird entlang X ein Schritt und entlang Y werden 4 Schritte benötigt.

Geht man entlang der X-Achse, so erreicht man den nächsten Gitterpunkt nach einer Elementarperiode. Die Richtungsindizes lauten daher [100]. Geht man 3 Perioden entlang der X-Achse und 2 entlang der Y-Achse, während man in der dritten Richtung keinen Schritt ausführt, so erhält man das Richtungssymbol [320].

Die Lage einer *Fläche* im Raum kann durch die Achsenabschnitte ausgedrückt werden, welche die Ebene schneiden. Denn jede Ebene kann immer mit einer, mit zwei oder mit allen drei Koordinatenachsen zum Schnitt gebracht werden. Werden wiederum die Identitätsperioden *a*, *b* und *c* als Achsenabschnitte verwendet, so kann die Lage einer Ebene durch die Angaben *ma*, *nb* und *pc* definiert werden. *m*, *n* und *p* müssen ganze Zahlen sein und werden *Weißsche Indizes* genannt [4].

Für Strukturuntersuchungen verwendet man aber andere Indizes, die nach *W. H Miller* als *Millersche Indizes* bezeichnet werden. Diese sind die Reziprokwerte der *Weiß*schen Indizes, multipliziert mit einer Zahl, um sie ganzzahlig und teilerfremd zu machen. Man bezeichnet den kleinsten ganzzahligen reziproken Achsenabschnitt auf der

X-Achse mit *h*
Y-Achse mit *k*
Z-Achse mit *l*

und setzt das Symbol (*hkl*) in runde Klammern (*Millersche Indizes*).

In Bild 3.5 sind einige Ebenen eingezeichnet und deren Indizes abgeleitet. Die Fläche ABC schneidet die X-Achse bei 2*a*, die Y-Achse bei 1*b* und die Z-Achse bei 3*c*. Die *Weiß*schen Indizes lauten daher 213. Um die *Millerschen* Indizes zu erhalten, bildet man die Reziprokwerte: 1/2, 1, 1/3 und bringt diese auf einen gemeinsamen Nenner: 3/6,6/6 und 2/6. Die *Millerschen* Indizes der Fläche lauten daher (362) (sprich: drei, sechs, zwei).

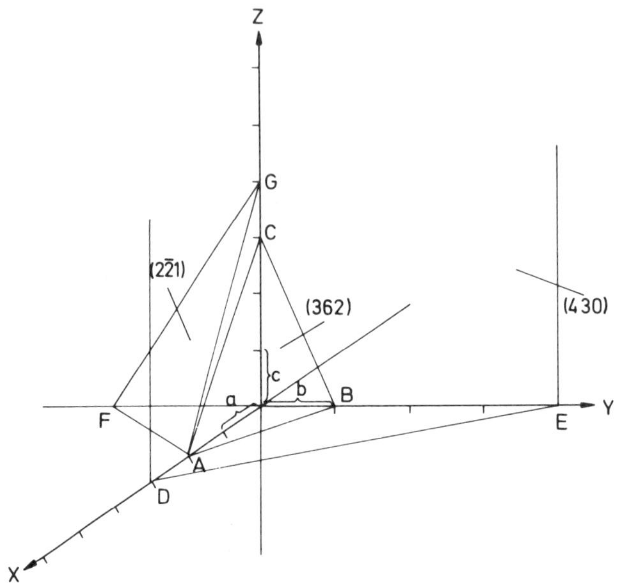

Bild 3.5 Ebenen im Kristall werden durch *Millersche Indizes* definiert. Es sind dies die reziproken, auf einen gemeinsamen Nenner gebrachten Schnittpunkte der Ebenen mit den kristallographischen Achsen. Die ganzzahligen teilerfremden Indizes werden in runde Klammern gesetzt.

Schneidet eine Ebene eine Achse im Unendlichen (DE), so ist der entsprechende Achsenabschnitt ∞, und der *Millersche* Index wird 0.

$m = 3$	$n = 4$	$p = \infty$	
1/3	1/4	$1/\infty$	
4	3	0	(430)

Schneidet eine Ebene eine Achse auf der negativen Seite, so wird das durch einen Strich über dem entsprechenden *Millerschen* Index ausgedrückt. (Ebene AFG):

$m = 2$	$n = -2$	$p = 4$	
1/2	−1/2	1/4	
2	− 2	1	(2$\bar{2}$1)

Ein spezieller Fall tritt bei der Indizierung hexagonaler Gitter auf. Wird nämlich die Elementarzelle mittels zweier Achsen beschrieben, die gleich lang sind und einen Winkel von 120° einschließen, während die dritte Achse senkrecht darauf steht, kann man eine weitere zu den beiden ersten gleichwertige Achse einführen. Diese schließt wiederum mit den beiden ersten Achsen einen Winkel von 120° ein. Auf diese Weise erhält man 4 Achsen mit den Abschnitten a_1, a_2, a_3 und c. Die *Millerschen* Indizes (*Miller-Bravais-Indizes*) [5] lauten dann (*hkil*), wobei gilt:

$$h + k = -i \tag{3.1}$$

$$a_1 + a_2 = -a_3 \tag{3.2}$$

Bild 3.6 zeigt die 3 hexagonalen Achsen sowie die $(11\bar{2}0)$-Ebene.

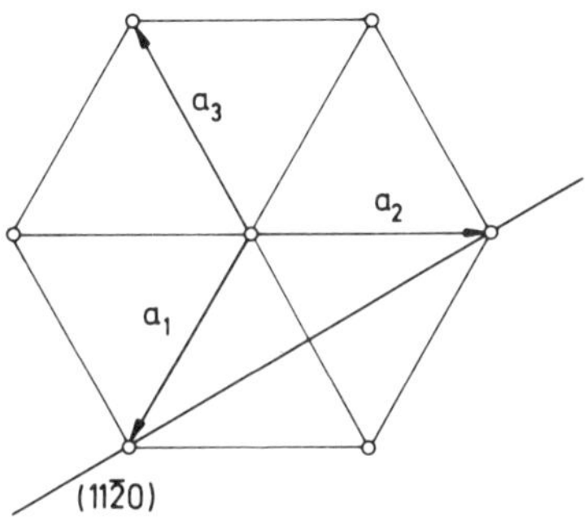

Bild 3.6
Hexagonale Kristallgitter können mit Hilfe von vier Achsen beschrieben werden. Die Achsenabschnitte a_1, a_2, und a_3 sind gleichlang und schließen Winkel von 120° ein. Die c-Achse steht senkrecht auf die drei a-Achsen.

Werden die Ebenen in einem Gitter solange parallelverschoben, bis sie in der Nähe des Koordinatenursprunges die Achsen schneiden, während die nächste parallele Ebene durch den Koordinatenursprung geht, so entsprechen die reziproken Schnittpunkte der Ebene mit den Achsen den *Millerschen* Indizes. Eine Schar paralleler Netzebenen mit dem Index (246) teilt a in 2, b in 4 und c in 6 Abschnitte.

Haben Ebenen eine gemeinsame Richtung (*Zonenachse*), so sagt man, sie gehören einer *Zone* an. Die Indizes einer Richtung [uvw] und einer Ebene (hkl) müssen der Beziehung gehorchen:

$$uh + vk + wl = 0 \tag{3.3}$$

So gehören etwa alle Ebenen mit den Indizes ($hk0$) zur Zone [001]. Die Zonenachse zweier Ebenen mit den Indizes ($h_1k_1l_1$) und ($h_2k_2l_2$) kann durch die Beziehungen (3.4) einfach gefunden werden:

$$\begin{aligned} u &= k_1l_2 - k_2l_1 \\ v &= l_1h_2 - l_2h_1 \\ w &= h_1k_2 - h_2k_1 \end{aligned} \tag{3.4}$$

Die beiden Ebenen (320) und (110) gehören somit zur Zone [001].

3.3.3 Netzebenenabstand d_{hkl}

Aus dem periodischen Aufbau von Kristallen folgt, daß jede Ebene im Kristall von beliebig vielen parallelen Ebenen begleitet wird, die in gleichbleibendem Abstand voneinander angeordnet sind. Man bezeichnet derartige Ebenen, die in regelmäßigen Abständen mit Gitterpunkten belegt sind, als *Netzebenen*. Aus Bild 3.7 erkennt man, daß jede Ebenenschar durch jeden Gitterpunkt hindurchgeht und daß niedrig indizierte Ebenen dichter mit Atomen belegt sind und größere Abstände voneinander haben als höher indizierte. Flächen mit niedrigen Indizes treten daher häufig als Kristallflächen in Erscheinung.

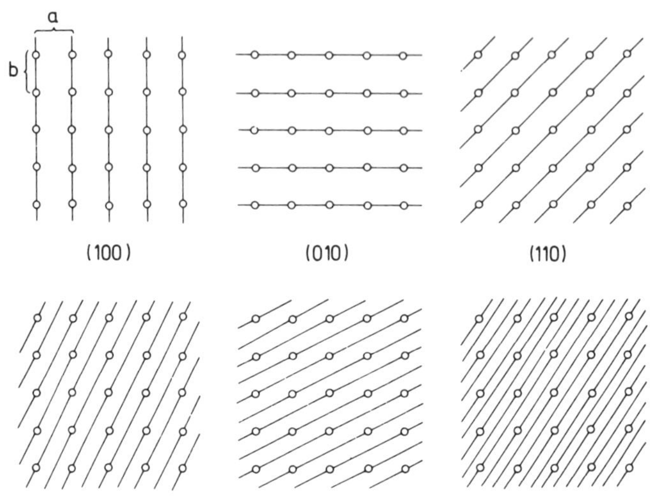

Bild 3.7 Niedrig indizierte Netzebenen sind dicht mit Gitterpunkten besetzt und haben große Abstände voneinander. Je höher die Indizes der Netzebenen sind, um so geringer ist die Besetzung mit Gitterpunkten. Auch der Netzebenenabstand wird geringer.

Für die Auswertung von Röntgenaufnahmen interessiert vor allem der Zusammenhang zwischen der Lage von Ebenen im Kristall und dem Abstand zwischen gleichwertigen Ebenen, dem *Netzebenenabstand* d_{hkl}. Denn diese Größe wird bei der Auswertung von Röntgenaufnahmen primär erhalten. Dieser Zusammenhang läßt sich an Systemen, die nur rechte Winkel haben, einfach ableiten und muß für nicht rechtwinkelige Systeme entsprechend erweitert werden.

Legt man eine beliebige Schar paralleler Netzebenen durch einen rhombischen Kristall mit den Achsenabschnitten a, b und c, so ist die Lage der Ebenen durch die Abschnitte auf den Achsen gegeben. Bild 3.7 zeigt das in zweidimensionaler Anordnung.

Der Abstand zwischen den (100)-Ebenen beträgt a, zwischen den (010)-Ebenen b und zwischen den (001)-Ebenen (nicht dargestellt in der zweidimensionalen Darstellung des Bildes 3.7) beträgt c. Weitere Netzebenenabstände in einem Gitter mit rechten Winkeln kann man nach Gl. (3.5) berechnen.

$$\frac{1}{d_{hkl}^2} = \frac{h^2}{a^2} + \frac{k^2}{b^2} + \frac{l^2}{c^2} \tag{3.5}$$

Gl. (3.5) berechnet Netzebenenabstände in orthorhombischen Gittern. Sind zwei Achsen gleich lang, so wird Gl. (3.6) für das tetragonale Kristallsystem erhalten:

$$\frac{1}{d_{hkl}^2} = \frac{h^2 + k^2}{a^2} + \frac{l^2}{c^2} \tag{3.6}$$

Für kubische Gitter, bei denen drei gleichlange rechtwinkelig zueinander stehende Achsen vorliegen, vereinfacht sich Gl. (3.5) zu:

$$\frac{1}{d_{hkl}^2} = \frac{h^2 + k^2 + l^2}{a^2} \tag{3.7}$$

Ähnliche Ausdrücke kann man für alle Kristallsysteme ableiten, doch werden die Gleichungen für nicht rechtwinkelige Systeme ziemlich unübersichtlich, weshalb man für Indizierungsverfahren entsprechende Gleichungen im reziproken Gitter vorzieht (vergl. 3.3.7). Lediglich für das hexagonale Kristallsystem wird die Gleichung angegeben:

$$\frac{1}{d_{hkl}^2} = \frac{\frac{4}{3}\left(h^2 + hk + k^2\right) + \frac{a^2}{c^2} \cdot l^2}{a^2} \tag{3.8}$$

3.3.4 Indizierung kubischer Kristalle

Der Zusammenhang zwischen Beugungswinkeln in der Röntgenaufnahme und den *Millerschen* Indizes (*hkl*) der Netzebenen im Kristall kann durch die *quadratische Form* ausgedrückt werden. Diese hat für das kubische Kristallsystem folgendes Aussehen:

$$\sin^2\theta = \frac{\lambda^2}{4a^2} \cdot (h^2 + k^2 + l^2) \tag{3.9}$$

Gl. (3.9). erhält man, wenn man den Ausdruck für d_{hkl} aus Gl. (3.7) in die *Braggsche* Beziehung:

$$d_{hkl} = \frac{\lambda}{2 \cdot \sin\theta} \tag{3.10}$$

einsetzt und quadriert.

Die Aufgabe bei der Indizierung einer Röntgenaufnahme besteht darin, mit Hilfe der quadratischen Form für jeden Röntgenreflex ein Indextripel mit drei ganzen Zahlen für *h*, *k* und *l* zu finden, das konstante Werte für die Gitterkonstanten liefert.

Indizierung bei bekannter Gitterkonstante

Ist die Gitterkonstante bekannt, so läßt sich die Röntgenaufnahme einer kubischen Substanz einfach mit Hilfe eines Taschenrechners indizieren. Als Beispiel verwenden wir die Pulveraufnahme eines Cu-Drahtes, deren Beugungswinkel und Netzebenenabstände in Tabelle 2.2 angegeben wurden. Für die Anfertigung der Röntgenaufnahme diente Cu-Kα-Strahlung (λ = 1,54178 Å bzw. 154,178 pm), die Gitterkonstante beträgt a = 3,615 Å bzw. 361,5 pm.

Tabelle 3.3 Indizierung der Pulveraufnahme von Kupfer

2θ	I/I_1	θ	$\sin^2\theta$	Σ	$h\ k\ l$	
43,35	10	21,675	0,13641	3	1 1 1	
50,50	4	25,25	0,18196	4	2 0 0	
74,20	2	37,10	0,36386	8	2 2 0	
90,00	3	45,00	0,50000	11	3 1 1	
95,25	1	47,625	0,54575	12	2 2 2	
117,05	1	58,525	0,72738	16	4 0 0	
136,50	2	68,25	0,86269	19	3 3 1	α_1
137,20	1	68,60	0,86686	19	3 3 1	α_2
144,70	2	72,35	0,90807	20	4 2 0	α_1
145,60	1	72,80	0,91256	20	4 2 0	α_2

Mittels Gl. (3.9) berechnet man den $\sin^2\theta$-Wert für eine hypothetische Netzebene 100:

$$\sin^2\theta = \frac{\lambda^2}{4} \cdot \frac{1}{a^2} \qquad \sin^2\theta = \frac{0{,}59427}{13{,}068} = 0{,}04547 \tag{3.11}$$

Nun berechnet man für alle Interferenzen der Röntgenaufnahme die $\sin^2\theta$-Werte (Tabelle 3.3) und dividiert jeden Wert durch $\sin^2\theta_{100}$ (0,04547), wobei die unter Σ angegebenen Zahlen erhalten werden.

Entsprechend Gl. (3.9) müssen für jede Interferenz innerhalb der Fehlergrenzen ganze Zahlen erhalten werden, die den Summen der Indextripel ($h^2 + k^2 + l^2$) entsprechen. Bei der ersten Linie erhält man als Resultat 3, was einer Indizierung 111 (sprich: eins, eins, eins) entspricht. Die zweite Division ergibt 4, entsprechend einer 200 (zwei, null, null) Ebenenschar. Auf ähnliche Weise lassen sich auch alle weiteren Interferenzen der Pulveraufnahme indizieren.

Ist die Gitterkonstante nur näherungsweise bekannt, oder die Übereinstimmung zwischen den Vielfachen des $\sin^2\theta_{100}$ mit den Röntgeninterferenzen aus einem anderen Grunde nicht befriedigend, so dividiert man jeden experimentell bestimmten $\sin^2\theta$-Wert durch die näherungsweise berechnete ganze Zahl und erhält für jeden Reflex eine Größe für $\sin^2\theta_{100}$. Ist kein deutlicher Gang mit dem Winkel erkennbar, so kann man durch Mittelung einen $\sin^2\theta_{100}$-Wert berechnen, der für eine Verbesserung der Gitterkonstante verwendet wird. Zeigen die Werte einen Gang, werden sie also mit zunehmendem Winkel größer oder kleiner, so muß man die Daten korrigieren (vergl. 2.8.2).

Bei der Indizierung der vier letzten Reflexe bei hohen Beugungswinkeln ist zu beachten, daß es sich dabei um zwei Doppellinien handelt. Dies wird durch eine Auflösung des $K\alpha_1$-$K\alpha_2$-Dupletts bedingt. Bei der Indizierung dieser Linien müssen daher für die stärkeren Linien die Wellenlängen der Cu-$K\alpha_1$-Strahlung (λ = 1,5405 Å) und für die schwächeren Linien Cu-$K\alpha_2$ (λ = 1,5443 Å) verwendet werden. Die beiden Linien eines Dupletts müssen selbstverständlich dieselbe Indizierung ergeben.

Da sich sämtliche Interferenzen der Pulveraufnahme indizieren lassen, kann man annehmen, daß die angegebene Gitterkonstante richtig ist und daß röntgenographisch keine Verunreinigungen nachgewiesen werden.

Indizierung bei unbekannter Gitterkonstante

Auch bei unbekannter Gitterkonstante kann eine Indizierung kubischer Kristalle mit Hilfe eines Taschenrechners vorgenommen werden, wie das folgende Beispiel zeigt. Die Daten der Röntgenaufnahme sind in Tabelle 3.4 zusammengestellt.

Tabelle 3.4 Daten einer Röntgenaufnahme von Kalialaun

2θ	I / I_1	d_{hkl} (Å)	$\sin^2\theta$	Σ	$h\ k\ l$
12,61	10	7,02	0,01206	3	1 1 1
16,30	39	5,44	0,02010	5	2 1 0
17,78	20	4,96	0,02412	6	2 1 1
20,66	100	4,298	0,03216	8	2 2 0
21,93	47	4,053	0,03618	9	2 2 1
24,28	11	3,667	0,04422	11	3 1 1
27,45	54	3,250	0,05628	14	3 2 1
29,38	27	3,039	0,06432	16	4 0 0
30,31	19	2,950	0,06834	17	4 1 0
31,21	15	2,866	0,07236	18	4 1 1
32,09	36	2,789	0,07638	19	3 3 1
32,95	16	2,719	0,08040	20	4 2 0
33,78	12	2,654	0,08442	21	4 2 1
34,60	10	2,593	0,08844	22	3 3 2
36,19	7	2,482	0,09648	24	4 2 2
37,73	4	2,385	0,10452	26	4 3 1
38,47	9	2,340	0,10854	27	5 1 1
39,20	3	2,259	0,11656	29	4 3 2
40,64	7	2,220	0,12060	30	5 2 1
42,04	2	2,150	0,12864	32	4 4 0

Aus den Beugungswinkeln berechnet man zunächst $\sin^2\theta$ für jeden Reflex und schreibt die drei ersten $\sin^2\theta$-Werte auf ein Blatt Papier. Um festzustellen, ob alle drei Werte bei Konstanthaltung von a durch Gl. (3.9) beschrieben werden, dividiert man jeden Wert solange durch eine ganze Zahl, bis man in allen drei Kolonnen eine übereinstimmende Größe erhält (Tabelle 3.4a).

Tabelle 3.4a Bestimmung von $\sin^2\theta_{100}$

Zahl	$\sin^2\theta$ (1)	$\sin^2\theta$ (2)	$\sin^2\theta$ (3)
1	0,01206	0,02010	0,02412
2	0,00603	0,01005	0,01206
3	**0,00402**	0,00670	0,00804
4	0,00302	0,00503	0,00603
5	0,00241	**0,00402**	0,00482
6	0,00201	0,00335	**0,00402**

Der Wert 0,00402 tritt in der ersten Spalte bei 3, in der zweiten bei 5 und in der dritten bei 6 auf. Um zu prüfen, ob 0,00402 einem $\sin^2\theta_{100}$ entspricht, dividiert man jeden $\sin^2\theta$-Wert der Röntgenaufnahme durch diese Zahl. Ergibt sich bei jedem Reflex eine ganze Zahl, entsprechend einem Indextripel ($h^2 + k^2 + l^2$), so war die Wahl richtig und man erhält die in Tabelle 3.4 angegebene Indizierung. Aus dem Mittelwert von $\sin^2\theta_{100}$ berechnet man nach Gl. (3.9) die Gitterkonstante:

$$a^2 = \frac{\lambda^2}{4} \cdot \frac{1}{\sin^2\theta_{100}} = \frac{0{,}59427}{0{,}00402} = 147{,}83$$

$$a^2 = 147{,}83 \qquad a = 12{,}158\ \text{Å}$$

Lassen sich einige Interferenzen in der Röntgenaufnahme nicht ganzen Zahlen zuordnen, so können dafür verschiedene Ursachen verantwortlich sein. Am häufigsten ist eine unrichtige Wahl der Gitterkonstanten der Grund. Der Indizierungsvorgang muß dann in der beschriebenen Weise wiederholt werden, bis eine vollständige Indizierung gelingt.

Nicht indizierbare Linien treten auch auf, wenn die Substanz nicht dem kubischen Kristallsystem angehört. In diesem Falle ist ein anderes der weiter unten besprochenen Indizierungsverfahren anzuwenden.

Treten nicht indizierbare Linien in der Röntgenaufnahme auf, so ist immer zu prüfen, ob es sich um eine einheitliche Substanz handelt. Liegen Mischungen von zwei oder mehreren kristallinen Substanzen vor, so müßte das Indizierungsverfahren für jede Verbindung gesondert durchgeführt werden. Dies ist schwierig und gelingt nur in den wenigsten Fällen.

Nichtindizierbare schwache Linien in der Nähe intensitätsstarker Interferenzen können durch unzureichende Filterung der Röntgenstrahlung bedingt sein. Es handelt sich dann um Interferenzen der Kβ-Strahlung. Kβ-Interferenzen können einfach erkannt werden, indem man anstelle der Kα-Wellenlänge die Kβ-Wellenlänge bei der Indizierung verwendet.

Würde etwa beim letzten Beispiel ein nichtindizierbarer, schwacher Reflex bei einem Beugungswinkel $2\theta = 11{,}38^\circ$, entsprechend einem $\sin^2\theta$-Wert von 0,00984 auftreten, so müßte man um zu prüfen, ob es sich um einen Kβ-Reflex handelt, zunächst unter Verwendung der Cu-Kβ-Wellenlänge (λ = 1,39217 Å) nach Gl. (3.9) einen hypothetischen $\sin^2\theta_{100}$ berechnen:

$$\sin^2\theta = (1{,}39217 / 2)^2 / a^2 = 0{,}00328$$

Dividiert man den nichtindizierbaren $\sin^2\theta$-Wert durch $\sin^2\theta_{100}$

$$0{,}00984 : 0{,}00328 = 3,$$

so erhält man eine ganze Zahl (3). Dieser Reflex könnte daher, sofern der dazugehörige $K\alpha$-Reflex eine hohe Intensität aufweist, als β-Reflex der (111)-Netzebenenschar identifiziert werden.

Nichtindizierbare Linien können schließlich auch durch eine spektrale Verunreinigung der Röntgenstrahlung hervorgerufen werden. Dies tritt vor allem bei sehr alten Röntgenröhren auf (W-Linien).

3.3.5 Graphische Indizierung kubischer, tetragonaler und hexagonaler Kristalle

Aus Gleichungen (3.6) und (3.8) erkennt man, daß der Netzebenenabstand d_{hkl} beim tetragonalen und hexagonalen Kristallsystem nur von zwei Größen bestimmt wird, von a und a/c. Das kubische Kristallsystem wird als Sonderfall des tetragonalen angesehen, in dem a und c gleich lang sind. Man kann für die Indizierung der genannten Kristallsysteme eine zweidimensionale graphische Auswertung anwenden. *Hull und Davey* [6] haben derartige Kurven berechnet und graphische Indizierungsverfahren beschrieben. In der Folge wurden verschiedene Kurvendarstellungen gewählt, von denen diejenigen von *Schwarz und Summa* [7] die weiteste Verbreitung fanden.

Auf einem Nomogramm sind auf der Ordinate c/a-Werte und auf der Abszisse a^2-Werte aufgetragen und für jede Netzebenenschar Kurven gezeichnet. An Hand eines Papierstreifens, auf dem die Beugungswinkel der Röntgenaufnahme nach einer genormten Skala aufgetragen sind, kann man eine Indizierung versuchen. Durch Verschieben des horizontal liegenden Streifens auf dem Diagramm, sowohl in vertikaler als in horinzontaler Richtung, muß versucht werden alle Marken auf dem Diagramm mit Kurven des Nomogrammes zur Deckung zu bringen. Am besten ist es, mit dem innersten Reflex zu beginnen, und nacheinander die Kurven für niedrig indizierte Netzebenen abzufahren. Bei richtiger Indizierung müssen auch der zweite und alle weiteren Reflexe mit Kurven des Nomogrammes übereinstimmen. Die Indizierung der Netzebenenscharen kann am Nomogramm abgelesen werden.

Mit graphischen Verfahren können im allgemeinen nur die innersten Reflexe eindeutig indiziert werden. Eine rechnerische Indizierung sollte daher in jedem Falle angeschlossen werden.

3.3.6 Die Indizierung hexagonaler Gitter

Bei der Indizierung hexagonaler Gitter können Sonderfälle auftreten, die nachfolgend beschrieben werden.

Hexagonale Zellen lassen sich in *orthohexagonale* Zellen umwandeln, die nur rechte Winkel enthalten und einen Spezialfall des rhombischen Systems darstellen. Der Achsenabschnitt b_{oh} entspricht $a_{hex} \cdot \sqrt{3}$. Bild 3.8 zeigt drei mögliche orthohexagonale Zellen.

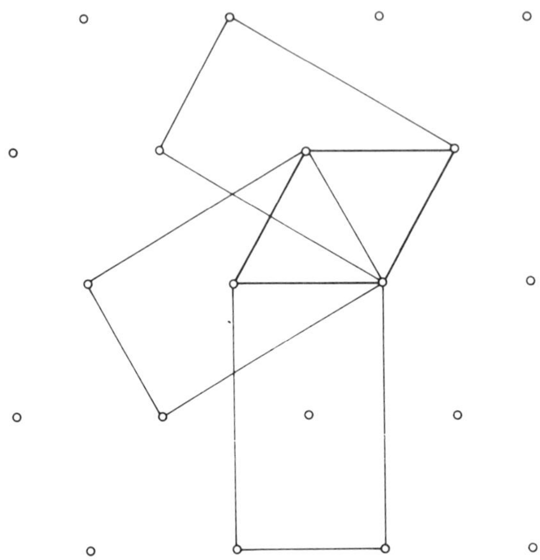

Bild 3.8
Hexagonale Zellen (Achsenwinkel 120°) können auch durch orthohexagonale Zellen (Achsenwinkel 90°) beschrieben werden.

Bei der Indizierung hexagonaler Gitter kann man zunächst eine orthohexagonale Zelle erhalten oder eine orthogonale Zelle mit dem halben Volumen der hexagonalen Zelle, wobei die folgenden Beziehungen gelten:

$$a_{oh} = \frac{a_{hex}}{2} \quad ; \quad b_{oh} = \frac{a_{hex} \cdot \sqrt{3}}{2} \quad ; \quad c_{oh} = c_{hex} \qquad (3.12)$$

Jede Indizierung sollte daher sorgfältig auf *Pseudosymmetrien* geprüft werden.

Jede rhomboedrische Zelle läßt sich in eine hexagonale Zelle transformieren. Das ist der Grund dafür, daß man nur sechs Kristallsysteme benötigt und das rhomboedrische System als Spezialfall des hexagonalen Systems behandelt.

Die Transformation einer hexagonalen Zelle in eine rhomboedrische ist nur dann möglich, wenn in der hexagonalen Elementarzelle außer am Koordinatenursprung zwei weitere Atome mit den Koordinaten [[1/3 2/3 1/3]] und [[2/3 1/3 2/3]] vorhanden sind. In diesem Falle treten bei der hexagonalen Indizierung nur Reflexe auf, wenn folgende Bedingungen erfüllt sind:

$$h - k + l = 3n \text{ oder } -h + k + l = 3n. \quad (\textit{Rhomboederbedingung}) \qquad (3.13)$$

n sind ganze Zahlen ($n = 0,1,2,...$).

Die Beziehung zwischen den beiden Zellen kann man aus Bild 3.9 entnehmen. Die Umrechnung der Gitterkonstanten erfolgt nach den folgenden Gleichungen:

$$a_{rbd} = \sqrt{\frac{a_{hex}^2}{3} + \frac{c_{hex}^2}{9}} \qquad (3.14)$$

$$\sin\frac{\alpha}{2} = \frac{a_{hex}}{2 \cdot a_{rbd}} \qquad (3.15)$$

$$a_{hex} = 2 \cdot a_{rbd} \cdot \sin\frac{\alpha}{2} \tag{3.16}$$

$$\left(\frac{c}{a}\right)_{hex} = \sqrt{\frac{9}{4\sin^2\frac{\alpha}{2}} - 3} \tag{3.17}$$

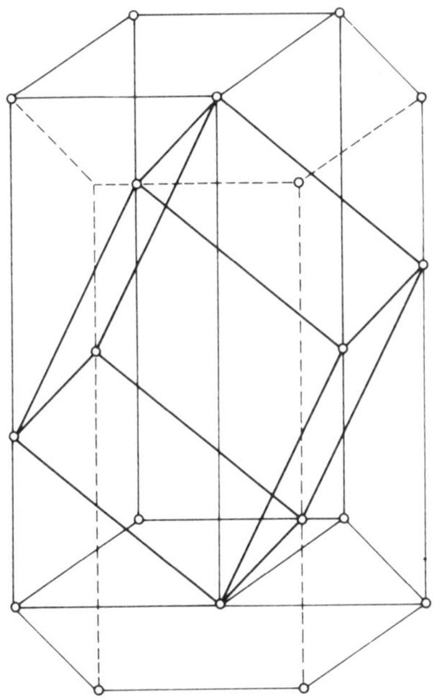

Bild 3.9
Rhomboedrische Elementarzellen lassen sich immer auch mit Hilfe eines hexagonalen Achsensystems beschreiben.

3.3.7 Indizierungsverfahren mit Hilfe des reziproken Gitters

Das reziproke Gitter

Die Beugung von Röntgenstrahlen an Kristallen kann nach *Bragg* als Reflexion der Strahlen an Ebenen des Gitters aufgefaßt werden (vgl. 1.11). Die Beschreibung von Beugungserscheinungen wird wesentlich erleichtert, wenn man anstelle der zweidimensionalen Ebenen im Kristall mit ihren eindimensionalen Normalen arbeitet. Die Richtung der Normalen charakterisiert die Lage der entsprechenden Ebene im Kristall. Wählt man die Länge der Normalen reziprok zu den Netzebenenabständen, so formen die Endpunkte der Normalen, von einem gemeinsamen Ursprung ausgehend, ein Gitter, das man als *reziprokes Gitter* (*RG*) bezeichnet.

Das *RG* ist ein mathematisches Gebilde, dem man keine physikalische Bedeutung beimessen kann. Dennoch bringt die Einführung des *RG* bei der Beschreibung von Raumgittern sowie bei der Interpretation von Röntgenaufnahmen wesentliche Vorteile mit sich.

Graphische Konstruktion des RG

Am anschaulichsten lassen sich die Beziehungen zwischen einem Gitter und dem dazugehörigen *RG* graphisch an einem zweidimensionalen Beispiel darlegen.

In Bild 3.10 ist die Projektion einer monoklinen Zelle auf die (010)-Ebene gezeichnet. Der Achsenabschnitt a beträgt 3,2 cm, der Achsenabschnitt c = 4 cm, der Winkel β der monoklinen Zelle beträgt 100°. Außerdem wurden einige Netzebenen eingezeichnet, und zwar (100), (001), (101), (102) und (201). Alle diese Ebenen haben $k = 0$ und liegen senkrecht zur monoklinen b-Achse .

Um das reziproke Gitter zu konstruieren, zeichnet man vom Ursprung ausgehend Normale auf die beiden Achsen und erhält so die beiden reziproken Achsen. Um die reziproken Gitterpunkte zu erhalten, zeichnet man vom Ursprung ausgehend Normale auf jede Ebene. Die Länge der Normalen wird durch die Beziehung:

$$d^*_{hkl} = K / d_{hkl} \tag{3.18}$$

definiert. K ist eine Konstante, die üblicherweise eins beträgt, hier aber willkürlich mit $K = 10$ angenommen wird, um die Zeichnung anschaulich zu machen.

Der Netzebenenabstand d_{hkl} für ein monoklines Gitter wird durch Gl. (3.19) definiert:

$$\frac{1}{d^2} = \frac{h^2}{a^2 \cdot \sin^2\beta} + \frac{k^2}{b^2} + \frac{l^2}{c^2 \cdot \sin^2\beta} + \frac{2 \cdot h \cdot l \cdot \cos\beta}{a \cdot c \cdot \sin^2\beta} \tag{3.19}$$

Die Länge der Normalen auf die beiden Achsen ergibt sich zu:

$$d^*_{100} = K / d_{100} = 10 / 3{,}15 = 3{,}175$$

$$d^*_{001} = K / d_{001} = 10 / 3{,}94 = 2{,}54 \tag{3.20}$$

Damit ist die Lage der reziproken Achsen festgelegt und die Länge der reziproken Achsenabschnitte a^* und c^* (alle Größen, die sich auf das *RG* beziehen, werden mit einem * versehen (sprich a-Stern)) definiert, die auf den Normalen zu den Ebenen (100) und (001) eingetragen werden. Das *RG* ist dem ursprünglichen Gitter ähnlich, das Achsenverhältnis ist reziprok und der Winkel β^* entspricht (180 – ß).

Aus der Definition der Netzebenenabstände folgt, daß

$$d_{100} = 2 \cdot d_{200} = 3 \cdot d_{300} \text{ etc. und } d^*_{100} = 1/2\, d^*_{200} = 1/3\, d^*_{300} \text{ etc.} \tag{3.21}$$

$$d_{001} = 2 \cdot d_{002} = 3 \cdot d_{003} \text{ etc. und } d^*_{001} = 1/2 \cdot d^*_{002} = 1/3\, d^*_{003} \text{ etc.} \tag{3.22}$$

Mit Hilfe dieser Beziehungen kann man auf den beiden Flächennormalen weitere reziproke Gitterpunkte einzeichnen. Werden diese durch parallele Linien verbunden, so erhält man an den Schnittpunkten die reziproken Gitterpunkte für beliebige Netzebenen. Die reziproken Gitterpunkte sind in der Zeichnung durch Punkte gekennzeichnet. Die Indizierung erfolgt in einfacher Weise nach den Achsenabschnitten, die Indizes werden *ohne Klammer* geschrieben.

Punkte mit höheren Indizes entsprechen zwar keinen Netzebenen im Kristall, doch erscheinen sie in den Röntgenaufnahmen als Reflexe höherer Ordnung. Ein reziproker Gitterpunkt 200 entspricht einer Beugung zweiter Ordnung an der Netzebene (100).

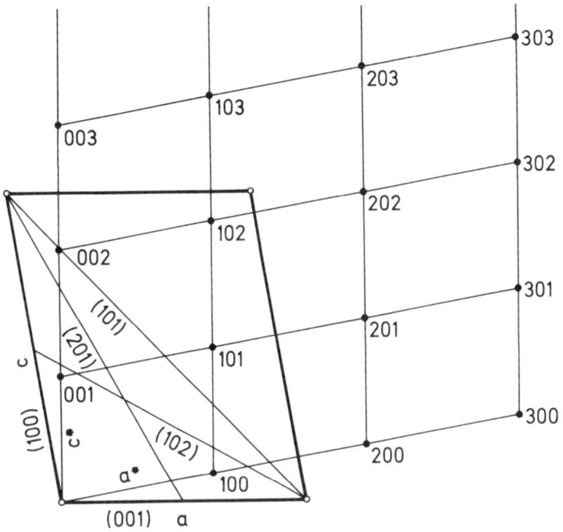

Bild 3.10
Errichtet man, von einem gemeinsamen Punkt ausgehend, Normale auf Netzebenen, deren Länge reziprok dem Netzebenenabstand ist, so formen die Endpunkte der Normalen das reziproke Gitter.

Vektordiskussion des RG

Wird die Elementarzelle eines Kristalls durch die drei Vektoren $\boldsymbol{a}$, $\boldsymbol{b}$ und $\boldsymbol{c}$ dargestellt, so läßt sich der Übergang zu den reziproken Gittervektoren $\boldsymbol{a}^*$, $\boldsymbol{b}^*$ und $\boldsymbol{c}^*$ durch folgende Gleichungen ausdrücken:

$$\begin{array}{ll} \boldsymbol{a}^* \cdot \boldsymbol{b} = 0 & \boldsymbol{a}^* \cdot \boldsymbol{c} = 0 \\ \boldsymbol{b}^* \cdot \boldsymbol{c} = 0 & \boldsymbol{b}^* \cdot \boldsymbol{a} = 0 \\ \boldsymbol{c}^* \cdot \boldsymbol{a} = 0 & \boldsymbol{c}^* \cdot \boldsymbol{b} = 0 \end{array} \tag{3.23}$$

Ferner gilt:

$$\boldsymbol{a}^* \cdot \boldsymbol{a} = K \qquad \boldsymbol{b}^* \cdot \boldsymbol{b} = K \qquad \boldsymbol{c}^* \cdot \boldsymbol{c} = K \tag{3.24}$$

$\boldsymbol{a}^*$ steht senkrecht auf $\boldsymbol{b}$ und $\boldsymbol{c}$, $\boldsymbol{b}^*$ steht senkrecht auf $\boldsymbol{a}$ und $\boldsymbol{c}$ und $\boldsymbol{c}^*$ steht senkrecht auf $\boldsymbol{a}$ und $\boldsymbol{b}$. Um das Vorzeichen der reziproken Achsen eindeutig festzulegen, vereinbart man, daß die Richtung des Vektors $\boldsymbol{a}^*$ identisch zur Richtung des Vektorproduktes $\boldsymbol{b} \times \boldsymbol{c}$ liegt.

K wird für die weiteren Betrachtungen 1 gesetzt.

Die reziproken Achsenabschnitte werden nach Gl. (3.25) definiert:

$$a^* = d^*_{100} = \frac{b \times c}{a \cdot b \times c} \qquad b^* = d^*_{010} = \frac{c \times a}{a \cdot b \times c} \qquad c^* = d^*_{001} = \frac{a \times b}{a \cdot b \times c} \tag{3.25}$$

Führt man die Transformation ins *RG* zweimal hintereinander aus, so gelangt man wieder zum ursprünglichen Gitter.

Umrechnungsformeln für die Gitterkonstanten des ursprünglichen Gitters in das *RG* und umgekehrt sind in Tabelle 3.5 zusammengestellt.

Tabelle 3.5 Umrechnung der Gitterkonstanten

$$\cos\alpha^* = \frac{\cos\beta\cdot\cos\gamma - \cos\alpha}{\sin\beta\cdot\sin\gamma} \qquad \cos\alpha = \frac{\cos\beta^*\cdot\cos\gamma^* - \cos\alpha^*}{\sin\beta^*\cdot\sin\gamma^*}$$

$$\cos\beta^* = \frac{\cos\gamma\cdot\cos\alpha - \cos\beta}{\sin\gamma\cdot\sin\alpha} \qquad \cos\beta = \frac{\cos\gamma^*\cdot\cos\alpha^* - \cos\beta^*}{\sin\gamma^*\cdot\sin\alpha^*}$$

$$\cos\gamma^* = \frac{\cos\alpha\cdot\cos\beta - \cos\gamma}{\sin\alpha\cdot\sin\beta} \qquad \cos\gamma = \frac{\cos\alpha^*\cdot\cos\beta^* - \cos\gamma^*}{\sin\alpha^*\cdot\sin\beta^*}$$

$$a^* = \frac{b\cdot c\cdot\sin\alpha}{V} \qquad a = \frac{b^*\cdot c^*\cdot\sin\alpha^*}{V^*}$$

$$b^* = \frac{c\cdot a\cdot\sin\beta}{V} \qquad b = \frac{c^*\cdot a^*\cdot\sin\beta^*}{V^*}$$

$$c^* = \frac{a\cdot b\cdot\sin\gamma}{V} \qquad c = \frac{a^*\cdot b^*\cdot\sin\gamma^*}{V^*}$$

$$V = a\cdot b\cdot c\cdot\sqrt{1-\cos^2\alpha-\cos^2\beta-\cos^2\gamma+2\cdot\cos\alpha\cdot\cos\beta\cdot\cos\gamma}$$

$$V^* = a^*\cdot b^*\cdot c^*\cdot\sqrt{1-\cos^2\alpha^*-\cos^2\beta^*-\cos^2\gamma^*+2\cdot\cos\alpha^*\cdot\cos\beta^*\cdot\cos\gamma^*}$$

Indizierung von Pulveraufnahmen im RG (Methode nach Ito[8])

Aus Pulveraufnahmen können die Längen (Beträge) reziproker Gittervektoren $\boldsymbol{d^*_{hkl}}$ nach Gl. (3.18) bestimmt werden. Gelingt es, aus den eindimensionalen $|d^*_{hkl}|$ Werten drei nicht in einer Ebene liegende Vektoren auszuwählen, so sind die Achsen einer (dreidimensionalen) Zelle definiert. *Ito* [8] hat ein Verfahren ausgearbeitet, das eine Indizierung von Pulveraufnahmen, unabhängig vom Kristallsystem, mit Hilfe des *RG* ermöglicht.

Zunächst wird eine Größe Q_{hkl} definiert:

$$Q_{hkl} = 1 / d^2_{hkl} = |d^*_{hkl}|^2 \qquad (3.26)$$

Es ist zweckmäßig, vor dem Indizieren sämtliche Interferenzen als Q-Werte darzustellen. Den Zusammenhang zwischen Q_{hkl} und dem Beugungswinkel erhält man durch Einsetzen in die Braggsche Beziehung:

$$Q_{hkl} = \frac{4\cdot\sin^2\theta}{\lambda^2} \qquad (3.27)$$

Die Abmessungen der reziproken Zelle steht mit Q_{hkl} nach folgender wichtiger Beziehung im Zusammenhang:

$$Q_{hkl} = h^2a^{*2} + k^2b^{*2} + l^2c^{*2} + 2hka^*b^*\cdot\cos\gamma^* + 2hla^*c^*\cdot\cos\beta^* + 2klb^*c^*\cdot\cos\alpha^* \qquad (3.28)$$

Für das trikline Kristallsystem sind bei einer Indizierung sechs Unbekannte zu bestimmen: a^*, b^*, c^*, $\cos\gamma^*$, $\cos\beta^*$, $\cos\alpha^*$, für höher symmetrische Systeme entsprechend weniger.

Der erste Schritt beim Indizieren besteht darin, drei möglichst kleine Q-Werte auszuwählen, die drei reziproken Gittervektoren entsprechen.

$$Q_{100} = a^{*2} \qquad Q_{010} = b^{*2} \qquad Q_{001} = c^{*2} \tag{3.29}$$

Durch Kombination dieser drei Größen können nach Gl. (3.28) die Q-Werte weiterer Reflexe berechnet werden:

$$Q_{200} = 4 \cdot Q_{100} \qquad Q_{300} = 9 \cdot Q_{100} \text{ etc.} \tag{3.30}$$

Für rechtwinkelige Systeme kann man durch Kombination der Q-Werte beliebige weitere Größen bestimmen:

$$Q_{110} = Q_{100} + Q_{010} \qquad Q_{210} = Q_{200} + Q_{010} \text{ etc.} \tag{3.31}$$

$$Q_{111} = Q_{100} + Q_{010} + Q_{001} \quad Q_{123} = Q_{100} + Q_{200} + Q_{300} \text{ etc.} \tag{3.32}$$

Bei nicht rechtwinkeligen Systemen müssen die winkelabhängigen Glieder in Gl. (3.28) berücksichtigt werden, wobei man jeweils zwei um den rechtwinkeligen Wert symmetrisch angeordnete Reflexe erhält:

$$Q_{hk0} = h^2 Q_{100} + k^2 Q_{010} + 2 \cdot hk \cdot a^* b^* \cos \gamma^* \tag{3.33}$$

$$Q_{h\bar{k}0} = h^2 Q_{100} + k^2 Q_{010} - 2 \cdot hk \cdot a^* b^* \cos \gamma^*$$

Durch Subtraktion und Auflösung nach cos γ^* kann man den Winkel γ^* berechnen.

Ähnliche Gleichungen kann man für alle Indexkombinationen aufstellen und damit beliebige Q-Werte berechnen.

Die Auswahl geeigneter Startreflexe wird erschwert, da bei Pulveraufnahmen immer mehr oder weniger Linien fehlen. Das kann durch eine zu geringe Intensität einiger Reflexe bedingt sein oder durch eine symmetriebedingte oder auch zufällige Überlappung mehrerer Reflexe. Besonders störend wirkt sich das Fehlen von Reflexen bei Elementarzellen aus, die eine wesentlich kürzere Achse aufweisen als die beiden anderen, wodurch bei niedrigen Beugungswinkeln einige Reflexgruppen vollständig fehlen .

Indizierung von Bariumazid nach der Ito-Methode

In Tabelle 3.6 sind die Q-Werte von Bariumazid [9] zusammengestellt, die aus einer Guinieraufnahme entnommen wurden. Für die Anwendung der *Ito*-Methode ist es notwendig, daß die Q-Werte auf drei, besser noch auf vier Stellen genau bestimmt werden.

Tabelle 3.6 Röntgeninterferenzen von Bariumazid

d (Å)	Int.	$Q_{exp.}$	*h k l*	$Q_{ber.}$	*d* (Å)	Int.	$Q_{exp.}$	*h k l*	Q_{ber}
9,474	2	0,0112	1 0 0	0,0112	2,295	4	0,1899	1 2 1	0,1897
5,331	2	0,0352	0 1 0	0,0350	2,282	4	0,1920	0 2 1	0,1919
5,031	6	0,0395	$1\,\bar{1}\,0$	0,0395	2,196	7	0,2074	0 0 2	0,2074
4,729	7	0,0447	2 0 0	0,0447				3 1 1	0,2076
4,351	3	0,0523	1 1 0	0,0529	2,182	2	0,2100	2 2 0	0,2115
3,985	10	0,0630	1 0 1	0,0631	2,152	1	0,2159	1 2 1	0,2164
3,393	6	0,0869	0 1 1	0,0869	2,083	3	0,2305	4 0 1	0,2308
3,274	2	0,0933	2 1 0	0,0931	2,046	1	0,2389	$4\,\bar{1}\,1$	0,2390
3,153	3	0,1006	3 0 0	0,1006	2,030	1	0,2327	0 1 2	0,2424
3,078	7	0,1056	1 1 1	0,1084	2,013	4	0,2468	$1\,\bar{1}\,2$	0,2469
2,943	2	0,1155	$3\,\bar{1}\,0$	0,1165	1,992	6	0,2520	$3\,\bar{2}\,1$	0,2523
2,909	8	0,1182	$2\,\bar{1}\,1$	0,1182				2 0 2	0,2521
2,693	4	0,1379	$1\,\bar{2}\,0$	0,1378	1,961	3	0,2600	1 1 2	0,2603
2,673	3	0,1400	0 2 0	0,1400	1,952	3	0,2624	2 2 1	0,2634
2,672	1	0,1449	2 1 1	0,1450	1,942	1	0,2652	$4\,\bar{2}\,0$	0,2653
2,562	7	0,1523	3 0 1	0,1525	1,893	2	0,2791	6 0 0	0,2798
2,537	1	0,1554	3 1 0	0,1557				3 2 0	0,2808
2,514	1	0,1582	$2\,\bar{2}\,0$	0,1579	1,823	2	0,3009	2 1 2	0,3005
2,468	2	0,1642	1 2 0	0,1646	1,803	3	0,3076	3 0 2	0,3080
2,366	1	0,1786	4 0 0	0,1786					

Zunächst wird der innerste Reflex als Q_{100} angenommen ($Q_{100} = 0{,}0112$). Um zu prüfen, ob höhere Ordnungen dieses Reflexes vorkommen, werden Q_{200}, Q_{300} usw. durch Multiplikation von Q_{100} mit den Quadratzahlen berechnet:

Berechnete Werte		Beobachtet	Q_{100}
Q_{100}	0,0112	0,0112	0,0112
Q_{200}	0,0448	0,0447	0,011175
Q_{300}	0,1008	0,1006	0,011178
Q_{400}	0,1792	0,1786	0,011162
Q_{500}	0,2800	0,2791	0,011164

Durch Division der gemessenen Q-Werte durch die entsprechenden Quadratzahlen wird für jeden beobachteten Reflex der Form h00 ein Q_{100} berechnet und der Mittelwert gebildet.

$$Q_{100} = 0{,}01117$$

Der Q-Wert des zweiten Reflexes wird als Q_{010} angenommen und wiederum die höheren Ordnungen berechnet:

Berechnete Werte		Beobachtet	Q_{010}
Q_{010}	0,0352		
Q_{020}	0,1408	0,1400	0,0352

Nach Gl. (3.31) kann man Q_{hk0}-Werte durch einfache Addition von Q_{h00} und Q_{0k0}-Werten erhalten, sofern der Winkel zwischen den beiden Achsen 90° beträgt. Um dies zu versuchen, werden verschiedene Q-Werte addiert und geprüft, ob entsprechende Werte in der Röntgenaufnahme erscheinen.

Q_{h00}	+	Q_{0k0}	=	Q_{hk0}	Q_{c}
100	+	010	=	110	0,04627
100	+	020	=	120	0,15157
200	+	010	=	210	0,07978
200	+	020	=	220	0,18508
300	+	010	=	310	0,13563
300	+	020	=	320	0,24093

Kein Wert dieser Tabelle tritt in der Röntgenaufnahme auf. Dies deutet darauf hin, daß der Winkel zwischen den beiden Achsen nicht 90° beträgt oder daß die beiden Q-Werte falsch ausgewählt wurden.

Falls der Winkel zwischen den beiden Achsen konstant, aber ≠ 90° ist, müßten in der Aufnahme Paare von Q-Werten auftreten, die sich um einen konstanten Betrag unterscheiden. Nach Gl. (3.33) entspricht dieser Wert $4 \cdot hk \cdot a^* b^* \cos \gamma^*$.

Als erstes werden Differenzen zwischen dem versuchsweise berechneten Q_{110}-Wert und danebenliegenden Interferenzen gebildet:

0,04627	0,04627	0,04627	0,04627	0,04627
0,0447	0,0395	0,0528	0,0630	0,0869
0,00157	0,00677	0,00653	0,01673	0,04063

Die zweite und die dritte Differenz sind innerhalb der Fehlergrenze gleich und könnten einem Indexpaar 110 und $1\bar{1}0$ entsprechen.

Als nächstes wird ein ähnlicher Versuch mit dem angenommenen Q_{120} durchgeführt.

0,15157	0,15157	0,15157	0,15157	0,15157	0,15157
0,1449	0,1400	0,1379	0,1182	0,1155	0,1056
0,00667	0,01157	0,01367	0,03287	0,03607	0,04597

0,15157	0,15157	0,15157	0,15157	0,15157	0,15157
0,1523	0,1554	0,1582	0,1642	0,1786	0,1899
0,00073	0,00383	0,00663	0,01263	0,02703	0,03833

Hier ergeben sich zwei Möglichkeiten. Ein Indexpaar mit der Differenz 0,0066 ist vorhanden, das gleich groß ist wie das beim Q_{110} gefundene. Da wir aber bei der Bildung der Differenzen hier von einem Q_{120} ausgegangen sind, müßte der Differenzwert das Doppelte betragen. Derartige Werte (0,0137 und 0,0126) könnten ausgewählt werden, entsprechend Q_{120} und $Q_{1\bar{2}0}$.

$Q_{1\bar{2}0} = 0{,}1379 \qquad Q_{120} = 0{,}1642$

Beim angenommenen Q_{210}-Wert (0,07978) prüft man nun, ob eine Differenz von 0,013 auftritt. Ein Wert wurde gefunden:

0,07978
<u>0,0933</u>
0,01352 $Q_{210} = 0{,}0933$

Q_{220} müßte als Differenzwert 0,0066 × 4 = 0,0264 ergeben. Dieser Wert wird gefunden:

0,18508
<u>0,1582</u>
0,02688 $Q_{2\bar{2}0} = 0{,}1582$

Q_{310} müßte einen Differenzwert von 0,0066 × 3 = 0,0198 ergeben, der zweimal auftritt:

0,13563		0,13563	
<u>0,1155</u>		<u>0,1554</u>	
0,02013	$Q_{3\bar{1}0} = 0{,}1155$	0,01977	$Q_{310} = 0{,}1554$

Damit scheint ein konstanter Winkel zwischen a^* und b^* vorhanden zu sein und eine vorläufige Indizierung aller Reflexe mit den Indizes *hk0* und $h\bar{k}0$ ist möglich.

Als nächstes muß versucht werden, die dritte Achse auszuwählen. Dies könnte man auch schon am Anfang versuchen, indem man den dritten Reflex als Q_{001} annimmt. Allerdings kann man sich mitunter viel Rechenarbeit ersparen, wenn man so wie hier beschrieben vorgeht.

Die beiden Q-Werte, entsprechend 0,0630 und 0,0869, sind die beiden innersten noch nicht indizierten Größen. Man wählt zunächst 0,0630 als Q_{001} und prüft die zweite Ordnung: $Q_{002} = 0{,}2520$ ist vorhanden. Man kombiniert daher diesen Werten für Q_{001} mit Q_{100} und Q_{010}:

0,0630	0,0630	0,0630
<u>0,0112</u>	<u>0,0350</u>	<u>0,0462</u>
0,0742	0,0981	0,1092

Keiner dieser drei Werte wird in der Tabelle gefunden. Außerdem gelingt es nicht, den zweiten nichtindizierten Reflex bei kleinem Beugungswinkel (Q = 0,0869) auf diese Weise zu indizieren. Die Wahl von 0,0630 als Q_{001} scheint somit unrichtig zu sein.

Um zu prüfen, ob es sich bei dem fraglichen Reflex um einen 101- oder 011-Reflex handelt, werden Differenzen mit Q_{100} und Q_{001} gebildet.

0,0630	0,0630	0,0869	0,0869
<u>0,0112</u>	<u>0,0352</u>	<u>0,0112</u>	<u>0,0352</u>
0,0518	0,0278	0,0757	**0,0518**

Da zwei gleiche Werte von 0,0518 auftreten, wird dieser Wert als Q_{001} angenommen, wobei sich die zwei innersten, bisher nicht indizierten Reflexe ergeben als:

$$Q_{101} = 0{,}0630 \qquad Q_{011} = 0{,}0869$$

Weitere Versuche mit den nächsten vier nichtindizierten Reflexen ergeben:

0,1056	0,1182	0,1449	0,1523	$Q_{111} = 0{,}1056$
<u>0,0518</u>	<u>0,0518</u>	<u>0,0518</u>	<u>0,0518</u>	$Q_{211} = 0{,}1449$
0,0538	0,0664	0,0931	0,1005	$Q_{301} = 0{,}1523$
Q_{110}		Q_{210}	Q_{300}	

Somit scheint die Wahl der dritten reziproken Gitterkonstante c^* gelungen zu sein, und es wird der Versuch untenommen, die Aufnahme vollständig zu indizieren.

Eine rechnerische Indizierung mit Hilfe von Gl. (3.28) ist zeitraubend, kann aber durchaus durchgeführt werden. Günstiger ist es, ein einfaches Rechenprogramm zu schreiben und sämtliche Indexmöglichkeiten innerhalb bestimmter Grenzen zu berechnen. Ein Vergleich der möglichen Reflexe mit den gefundenen erlaubt eine Indizierung rasch durchzuführen. Die berechneten Werte sind in Spalte 5 der Tabelle 3.6 angeführt.

Zeigt es sich beim Vergleich der berechneten Q-Werte mit den beobachteten, daß es nicht gelingt, alle Reflexe in der Aufnahme zu indizieren, muß ein weiterer Indizierungsversuch durchgeführt werden. Treten *h00, 0k0* und *hk0* Werte häufig auf, während Reflexe mit dem Index l fehlen oder nur ganz vereinzelt gefunden werden, wird man versuchen, für Q_{001} einen anderen Wert auszuwählen. Ähnlich verhält es sich auch bei der Winkelbestimmung.

Gelingt es nicht, eine der Achsen zu ermitteln, kann ein statistisches Verfahren [10] zum Erfolg führen. Zu diesem Zweck bildet man verschiedene Differenzen zwischen Q-Werten. Zunächst zieht man, in der Reihenfolge der Reflexe vorgehend, den kleineren Wert vom größeren ab und schreibt die Differenzen auf. Beim zweitenmal läßt man jeweils einen Reflex aus, beim drittenmal zwei usw., bis man alle möglichen Differenzen bestimmt hat. Nun prüft man, wie oft jede einzelne Differenz erscheint. Die häufigsten Differenzen werden als reziproke Gittervektoren ausgewählt und Indizierungsversuche angestellt.

Auch dieses Verfahren kann sehr günstig mit einfachen Rechenprogrammen durchgeführt werden, wobei an die Differenzbildung ein Ordnen der Reflexe nach ihrer Größe anschließen soll.

Wie man aus Tabelle 3.6 entnehmen kann, ist die Indizierung der Röntgenaufnahmen mit den gewählten Werten für:

$$Q_{100} = 0{,}0112 \quad Q_{010} = 0{,}0351 \quad Q_{001} = 0{,}0518 \qquad 4 \cdot a^* b^* \cos\gamma^* = 0{,}0066$$

vollständig gelungen.

Man ist somit in der Lage mit Hilfe der Gleichungen aus Tabelle 3.5 die Gitterkonstanten von Bariumazid zu berechnen.

$$Q_{100} = a^{*2} = 0{,}0112 \qquad a^* = 0{,}1058$$
$$Q_{010} = b^{*2} = 0{,}0351 \qquad b^* = 0{,}1873$$

$$Q_{001} = c^{*2} = 0{,}0518 \quad c^* = 0{,}2276$$

$$\cos\gamma^* = 0{,}0066 / (4 \cdot a^* \cdot b^*) = 0{,}8324$$

$$a = \frac{1}{a^* \cdot \sin\gamma^*} = \frac{1}{0{,}1058 \cdot 0{,}9858} = 9{,}58$$

$$b = \frac{1}{b^* \cdot \sin\gamma^*} = \frac{1}{0{,}1873 \cdot 0{,}9858} = 5{,}41$$

$$c = \frac{1}{c^*} = \frac{1}{0{,}2276} = 4{,}39$$

$$\cos\gamma = -\cos\gamma^* \quad \cos\gamma = -0{,}165 \quad \gamma = 99{,}65^{\circ}$$

Die Gitterkonstanten von Bariumazid lauten daher:

$$a = 9{,}58\text{Å} \quad b = 5{,}41\text{Å} \quad c = 4{,}39\text{Å} \quad \gamma = 99{,}65^{\circ}$$

Da es gebräuchlich ist, β als monoklinen Winkel anzugeben, vertauscht man die b-Achse mit der c-Achse und erhält für $Ba(N_3)_2$ die folgenden Gitterkonstanten, wobei die berechneten Standardabweichungen in Klammern angeben sind:

$$a = 9{,}58(2)\text{Å} \quad b = 4{,}39(2)\text{Å} \quad c = 5{,}41(2)\text{Å} \quad \beta = 99{,}65(15)^{\circ}$$

Um zu beurteilen, wie gut eine Indizierung gelungen ist, sollen die in 3.3.9 beschriebenen Punkte beachtet und *Gütekriterien* berechnet werden [11] .

Wendet man diese Punkte auf die Indizierung von $Ba(N_3)_2$ an, so sind die Punkte (1) und (2) gut erfüllt. Alle Interferenzen lassen sich innerhalb der Meßgenauigkeit indizieren, und die Reflexe bei kleinen Beugungswinkeln haben niedrige Indizes. Als einzige Auslöschungsbedingung (Punkt (3)) erkennt man, daß Reflexe mit Indizes 00l nur auftreten, wenn $l = 2n$ beträgt. Da die Achsen b und c vertauscht wurden (um den Winkel γ in β zu transformieren), wird als Auslöschung 0k0 mit $k \neq 2n$ beobachtet, die für die monoklinen Raumgruppen $P2_1$ oder $P2_1/m$ charakteristisch ist. Die Anzahl der Formeleinheiten wird in 6.1.1 berechnet und liegt nahe an 2. In der Elementarzelle befinden sich zwei Formeleinheiten $Ba(N_3)_2$, womit auch Punkt (4) erfüllt ist. Als Gütefaktor wird die nach *De Wolff* [12] definierte Größe M_{20} verwendet.

Der Gütefaktor ist mit 31,6 hoch und die Indizierung ist wahrscheinlich richtig. Dies wurde durch eine später durchgeführte Einkristalluntersuchung bestätigt [13].

3.3.8 Computermethoden zur Indizierung von Pulveraufnahmen

Die Auswahl geeigneter Startparameter, die am einfachen Beispiel der kubischen Gitterkonstante bei unbekanntem a beschrieben und bei der *Ito-Methode* ausführlich besprochen wurde, sowie der Indizierungsvorgang und die Gitterkonstantenbestimmung, werden vorteilhaft mit Computermethoden [14] durchgeführt. Drei Strategien können dabei angewendet werden.

Die *symmetrieabhängige Probiermethode*, die auf einer Permutation der *Miller* Indizes für ausgewählte Startreflexe beruht, wurde von *Werner* [15] entwickelt. Am Beginn der

Indizierung wird angenommen, daß es sich um ein kubisches Gitter handelt. Führt eine kubische Indizierung nicht zum Ziel, wird nacheinander versucht, das Gitter tetragonal, hexagonal, orthorombisch, monoklin und schließlich triklin zu indizieren. Bei niedrigerer Symmetrie führt diese Probiermethode nur selten zum Ziel, weshalb die anderen Methoden vorzuziehen sind.

Die *analytische Indizierungsmethode*, die von *Visser* [16] programmiert wurde, und als *Runge-Ito-de-Wolff* Methode bezeichnet wird, versucht eine trikline Indizierung mit einem relativ kleinen Datensatz, wobei ähnlich wie bei der *Ito-Methode* vorgegangen wird. Die endgültige Lösung wird durch Kombination mit allen verfügbaren Daten erzielt. Meistens wird mit den ersten zwanzig bis dreißig Reflexen begonnen. Zu wenige Reflexe im Startsatz machen eine Indizierung unmöglich, eine zu hohe Reflexanzahl verlängert die Rechenzeit und erhöht die Unsicherheiten der Indizierung.

Die „*successive dichotomy method*“ von *Louer & Louer* [17] verändert die Längen der Zellachsen und Winkel innerhalb begrenzter Bereiche, gefolgt von einer fortschreitenden Verkleinerung der zulässigen Intervalle für $\Delta\theta$. Auch hier wird mit der höchsten Symmetrie begonnen und zu niedrigerer Symmetrie übergegangen. Diese Methode ist relativ unempfindlich gegenüber dem, durch die Symmetrie bedingten, verstärkten Auftreten bestimmter Reflexgruppen (z.B. *hk*0-Reflexe) bei niedrigen Beugungswinkeln, die bei den anderen Verfahren Schwierigkeiten bereiten.

Alle Programme arbeiten in mehreren Zyklen, wobei vielfach verschiedene Lösungen möglich sind. An Hand der *Gütekriterien* (vergl. 3.3.9) werden die besten Lösungen ausgewählt und können vom Benutzer getestet werden.

3.3.9 Gütekriterien für Indizierungen

Die Indizierung einer Pulveraufnahme stellt keine eindeutige Lösung dar und ist stark von der Güte der verwendeten Daten abhängig. Es ist daher wichtig, Kriterien für die Richtigkeit der Indizierung zu kennen.

Folgende Punkte sollten bei der Beurteilung eines Indizierungsvorschlages geprüft werden:

(1) Alle beobachteten Q-Werten sollen innerhalb der Meßgenauigkeit mit den berechneten Q-Werte übereinstimmen.
(2) Möglichst viele der theoretisch möglichen Q-Werte sollen beobachtet werden.
(3) Die Auslöschungsbedingungen sollen einer möglichen Raumgruppe entsprechen.
(4) Die Anzahl der Formeleinheiten soll einer ganzen Zahl entsprechen.
(5) Mittels eines Gütefaktors soll die Richtigkeit der Indizierung geprüft werden.

Je größer man die Elementarzelle wählt, um so leichter wird eine Indizierung. Je größer die Zelle, umso zweifelhafter ist deren Richtigkeit. Wenn Interferenzen bei kleinen Beugungswinkeln hohe Indizes haben, ist auch das ein Hinweis auf eine unrichtige Indizierung.

De Wolff [12] hat das folgende Gütekriterium empfohlen:

$$M_{20} = Q_{20} / 2\langle\Delta Q\rangle \cdot N_c \tag{3.34}$$

Q_{20} ist der Q-Wert des zwanzigsten beobachteten Reflexes, $\langle\Delta Q\rangle$ ist die absolute mittlere Abweichung der Q-Werte vom nächsten berechneten Wert. N_c ist die Gesamtzahl möglicher Reflexe bis zum 20. beobachteten Reflex. M_{20} wird umso größer, je geringer die Abweichungen $\Delta\theta$ sind und umso mehr mögliche Reflexe bestimmt wurden. M_{20} sollte größer als 10 sein, meist beträgt er bei richtiger Indizierung guter Daten etwa 20, kann aber auch wesentlich höher sein.

Der Gütefaktor M_{20} läßt sich nach *Werner* [18] mit den Zellvolumen V, das möglichst klein sein soll, in Zusammenhang bringen:

$$V = 3 \cdot H \cdot d_{20} \,/\, 8\pi \,\langle \Delta Q \rangle \cdot M_{20} \tag{3.35}$$

H ist der Flächenhäufigkeitsfaktor (Tab.4.1), d_{20} entspricht dem Netzebenenabstand des 20. Reflexes.

Ein weiteres Gütekriterium wurde von *Smith und Snyder* [19] vorgeschlagen:

$$F_N = N_o \,/\, 2\langle \Delta 2Q \rangle \cdot N_c \tag{3.36}$$

N_o entspricht der Anzahl gemessener Reflexe bis zu einem bestimmten Winkel, $\langle \Delta 2\theta \rangle$ entspricht der mittleren Abweichung bis zu diesem Winkel und N_c ist die mögliche Anzahl von Reflexen bis zum betrachteten Winkel. F_N sollte möglichst hoch sein.

Haben mehrere Indizierungen ähnliche Gütefaktoren, so sind Indizierungen mit kleinerem Volumen bzw. höherer Symmetrie vorzuziehen.

3.3.10 Reduzierte Zelle

Eine Elementarzelle wird durch die drei Basisvektoren $\boldsymbol{a}$, $\boldsymbol{b}$, $\boldsymbol{c}$ und die Winkel $\alpha = \angle(\boldsymbol{b}.\boldsymbol{c})$, $\beta = \angle(\boldsymbol{a}.\boldsymbol{c})$ und $\gamma = \angle(\boldsymbol{a}.\boldsymbol{b})$ definiert. Die aus Pulveraufnahmen gewählte Zelle ist nicht eindeutig bestimmt und sollte unbedingt auf eine Standardform, die *reduzierte Zelle*, transformiert werden [20].

Für die Darstellung einer Elementarzelle definiert man in einem Rechtssystem die sechs skalaren Produkte:

$$\boldsymbol{a}\cdot\boldsymbol{a}; \quad \boldsymbol{b}\cdot\boldsymbol{b}; \quad \boldsymbol{c}\cdot\boldsymbol{c}; \quad \boldsymbol{b}\cdot\boldsymbol{c}; \quad \boldsymbol{a}\cdot\boldsymbol{c}; \quad \boldsymbol{a}\cdot\boldsymbol{b} \tag{3.37}$$

sowie eine Größe $T = (\boldsymbol{b}\cdot\boldsymbol{c})(\boldsymbol{a}\cdot\boldsymbol{c})(\boldsymbol{a}\cdot\boldsymbol{b})$. Nach der Größe von T unterscheidet man zwei Zelltypen:

Für $T > 0$ gilt Typ I Für $T \leq 0$ gilt Typ II

Nach Bedingungen, die in den *International Tables* [21] zusammengestellt sind, kann man aus 44 Gittercharakteren den *Bravaistyp* und die konventionellen Gitterkonstanten wählen.

Die folgenden Bedingungen müssen für eine Zellreduktion erfüllt sein: Kein Gittervektor darf kürzer sein als $\boldsymbol{a}$; kein Vektor, der nicht in Richtung $\boldsymbol{a}$ verläuft, darf kürzer sein als $\boldsymbol{b}$; kein Vektor, der nicht in der $\boldsymbol{a}\cdot\boldsymbol{b}$-Ebene liegt, darf kürzer sein als $\boldsymbol{c}$. Die drei Winkel zwischen den Basisvektoren müssen entweder alle stumpf oder alle spitz sein. Diese Bedingungen sind in Tabelle 3.7 zusammengefaßt.

Auf das Beispiel des $Ba(N_3)_2$ bezogen (vergl. 3.3.7.5) wurden die folgenden Gitterkonstanten erhalten: a = 9,58(2), b = 5,41(2), c = 4,39(2)Å, γ = 99,65(15)°. Die in Gl. (3.37) definierten Größen betragen:

$$\boldsymbol{a}\cdot\boldsymbol{a} = 91{,}866 \qquad \boldsymbol{b}\cdot\boldsymbol{b} = 29{,}311 \qquad \boldsymbol{c}\cdot\boldsymbol{c} = 19{,}305$$

$$\boldsymbol{b}\cdot\boldsymbol{c} = 0 \qquad \boldsymbol{a}\cdot\boldsymbol{c} = 0 \qquad \boldsymbol{a}\cdot\boldsymbol{b} = -\,8{,}699$$

Tabelle 3.7 Bedingungen für die Gittervektoren ***a, b, c*** für eine Zellreduktion

Allgemeine Bedingungen	
$a\cdot a \leqslant b\cdot b \leqslant c\cdot c$; $\lvert b\cdot c\rvert \leqslant 1/2\ b\cdot b$; $\lvert a\cdot c\rvert \leqslant 1/2\ a\cdot a$; $\lvert a\cdot b\rvert \leqslant 1/2\ a\cdot a$	
Bedingungen für Typ I	*Bedingungen für Typ II*
$b\cdot c > 0$; $a\cdot c > 0$; $a\cdot b > 0$.	$(\lvert b\cdot c\rvert + \lvert a\cdot c\rvert + \lvert a\cdot b\rvert) \leqslant 1/2\ (a\cdot a + b\cdot b)$ $b\cdot c \leqslant 0$; $a\cdot c \leqslant 0$; $a\cdot b \leqslant 0$.
Spezielle Bedingungen Typ I	*Spezielle Bedingungen Typ II*
Falls $a\cdot a = b\cdot b$ gilt $b\cdot c \leqslant a\cdot c$	Falls $a\cdot a = b\cdot b$ gilt $\lvert b\cdot c\rvert \leqslant \lvert a\cdot c\rvert$
Falls $b\cdot b = c\cdot c$ gilt $a\cdot c \leqslant a\cdot b$	Falls $b\cdot b = c\cdot c$ gilt $\lvert a\cdot c\rvert \leqslant \lvert a\cdot b\rvert$
Falls $b\cdot c = 1/2\cdot b\cdot b$ gilt $a\cdot b \leqslant 2\cdot a\cdot c$	Falls $\lvert b\cdot c\rvert = 1/2\cdot b\cdot b$ gilt $a\cdot b = 0$
Falls $a\cdot c = 1/2\cdot a\cdot a$ gilt $a\cdot b \leqslant 2\cdot b\cdot c$	Falls $\lvert a\cdot c\rvert = 1/2\cdot a\cdot a$ gilt $a\cdot b = 0$
Falls $a\cdot b = 1/2\cdot a\cdot a$ gilt $a\cdot c \leqslant 2\cdot b\cdot c$	Falls $\lvert a\cdot b\rvert = 1/2\cdot a\cdot a$ gilt $a\cdot c = 0$
	Falls $(\lvert b\cdot c\rvert + \lvert a\cdot c\rvert + \lvert a\cdot b\rvert) = 1/2\,(a\cdot a + b\cdot b)$ gilt $a\cdot a \leqslant 2\cdot \lvert a\cdot c\rvert + \lvert a\cdot b\rvert$.

Nach der allgemeinen Bedingung in Tabelle 3.7 muß die Reihenfolge der Achsen durch Tausch von $\boldsymbol{a}$ mit $\boldsymbol{c}$ verändert werden:

$$\boldsymbol{a}\cdot\boldsymbol{a} = 19{,}305 \qquad \boldsymbol{b}\cdot\boldsymbol{b} = 29{,}311 \qquad \boldsymbol{c}\cdot\boldsymbol{c} = 91{,}866$$
$$b\cdot c\cdot\cos\alpha = 0 \qquad a\cdot c\cdot\cos\beta = -\,8{,}699 \qquad a\cdot b\cdot\cos\gamma = 0$$

Diese Darstellung entspricht dem Zelltyp II. Da alle weiteren Bedingungen in Tabelle 3.7 erfüllt sind, kann man aus den *International Tables* [21] für diesen Zelltyp (Nr.35) den Bravaistyp mP und die Transformationsmatrix $(0\bar{1}0/\bar{1}00/00\bar{1})$ entnehmen. Die reduzierte Zelle von $Ba(N_3)_2$ hat daher die Gitterkonstanten:

$$a = 5{,}41(2),\quad b = 4{,}39(2),\quad c = 9{,}59(2)\ \text{Å},\ \beta = 99{,}65(15)^{\circ}.$$

3.3.11 Verfeinerung der Gitterkonstanten

Genaue Gitterkonstanten sind nicht nur für die Bestimmung der Zellabmessungen wichtig, sondern dienen auch zur Lösung zahlreicher weiterer Probleme. Als Beispiele seien angeführt: Die Bestimmung der Zusammensetzung von Mischkristallen, das Aufstellen von Gleichgewichtsdiagrammen, die genaue Bestimmung von Bindungsabständen und Bindungsenergien, die Ermittlung von Strahlenschäden, für Spannungsmessungen in Metallen und für die Bestimmung thermischer Ausdehnungskoeffizienten und Kompressibilitäten, um nur die wichtigsten zu nennen.

Nach der Methode der *kleinsten Fehlerquadrate* wird versucht, für die $\Sigma(Q_o - Q_c)^2$ ein Minimum zu finden. Q_o entspricht den gemessenen (*observed*) Q_{hkl}-Werten, Q_c entspricht den für die jeweilige Zelle berechneten (*calculated*) Q_{hkl}-Werten. Die Zellabmessungen werden in verschiedenen Zyklen verbessert, bis die Abweichungen zwischen Q_o und Q_c einem kleinsten Wert entsprechen. Bei unrichtiger Indizierung sind meistens einige Reflexe nicht indizierbar, und es wird keine Konvergenz erzielt.

Bei sehr guten Daten kann man die *hkl*-Werte vor der Verfeinerung zuordnen und die Zellabmessungen direkt verfeinern. Meistens ist es günstiger, die Abmessungen der Zelle aus den unverfeinerten Daten zu bestimmen und die Zuordnung der *hkl*-Werte vom Programm durchführen zu lassen. Systematische Fehler lassen sich, sofern sie nicht experimentell vermeidbar sind, in gewissen Grenzen durch die Einführung von *Gewichtsfaktoren* eliminieren. Auch wurden Methoden vorgeschlagen, um systematische Fehler zu korrigieren (*Cohen Methode*)[22]. Am sichersten ist es, einen inneren Standard zu verwenden und die Meßwerte vor der Verfeinerung an Hand der Eichreflexe zu korrigieren.

Das Programm *NBS*AIDS83* [23] führt neben der Verfeinerung der Gitterkonstanten auch Tests für das Vorliegen systematischer Fehler durch und berechnet Gütekriterien. Dieses oder ähnlich Programme sollten vor einer Veröffentlichung von Datensätzen unbedingt Anwendung finden.

3.4 Quantitative Mengenanalyse

Liegen zwei oder mehrere kristallisierte Substanzen nebeneinander in der zu untersuchenden Pulverprobe vor, so erscheinen die Interferenzen der einzelnen Komponenten nebeneinander in der Röntgenaufnahme. Die Intensitäten der Linien sind proportional dem Mengenanteil der Komponenten und können daher unter bestimmten Voraussetzungen für die Bestimmung des Mengenanteiles dienen.

Die Nachweisbarkeitsgrenze bei Phasenanalysen mit Hilfe von Röntgenbeugungsuntersuchungen ist um Größenordnungen geringer [24] als bei den meisten anderen analytischen Verfahren. Sie ist abhängig von den vorhandenen Atomarten und vom Gittertypus der Verbindungen. Kristalle, die schwere Atomarten enthalten, sind in geringeren Konzentrationen nachweisbar als leichte Elemente. Hochsymmetrische Gitter geben wenige, aber starke Interferenzen, wodurch die Nachweisbarkeit gesteigert wird. Außerdem spielt der Kristallisationsgrad eine entscheidende Rolle. Schlecht kristallisierte Substanzen oder Verbindungen mit sehr kleiner Teilchengröße eignen sich nicht für quantitative Phasenanalysen.

Die Intensitäten der Interferenzen einer Substanz werden in einer Mischung durch die Gemischkomponenten beeinflußt. Nur bei Mischungen, in denen alle Komponenten den selben *Absorptionskoeffizienten* haben, kann der Mengenanteil direkt aus dem Intensitätsverhältnis bestimmt werden. Beispiele hierfür sind die Bestimmung des Anteiles von α–Quarz neben Cristoballit, Calcit neben Aragonit oder Rutil neben Anatas. Haben die Mischungskomponenten einen höheren Absorptionskoeffizienten als die Substanz, so wird der eintretende und der gebeugte Röntgenstrahl beim Durchgang durch die Mischung stärker absorbiert als bei der reinen Probe und die Intensitäten dadurch geschwächt. Ist die Absorption der Mischung geringer, erscheinen die Linien der Probe stärker.

Aus den angeführten Gründen ist es nur in Sonderfällen möglich, aus der Intensität der gebeugten Strahlung direkt auf den Mengenanteil in Gemischen zu schließen. In der überwiegenden Zahl der Fälle ist man gezwungen, Eichkurven aufzunehmen oder einen inneren Standard zu verwenden.

Um quantitative Mengenanalysen durchführen zu können, wurden verschiedene Methoden entwickelt, die den Einfluß der Gemischkomponenten ausschalten. Zwei Methoden sollen hier erwähnt werden: die Methode des *inneren Standards* sowie die *Gesamtprofilanalyse.*

Die Methode des *inneren Standards* [25] mischt vor der Analyse einen konstanten Anteil einer Eichsubstanz bei und untersucht in der Mischung das Intensitätsverhältnis ausgewählter Linien von Probe und Standard. Diese Methode wird nachfolgend besprochen.

Die *Gesamtprofilanalyse* erfasst das gesamte Diagramm nach den in Kap. 7 beschriebenen Verfahren und verwendet die Linienprofile aller Interferenzen für die Analyse. Der Rechenaufwand ist bei einer *Rietveldverfeinerung* größer als bei der Verwendung weniger Reflexe, die erzielbare Genauigkeit ist aber wesentlich besser. Vor allem können Fehler durch bevorzugte Orientierung sowie bei der Untergrundbestimmung korrigiert werden. Quantitative Phasenanalysen sollten daher möglichst nach dieser Methode durchgeführt werden.

Quantitative Phasenanalysen erfordern in jedem Falle viel Vorbereitungszeit für die Eichung des Instrumentes und für die Herstellung und wiederholte Messung von Eichmischungen. Sind diese Voraussetzungen gegeben, so können Routineuntersuchungen unter Verwendung des Programms *NBS*QUANT84* [26] relativ rasch und sicher durchgeführt werden.

Wichtige Voraussetzungen für die Durchführung quantitativer Mengenanalysen sind:

a) Die Teilchengröße der Pulver soll zwischen 1 und 10 μm liegen.

b) Probe und Standard müssen homogen gemischt sein und es darf keine bevorzugte Orientierung auftreten.

c) Das bestrahlte Probenvolumen muß über den gesamten Winkelbereich konstant sein.

d) Polarisationseffekte eines Monochromators müssen korrigiert werden, Extinktion und Mikroabsorption müssen ausgeschlossen werden.

3.4.1 Quantitative Phasenanalyse mit innerem Standard.

Die Intensität I_a einer Linie i der Phase a in einer Mischung m ist durch Gl. (3.38) definiert:

$$I_a = \frac{K_{ia} \cdot x_a}{\rho_a \cdot \left(\frac{\mu}{\rho}\right)} \tag{3.38}$$

x_a	=	Gewichtsanteil von a in der Mischung *m*
ρ_a	=	Dichte von *a*
(μ/ρ)	=	Massenabsorptionskoeffizient der Mischung *m*
K_{ia}	=	Konstante

Die Konstante K_{ia} ist von verschiedenen Parametern abhängig. Einen wesentlichen Einfluß haben die Intensität und Wellenlänge der primären Röntgenstrahlung sowie apparative Gegebenheiten. Auch das bestrahlte Volumen, der Strukturfaktor, der Flächenhäufigkeitsfaktor sowie der *Lorentz*-Polarisationsfaktor beeinflussen neben anderen Größen die Konstante. K_{ia} muß daher sehr sorgfältig experimentell bestimmt werden.

Das Intensitätsverhältnis einer Linie der Substanz a zu einer Linie des inneren Standards s ist vom Massenschwächungskoeffizienten (μ/ρ) der Mischung unabhängig und wird durch Gl. (3.39) gegeben.

$$\frac{I_a}{I_s} = K_s \cdot \frac{x_a}{x_s} \tag{3.39}$$

x_a und x_s sind die Gewichtsanteile von a und s in der Mischung, K_s ist eine neue Konstante.

Gl. (3.39) ermöglicht die Bestimmung des Mengenanteiles der Probe a in einer Mischung, sofern eine bekannte Menge einer Eichsubstanz beigemischt wurde. Der Mengenanteil x_a entspricht dem Anteil von a in der Mischung nach Zugabe von s. Der Mengenanteil x_{ao} in der Originalprobe beträgt:

$$x_{ao} = x_a / (1 - x_s) \tag{3.40}$$

Um eine Eichkurve zu erhalten, werden verschiedene Mischungen zwischen a und s hergestellt und $x_s \cdot I_a / I_s$ gegen x_a für ausgewählte Linienpaare von *a/s* aufgetragen. Die Steigung der Kurve entspricht K_s.

Wir α-Aluminiumoxid als innerer Standard verwendet, so kann man anstelle von K_s einen tabellierten K_{RIR} Wert (*RIR Reference Intensity Ratio*) verwenden, der im *PDF* für zahlreiche Stoffe registriert ist. Da die Intensitäten in der *PDF* Kartei nicht immer verläßlich sind, wird von dieser Methode abgeraten.

3.4.2 Quantitative Bestimmung von ZnO in α-Al_20_3

Um quantitative röntgenographische Phasenanalysen durchführen zu können, müssen Eichkurven durch Vermessen von Proben bekannter Zusammensetzung aufgenommen werden. Die Eichsubstanzen sollen gut kristallisiert sein und Teilchengrößen von ca. 1 – 5 μm aufweisen. Das Einwiegen der Substanzen mit p.a. Reinheitsgrad muß auf einer Analysenwaage erfolgen.

Für die Bestimmung von ZnO in α-Al_20_3 wurden fünf verschiedene Mischungen mit den in Tabelle 3.8 angegebenen Zusammensetzungen hergestellt.

Tabelle 3.8 Probenzusammensetzung für Eichaufnahmen

Probe	g ZnO	g α-Al_2O_3
1	0,100	0,900
2	0,200	0,800
3	0,500	0,500
4	0,800	0,200
5	0,900	0,100

Zu jeder dieser Mischungen wurden 0,30 g Ni0 als innerer Standard zugemischt. Die fünf Mischungen müssen fein gemahlen und homogenisiert werden. Dieser Vorgang ist sehr wichtig und erfolgt am besten durch Naßmahlung in einer Kugelmühle. Hierauf können die Proben in Probenhalter gefüllt und für röntgenographische Intensitätsmessungen am Diffraktometer herangezogen werden. Es sollen für alle Proben identische Probenhalter und gleiche Füllungsbedingungen Verwendung finden, wobei eine Füllung von der Seite vorzuziehen ist. Die Probendicke muß ausreichen, um völlige Absorption der Strahlung innerhalb der Probe zu gewährleisten (vergl. 2.8.1). Außerdem muß bei der Präparation beachtet werden, daß keine Orientierungseffekte auftreten.

Bei der Intensitätsbestimmung müssen nicht alle Interferenzen untersucht werden. In den meisten Fällen genügt es, eine oder wenige starke Linien genau zu vermessen. Hierbei ist es wichtig, daß sich die Linien gegenseitig nicht beeinflussen oder zusammenfallen mit Linien von Gemischkomponenten. Außerdem sollen die Interferenzen von Probe und Standard nicht zu weit voneinander entfernt liegen und eine möglichst hohe Intensität aufweisen, um auch geringe Substanzanteile noch nachweisen zu können. Folgende Reflexe wurden für die Bestimmung von ZnO in Al_2O_3 für die Intensitätsmessung ausgewählt:

ZnO: $d = 2{,}476$ Å. $I/I_0 = 100$. 2θ CuK$\alpha = 36{,}28^\circ$
NiO: $d = 2{,}410$ Å. $I/I_0 = 91$. 2θ CuK$\alpha = 37{,}31^\circ$

Für die Bestimmung der Intensitäten wurde ein Diffraktometer verwendet, das mit einem rotierenden Präparathalter sowie mit einem Schrittschaltwerk und automatischer Intensitätsaufzeichnung ausgestattet war. Der rotierende Präparathalter besteht aus einem runden Teller, der während der Aufnahme mittels eines Elektromotors gedreht wird (Bild 3.11). Dadurch wird eine bessere Mittelung über die vorhandenen Teilchen erreicht. Das Schrittschaltwerk (*step scan*) teilt den zu erfassenden Winkelbereich in kleine Teilschritte (0,01° bis 0,05°) und bestimmt die Intensität bei jedem Schritt während eines bestimmten vorgegebenen Zeitintervalls (z.B. 100 s). Nach Beendigung der Zähldauer wird der Intensitätswert (Anzahl der Impulse pro Zeiteinheit) aufgezeichnet und das Diffraktometer stellt automatisch den nächsten Schritt ein und zählt weiter. Auf diese Weise können sehr exakte Intensitätswerte erhalten werden.

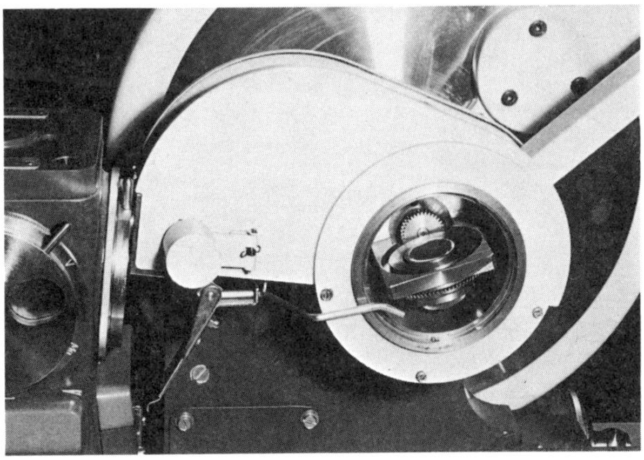

Bild 3.11
Durch Drehen des Präparates während der Diffraktometeraufnahme wird eine bessere Mittelung über die vorhandenen Teilchen erreicht.
(Rotierender Präparatteller).

Die Intensitätswerte für die Interferenzen wurden durch Subtraktion der Untergrundimpulse (Mittelwerte vor und nach der Interferenz) von den insgesamt gezählten Impulsen bestimmt. *APD*-Anlagen führen derartige Messungen weitgehend automatisch durch.

Die Werte sind in Tabelle 3.9 zusammengestellt:

Tabelle 3.9 Intensitätswerte von ZnO und NiO

Prob.	Impulse ZnO	Impulse NiO	I_{ZnO} / I_{NiO}
1	71721	377125	0,19
2	90320	354108	0,34
3	294038	300146	0,98
4	469024	271002	1,73
5	528630	262498	2,01

In Bild 3.12 ist das Verhältnis der Intensitäten gegen den Anteil von ZnO aufgetragen. Man erkennt, daß eine lineare Abhängigkeit zwischen den beiden Größen besteht. Man ist daher in der Lage, mittels einer derartigen Kurve den Gehalt von ZnO in beliebigen Mischungen zu bestimmen, sofern man konstante Mengen von NiO als Standard beimengt.

Eine quantitative Phasenanalyse kann zu völlig falschen Resultaten führen, wenn die untersuchten Präparate Orientierungseffekte aufweisen.

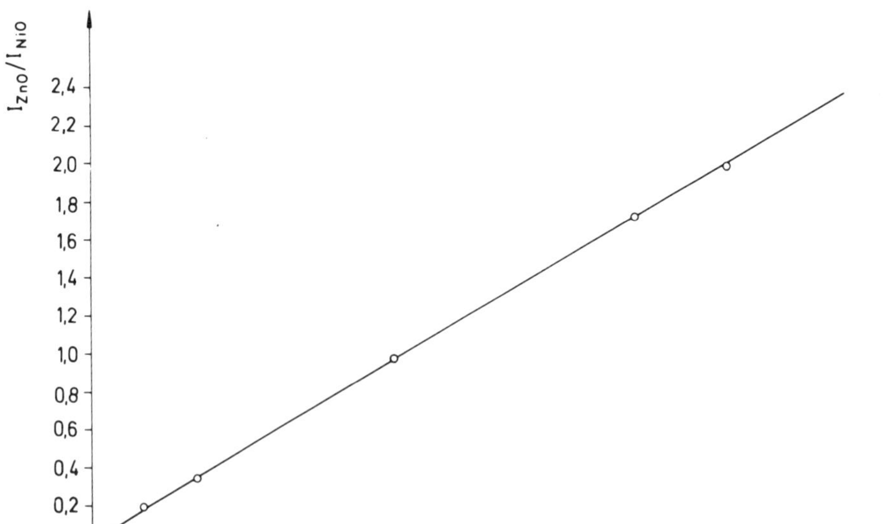

Bild 3.12 Um den Mengenanteil von ZnO in Mischungen zu bestimmen, wurden konstante Mengenanteile von NiO als innerer Standard beigemengt. Das Intensitätsverhältnis $I_{(ZnO)}$ / $I_{(NiO)}$ verläuft linear und dient als Eichkurve.

3.5 Teilchengrößenbestimmung

Scharfe Röntgeninterferenzen erhält man von pulverförmigen Präparaten nur dann, wenn die Größe der kohärent streuenden Gitterbereiche zwischen ca. 10^{-3} cm und $5 \cdot 10^{-5}$ cm gelegen ist. Beträgt die Teilchengröße mehr als 10^{-3} cm, so erkennt man bei *Debye-Scherrer*-Aufnahmen, wenn das Präparat während der Aufnahme nicht gedreht wird, eine Auflösung der Interferenzlinien in Punkte. Dies wird durch eine zu geringe Zahl von Teilchen in Reflexionsstellung bedingt. Teilchengrößenbestimmungen in diesem Bereich lassen sich in gewissen Grenzen durch Auszählen von Interferenzpunkten bei Rückstrahlaufnahmen durchführen. Testaufnahmen von Präparaten mit bekannter Teilchengröße in derselben Apparatur ermöglichen eine merkbare Steigerung der Meßgenauigkeit [27].

Bei Diffraktometeraufnahmen, bei denen die Messung nur am Äquator der Interferenzringe erfolgt, äußert sich eine zu große Teilchengröße in starken Intensitätsschwankungen und in einer Verminderung der Interferenzintensitäten. Über Teilchengrößen von über 10^{-3} cm kann man aus Diffraktometeraufnahmen keine Aussagen machen.

Viel wichtiger als die Bestimmung relativ großer Teilchen ist die röntgenographische Größenbestimmung von Pulvern, deren Teilchengröße kleiner als ca. $5 \cdot 10^{-5}$ cm ist. Derartige Teilchen sind nicht mehr in der Lage, scharfe Interferenzen zu liefern, und bewirken *Linienverbreiterungen.*

Qualitative Aussagen über die Primärteilchengröße von Pulvern kann man durch den Vergleich von *Debye-Scherrer*-Aufnahmen erhalten. In Bild 3.13 sind drei Aufnahmen von Al-Oxiden gezeigt. Präparat A liefert keine gleichmäßig geschwärzten Beugungsringe, da die Primärteilchengröße $>10^{-3}$ cm beträgt. Präparat C hingegen läßt deutliche Linienverbreiterungen erkennen.

Scherrer [28] war der erste, der den Einfluß der Teilchengröße auf die Linienbreite von Röntgeninterferenzen untersuchte. Die Linienbreite in Höhe der halben Maximalintensität (*FWHM (full-width-at-half-maximum)* = H_B) ist nach *Scherrer* gegeben durch:

$$H_B = \frac{K \cdot \lambda \cdot 57{,}3}{D \cdot \cos\theta} \tag{3.41}$$

K ist eine Konstante (*Formfaktor*), die je nach Kristallgestalt Werte zwischen 0,89 und 1,39 annehmen kann. Näherungsweise wird sie vielfach mit K = 1,0 festgesetzt. D ist die mittlere Primärteilchengröße senkrecht zur reflektierenden Netzebene, θ ist der Beugungswinkel, λ die verwendete Röntgenwellenlänge. Die Größe 57,3 ist ein Umrechnungsfaktor bei Messung von H_B in Winkelgraden.

Da sich die Breite einer Röntgeninterferenz zusammensetzt aus den *spektralen* Verbreiterungseinflüssen, den *geometrischen* Verbreiterungseinflüssen und der durch *geringe Teilchengröße* bzw. durch *Gitterstörungen* (*microstrain*) bedingten Verbreiterung, muß eine Korrektur für die beiden zuerst genannten Größen vorgenommen werden, bevor man die wahre Teilchenverbreiterung bestimmen kann.

Es wurden eine Reihe von Verfahren entwickelt, um diese Einflüsse zu eliminieren, und verschiedene *Reduktionsfunktionen* abgeleitet [29]. Bei allen Methoden zur Bestimmung von Teilchenverbreiterung wird eine Substanz mit definierter Teilchengröße (10^{-3} cm bis 10^{-4} cm) als Referenzsubstanz vermessen. Aus der Differenz der Halbwertsbreiten kann man nach Durchführen verschiedener Korrekturen eine *Teilchenverbreiterung* bestimmen und auf diese Weise zu guten Resultaten der Teilchengrößenbestimmung gelangen. Wesentlich genauere Werte lassen sich aus den Linienprofilen mittels *Rietveld-verfeinerung* (vergl. 7) erzielen.

Röntgenographische Methoden der Teilchengrößenbestimmung aus der Verbreiterung von Röntgeninterferenzen erfassen nur Primärteilchen, also kohärent streuende Gitterbezirke. *Primärteilchengröße* und Kristallgröße müssen nicht immer übereinstimmen. Man kann ferner aus Linienverbreiterungen nicht entscheiden, ob Primärteilchen isoliert vorliegen oder zu Agglomeraten zusammengelagert sind.

Röntgenographische Teilchengrößenbestimmungen können zu unrichtigen Resultaten führen, wenn stark gestörte Kristallgitter vorliegen. Gitterverzerrungen bewirken nämlich ebenfalls eine Verbreiterung von Röntgeninterferenzen. *Teilchenverbreiterung* und *Verzerrungsverbreiterung* lassen sich unter bestimmten Voraussetzungen trennen. Trägt man die Funktion $H_B/\tan\theta$ und $H_B \cdot \cos\theta$ gegen θ auf, so entspricht die erste Kurve den durch Gitterstörungen bedingten Verbreiterungseinflüssen, die zweite Kurve wird durch kleine Teilchengrößen beeinflußt.

Bild 3.13 zeigt die (*440*)-Interferenz von $MgAl_2O_4$ einer Substanz, die thermisch gealtert wurde und keine Linienverbreiterung erkennen läßt sowie einer Probe mit kleiner Teilchengröße.

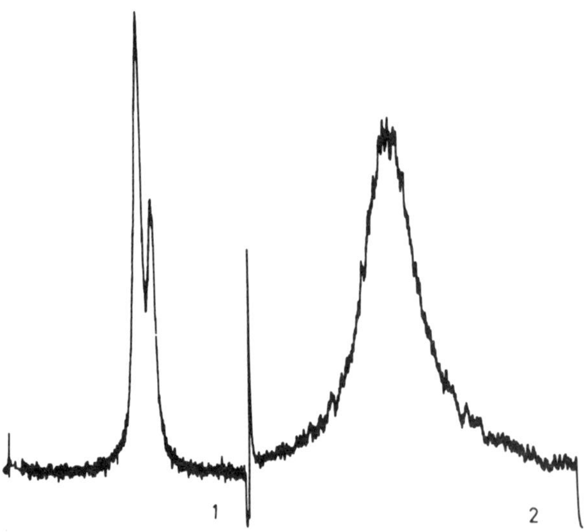

Bild 3.13
440-Reflex von $MgAl_2O_4$ (Cu Kα, $2\theta = 65^\circ$).
Präparat 1 hat eine Teilchengröße von ca. 10^{-6} cm und zeigt scharfe Röntgeninterferenzen.
Präparat 2 hat eine sehr kleine Teilchengröße und zeigt eine deutliche Linienverbreiterung.

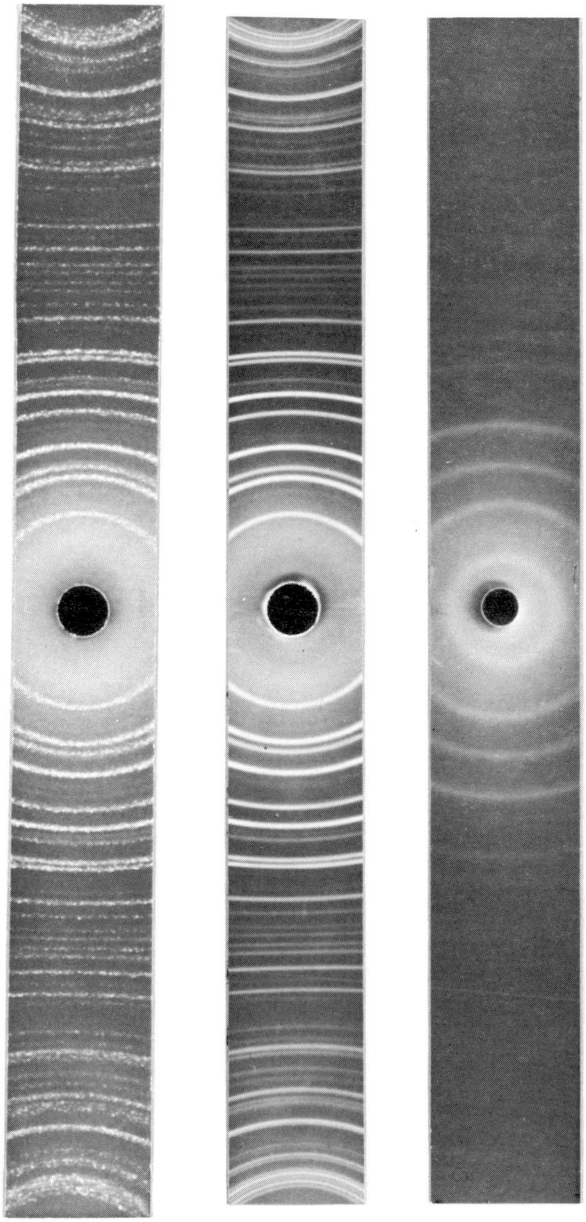

A B C

Bild 3.14 Debye-Scherrer-Aufnahmen lassen Teilchengrößen erkennen. Drei Aufnahmen von Aluminiumoxiden mit verschiedenen Teilchengrößen werden gezeigt:
A: $> 10^{-3}$ cm, B: $\cong 10^{-4}$ cm, C: $< 10^{-5}$ cm

3.6 Röntgenkleinwinkelstreuung

Ein weiteres Verfahren zur röntgenographischen Teilchengrößenbestimmung, das auch in der Lage ist, die Form kleiner Teilchen zu erfassen, arbeitet nach einem anderen Prinzip. Es werden nicht Interferenzen erfaßt, die durch Beugung von Röntgenstrahlen an Netzebenen kristallinen Materials entstehen. Bei der *Röntgenkleinwinkelstreuung* [30] wird die Verbreiterung analysiert, die der Primärstrahl durch Streuung an selbständigen Partikeln erfährt. Diese Partikel können Kristalle, amorphe Teilchen, Kristallaggregate, Fasern oder große Moleküle sein. Eine wichtige Voraussetzung für derartige Untersuchungen ist ein genaues Erfassen des Intensitätsverlaufes in der Nähe des Primärstrahles. Dies wird mit Hilfe von Spezialkameras erreicht (*Kleinwinkelkamera* nach *O. Kratky* [31]).

4 Die Intensität gebeugter Röntgenstrahlen

Die Intensität gebeugter Röntgenstrahlen ist von der Art und der Anordnung der Atome im Kristall abhängig. Genaue Intensitätsmessungen sind daher eine wichtige Voraussetzung für Kristallstrukturanalysen.

Sollen Intensitätswerte aus Filmaufnahmen bestimmt werden, so bedient man sich photometrischer Methoden. Der Röntgenfilm wird hierbei auf eine Glasplatte gelegt und die Schwächungen eines durchtretenden Lichtstrahles gemessen.

Während die Bestimmung der Intensität an Pulveraufnahmen mit Mikrophotometern im allgemeinen keine Schwierigkeiten bereitet, ist es bei Einkristallaufnahmen notwendig, daß die punktförmigen Interferenzen eine genügend große Ausdehnung aufweisen. Dies kann durch mechanische Integriermechanismen [1] an den Aufnahmekameras erreicht werden. Aber auch integrierende Photometer werden verschiedentlich verwendet.

Eine Intensitätsbestimmung mit Zählrohren oder Festkörperdetektoren erfolgt mit hoher Genauigkeit und wird für Intensitätsbestimmungen bevorzugt verwendet.

Die Intensität gebeugter Röntgenstrahlen kann *absolut* oder *relativ* bestimmt werden. Absolute Intensitätsmessungen sind schwierig durchzuführen und nur in den seltensten Fällen erforderlich. Für fast alle röntgenographischen Untersuchungen genügt es, relative Intensitäten zu bestimmen und diese mit Hilfe von *Scale-Faktoren* an absolute Werte anzugleichen.

Bei Intensitätsmessungen wird der mit der Welle transportierte Energiefluß ermittelt, der dem Quadrat der Amplitude der gebeugten Wellen proportional ist. Die Phasen der Wellen sind der Messung nicht zugänglich, wodurch die Aussagemöglichkeiten aus Beugungsexperimenten erschwert werden.

Die Intensität gebeugter Röntgenstrahlen wird durch eine Reihe von Faktoren beeinflußt, die bei Intensitätsbestimmungen zu berücksichtigen sind. Diese werden nachfolgend besprochen.

4.1 Der atomare Streufaktor (Atomformfaktor)

Das Streuvermögen eines Atoms nimmt mit der Anzahl der Elektronen, die im Atom vorhanden sind, zu. Da Atome aber in Wirklichkeit keine mathematischen Punkte darstellen, sondern eine räumliche Ausdehnung aufweisen, die in der Größenordnung der Röntgenwellenlänge liegt, treten Phasendifferenzen zwischen den an einem Atom gestreuten Strahlen auf, die zu einer Schwächung der Gesamtintensität der Streustrahlung führen.

Diese Schwächung der Streustrahlung ist winkelabhängig und wird mit Hilfe des *atomaren Streufaktors* f_o berücksichtigt. Dieser wird für einen Beugungswinkel von 0° gleich der Ordnungszahl des Atoms gesetzt und nimmt mit steigendem Beugungswinkel ab. Die f_o-Werte lassen sich berechnen [2] und sind für alle Atome in Abhängigkeit von $\sin\theta / \lambda$ tabelliert. In Bild 4.1 sind die f_o-Werte einiger Elemente gegen $\sin\theta / \lambda$ aufgetragen. Moderne Programme für Strukturbestimmungen [3] berechnen bzw. interpolieren diese Kurven für beliebige Beugungswinkel.

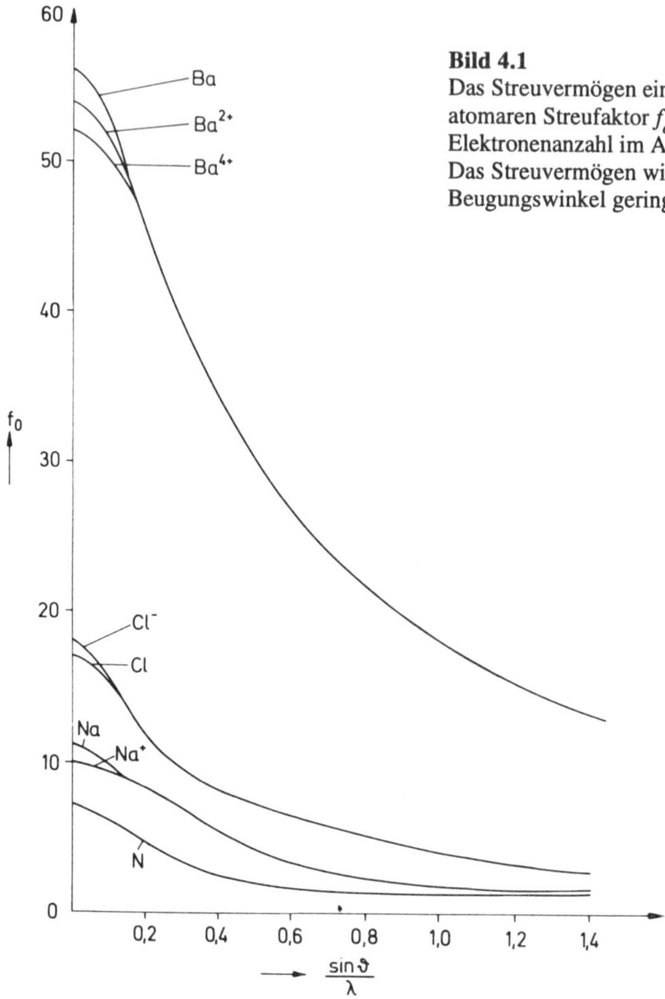

Bild 4.1
Das Streuvermögen eines Atomes wird durch den atomaren Streufaktor f_0 beschrieben und ist der Elektronenanzahl im Atom proportional.
Das Streuvermögen wird mit zunehmendem Beugungswinkel geringer.

Da das Streuvermögen der Atome von der Anzahl der Elektronen in der Atomhülle abhängt, folgt, daß sich auch die Atomformfaktoren bei Aufnahme oder Abgabe von Elektronen (*Wertigkeitswechsel*) geringfügig ändern.

Verwendet man eine Röntgenstrahlung, deren Wellenlänge etwas kürzer ist als die Absorptionskante des Atomes, so wird der atomare Streufaktor komplex (vergl. 6.11).

4.2 Temperaturfaktor

Der Atomformfaktor f_0 beschreibt das Streuvermögen ruhender Atome oder Ionen. In Wirklichkeit führen die Atome infolge der Wärmebewegung Schwingungen um ihre Ruhelage aus. In Bild 4.2 ist die Energie eines Atoms als Funktion der interatomaren Abstände gezeichnet. Nur beim absoluten Nullpunkt wird ein einziges Energieminimum erreicht, das einem Abstand RO entspricht. Wird die Temperatur und damit die Energie des Atomes auf E1 erhöht, so sind zwei energetisch gleichwertige atomare Abstände R1 und R1' vorhanden, zwischen denen das Atom schwingt. Bei weiterer Erhöhung der Temperatur (E2) liegen die beiden energetisch gleichwertigen Abstände R2 und R2' weiter auseinander, das Atom schwingt daher mit einer größeren Amplitude. Durch die thermische Schwingung der Atome werden die Phasendifferenzen zwischen den gestreuten Wellen erhöht und die Intensität der Streustrahlung vermindert. Dieser Effekt vergrößert sich solange, bis in der Nähe des Schmelzpunktes eines Kristalles die Interferenzen völlig verschwinden.

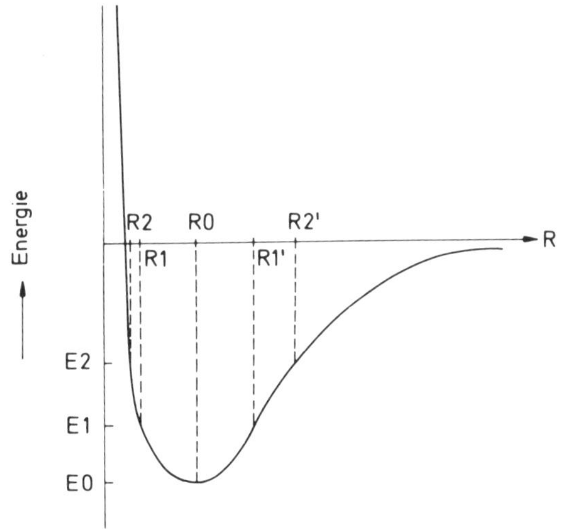

Bild 4.2
Atome schwingen mit zunehmender Energie (Temperatur) zwischen zwei energetisch gleichwertigen Abständen R und R'. Dadurch entstehen zusätzliche Phasendifferenzen zwischen den gestreuten Wellen, und die Intensität der Streustrahlung wird vermindert.

Theoretisch läßt sich der Effekt von Wärmeschwingungen schwierig beschreiben, da er sowohl eine Atomeigenschaft als auch eine Gittereigenschaft ist. Man ist daher auf Näherungsverfahren angewiesen.

Eine Korrektur der experimentell bestimmten Intensitätswerte für Temperatureinflüsse kann man mit Hilfe eines *Temperaturfaktors* vornehmen, der ursprünglich von *Debye* [4] für kubische Kristalle mit nur einer Atomart abgeleitet wurde unter der Voraussetzung, daß sich die Atome gegenseitig nicht beeinflussen. Obwohl es sich hierbei um eine relativ grobe Näherung handelt, gelingt es doch mit Hilfe des *„Debyefaktors"*, in vielen Fällen befriedigende Korrekturen für Temperatureffekte vorzunehmen.

Nach der von *Debye und Waller* [5] abgeleiteten Theorie wird der Atomformfaktor f_o, der sich auf ruhende Atome bezieht, mit einem temperaturabhängigen Faktor B korrigiert:

$$f = f_o \cdot \exp\left(-B \cdot \sin^2\theta / \lambda^2\right) \qquad (4.1)$$

Der Temperaturfaktor B stellt ein zusätzliches Dämpfungsglied für die atomaren Streufaktoren dar. Er bewirkt, daß die Streukurven mit zunehmendem Beugungswinkel rascher abklingen und die Intensitäten geringer werden. Dies wirkt sich vor allem bei Elementen mit geringem Streuvermögen (*Leichtatome*) störend aus und verhindert Intensitätsbestimmungen bei höheren Beugungswinkeln. Für genaue Messungen ist es daher vielfach notwendig, die Kristalle während der Messungen abzukühlen.

Der Temperaturfaktor B läßt sich mit der mittleren Auslenkung $\overline{u}$ des Atoms senkrecht zur reflektierenden Netzebene durch folgende Beziehung in Verbindung setzen:

$$B = 8 \cdot \pi^2 \cdot \overline{u}^2 \tag{4.2}$$

B hat die Dimension Å^2 und weist bei anorganischen Verbindungen häufig Werte zwischen 0,3 und 3 Å^2 auf.

Multipliziert man B nach Gl. (4.1) mit $\sin^2\theta \,/\, \lambda^2$, so erhält man für ein Atom j den Temperaturfaktor M_j:

$$M_j = B \cdot \sin^2\theta \,/\, \lambda^2 \tag{4.3}$$

Häufig wird anstelle von B ein Temperaturfaktor U definiert:

$$U = \overline{u}^2 = B \,/\, 8 \cdot \pi^2 \tag{4.4}$$

Am Beginn einer Strukturanalyse wird im Zuge der Angleichung relativer $|F_o|$-Werte (*observed*) an Absolutwerte F_c (*calculated*) ein *gemeinsamer Temperaturfaktor* für alle Atome definiert [6].

Bei der Verfeinerung der Atomkoordinaten nach der Methode der kleinsten Fehlerquadrate wird für jedes Atom ein individueller *isotroper Temperaturfaktor* B_j oder U_j bestimmt, der gemeinsam mit den Atomkoordinaten verfeinert wird.

Im fortgeschrittenen Stadium der Verfeinerung kann man die Temperaturkoeffizienten B oder U in sechs richtungsabhängige Tensorkomponenten B_{ij} oder U_{ij} aufgliedern, die als *anisotrope Temperaturkoeffizienten* bezeichnet werden. Durch Kombination der quadrierten *Braggschen* Beziehung $1/d^2 = 4 \cdot \sin^2\theta \,/\, \lambda^2$ mit Gl. (3.28) für $1/d^2$, und nach Ersatz des isotropen Temperaturfaktors B in Gl. (4.1) durch Tensorkomponenten B_{ij} $(i,j = 1,3)$, erhält man für den anisotropen Temperaturfaktor Gl. (4.5).

$$\begin{aligned} T_{aniso} = (&B_{11}h^2a^{*2} + B_{22}k^2b^{*2} + B_{33}l^2c^{*2} + 2 \cdot B_{12}hka^*b^*\cos\gamma^* \\ &+ 2 \cdot B_{13}hla^*c^*\cos\beta^* + 2 \cdot B_{23}klb^*c^*\cos\alpha^*) \,/\, 4 \end{aligned} \tag{4.5}$$

Falls U_{ij}-Tensoren Verwendung finden, muß Gl. (4.5) mit $8\pi^2$ multipliziert werden. Es ist zu beachten, daß die Definition anisotroper Temperaturkoeffizienten auf verschiedene Weise erfolgen kann. Oft werden die Cosinusglieder in die U_{ij}-Werte einbezogen oder Temperaturkoeffizienten der Form $\beta_{11} = 2\pi^2 \cdot U_{11} \cdot a^{*2}$ ... und $\beta_{12} = 2\pi^2 \cdot U_{12} \cdot a^*b^*\cos\gamma^*$ ... verwendet und für T der Ausdruck

$$T_{aniso} = \beta_{11} \cdot h^2 + \beta_{22} \cdot k^2 + \beta_{33} \cdot l^2 + 2\beta_{12} \cdot hk + \beta_{13} \cdot hl + \beta_{23} \cdot kl \tag{4.6}$$

erhalten. Es ist daher sehr genau zu beachten, wie die Temperaturfaktoren definiert wurden.

Mit Hilfe anisotroper Temperaturfaktoren läßt sich ein *Schwingungsellipsoid* beschreiben, wobei die U_{ii}-Werte dem mittleren Auslenkungsquadrat entlang der kristallographischen Achsen entsprechen und die U_{ij}-Werte $(i \neq j)$ die Orientierung der Schwingungsellipsoide beschreiben. Schwingungsellipsoide der Atome können mit Hilfe von Zeichenprogrammen [7] dargestellt werden.

Obwohl eine exakte Beschreibung der thermischen Bewegung von Atomen ein komplizierteres Modell mit vielen Parametern erfordert [8], bietet das Ellipsoidmodell für die

Praxis einen guten Kompromiß. Aber auch dieses relativ einfache Modell erfordert fünf zusätzliche Parameter für jedes Atom und verschlechtert damit das Verhältnis zwischen beobachteten Werten und zu bestimmenden Parametern bei Strukturverfeinerungen nach der Methode der kleinsten Fehlerquadrate. Es ist ferner zu beachten, daß Symmetrieoperationen Einschränkungen der Temperaturkoeffizienten bedingen, die für jede Raumgruppe berücksichtigt werden müssen [9].

Systematische Fehler bei Kristallstrukturanalysen beeinflussen häufig besonders die Temperaturfaktoren: Sehr hohe Temperaturfaktoren einzelner Atome sind fast immer ein Hinweis auf fehlerhafte Atomkoordinaten; sehr niedrige oder gar negative Temperaturfaktoren werden vielfach durch unkorrigierte Absorptionseffekte hervorgerufen. Nur bei guten Datensätzen mit vielen Reflexen und nur bei niedrigen *R*-Werten sollte man die Temperaturkoeffizienten in Hinblick auf das Schwingungsverhalten der Atome interpretieren.

4.3 Strukturamplitude und Strukturfaktor

Jede Kristallstruktur kann man sich aus einem oder mehreren *Bravais-Gittern* aufgebaut vorstellen, die ineinandergestellt sind. Für jedes strukturmäßig verschiedene Atom ist ein Teilgitter vorhanden, wobei die Art des Ineinanderstellens charakteristisch ist für jede Raumgruppe.

Bild 4.3 veranschaulicht die Verhältnisse für den zweidimensionalen Fall. Die Struktur wird aus zwei um einen Betrag *S* gegeneinander verschobenen Teilgittern der Atome A (Kreise) und B (Punkte) aufgebaut. Legt man beliebige Netzebenen durch die Gitterpunkte, so sind die Netzebenenabstände d_{hkl} für beide Teilgitter gleich ($d_A = d_B$). Da der Beugungswinkel für Röntgenstrahlen konstanter Wellenlänge nach der Braggschen Beziehung lediglich eine Funktion des Netzebenenabstandes d_{hkl} ist, ($\sin\theta = \lambda/2d_{hkl}$), werden die Röntgenstrahlen an jedem Teilgitter unter demselben Winkel gebeugt.

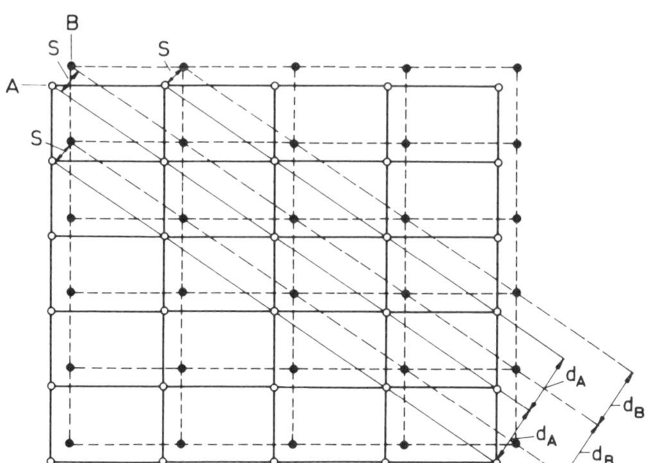

Bild 4.3 Röntgenstrahlen werden sowohl am Teilgitter A als auch am Teilgitter B unter demselben Winkel gebeugt. Da die beiden Teilgitter aber um einen Betrag S gegeneinander verschoben sind, tritt bei der Überlagerung der Wellen eine Phasendifferenz auf.

Allerdings sind die an den einzelnen Teilgittern gebeugten Wellen untereinander nicht in Phase. Es tritt zwischen den an den Atomen A und B gebeugten Wellen eine Phasendifferenz auf. Diese beträgt in erster Ordnung $2\pi \cdot S/d$, in höherer Ordnung $2\pi \cdot n \cdot S/d$. Die resultierende Welle entsteht hierbei durch Überlagerung von Teilwellen, die alle dieselbe Wellenlänge aufweisen, sich aber in ihrer Amplitude (verschiedenes Streuvermögen der einzelnen Atome) sowie in der Phasenbeziehung (verschiedenes Ineinanderstellen der Teilgitter) unterscheiden.

Die Beziehung zwischen der Anordnung der Atome in einem Kristall und der Intensität der gebeugten Röntgenstrahlung wird durch den *Strukturfaktor* F_{hkl} ausgedrückt. Da die Intensität von Röntgenreflexen dem Quadrat des Strukturfaktors proportional ist, erhält man aus Röntgenaufnahmen nur den Absolutwert $|F_{hkl}|$ den man als *Strukturamplitude* bezeichnet.

Werden die Amplituden der Teilwellen durch die Atomformfaktoren f_o bzw. $f_1, f_2, ..., f_N$ ausgedrückt und die Phasenverschiebungen durch die Größen $\Phi_1, \Phi_2, \Phi_3 ... \Phi_N$, so erhält man den Strukturfaktor F_{hkl} durch Summieren über alle Teilwellen der N-Atome in der Elementarzelle.

$$F_{hkl} = f_1 \cdot \Phi_1 + f_2 \cdot \Phi_2 + ...f_N \Phi_N$$

$$F_{hkl} = \sum_{j=1}^{N} \left(f_j \cdot \Phi_j \right) \tag{4.7}$$

Eine Überlagerung von Wellen wird in der Wellenlehre durch Summieren der Exponentialfunktionen vorgenommen. Auf Gl. (4.7) angewendet, erhält man somit:

$$F_{hkl} = f_1 \cdot e^{i\Phi_1} + f_2 \cdot e^{i\Phi_2} + ...f_N \cdot e^{i\Phi_N}$$

$$F_{hkl} = \sum_{j=1}^{N} f_j \cdot e^{i \cdot \Phi_j} \tag{4.8}$$

$$i = \sqrt{-1}$$

Durch Anwendung der *Eulerschen* Beziehung:

$$e^{i\Phi} = \cos\Phi + i \cdot \sin\Phi \tag{4.9}$$

erhält man für den Strukturfaktor F_{hkl} folgenden Ausdruck:

$$F_{hkl} = \sum_{j=1}^{N} f_j \cdot \cos\Phi_j + i \cdot \sum_{j=1}^{N} f_j \cdot \sin\Phi_j \tag{4.10}$$

Aus Beugungsexperimenten erhält man nicht die F_{hkl}-Werte, sondern nur Intensitätswerte, die dem Quadrat des Strukturfaktors entsprechen. Man muß sich mit der Strukturamplitude begnügen, die durch die folgende Gleichung beschrieben wird.

$$|F_{hkl}| = \left[\left(\sum_{j=1}^{N} f_j \cdot \cos\Phi_j \right)^2 + \left(\sum_{j=1}^{N} f_j \cdot \sin\Phi_j \right)^2 \right]^{1/2} \tag{4.11}$$

Die Phasenverschiebung ist, wie erwähnt, eine Funktion der Atomkoordinaten und wird daher zweckmäßigerweise durch diese ausgedrückt. Am besten läßt sich das am zweidimensionalen Beispiel des Bildes 4.4 zeigen.

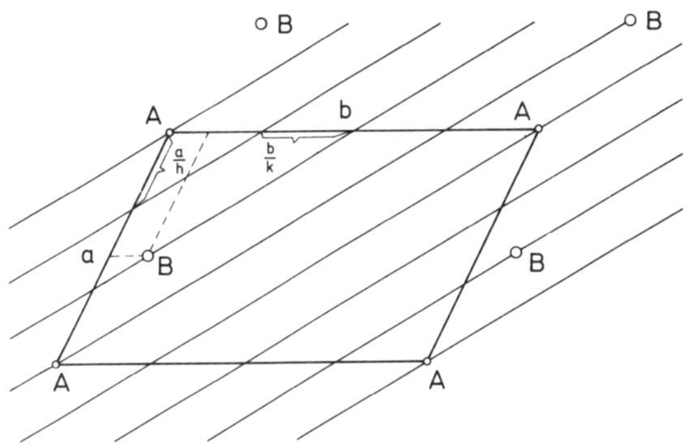

Bild 4.4
Die Phasenverschiebung des Atomes B mit den Koordinaten [[x,y,z]] kann durch die Beziehung $\Phi_{hkl} = 2\pi \cdot (h\mathrm{x}+k\mathrm{y}+l\mathrm{z})$ ausgedrückt werden.

Das Atom A befindet sich im Koordinatenursprung und hat somit die Atomkoordinaten [[0,0]]. Das Atom B befindet sich an einer beliebigen Stelle der Elementarzelle und hat die Koordinaten [[x, y]], wobei x und y Bruchteile der Achsen darstellen ($\mathrm{x} = \mathrm{x} \cdot a$, $\mathrm{y} = \mathrm{y} \cdot b$).

Netzebenenscharen mit den Millerschen Indizes (h,k) teilen a in h gleiche Abschnitte und b in k gleiche Teile (340-Ebene in Bild 4.4). Da für die (h,k)-Ebene der Abschnitt a/h einer Phasendifferenz von 2π bzw. $2\pi \cdot n$ entspricht, ist die Phasenverschiebung Φ_a für das Atom B entlang a proportional $x \cdot a$. Man kann also schreiben:

$$a/h : 2\pi = x \cdot a : \Phi_a \quad \text{und} \quad \Phi_a = 2\pi \cdot h \cdot a$$

Die Komponente der Phasenverschiebung des Atoms B entlang b kann auf analoge Weise bestimmt werden zu:

$$\Phi_b = 2\pi \cdot k \cdot y$$

Erweitert man auf den dreidimensionalen Fall, so erhält man die dritte Komponente zu

$$\Phi_\mathrm{c} = 2\pi \cdot l \cdot z$$

Die Phasenverschiebung Φ für das Atom B mit den Koordinaten [[x, y, z]] setzt sich somit aus den drei Komponenten entlang der drei kristallographischen Achsen zusammen :

$$\Phi_\mathrm{xyz} = \Phi_a + \Phi_b + \Phi_c = 2\pi \cdot h \cdot x + 2\pi \cdot k \cdot y + 2\pi \cdot l \cdot z \tag{4.12}$$

$$\Phi_\mathrm{xyz} = 2\pi\,(hx + ky + lz) \tag{4.13}$$

Setzt man diesen Ausdruck in Gl. (4.8) ein, so erhält man für den Strukturfaktor F_{hkl} folgenden Ausdruck :

$$F_{hkl} = \sum_{j=1}^{N} f_j \cdot \exp\left[2\pi i \cdot \left(hx_j + ky_j + lz_j\right)\right] \tag{4.14}$$

Drückt man die e-Potenz nach Gl. (4.10) durch Cosinus- und Sinusglieder aus, so erhält man für den Strukturfaktor F_{hkl} folgende wichtige Gleichung:

$$F_{hkl} = \sum_{j=1}^{N} f_j \cdot \cos 2\pi \left(hx_j + ky_j + lz_j\right) + i \cdot \sum_{j=1}^{N} f_j \cdot \sin 2\pi \left(hx_j + ky_j + lz_j\right) \tag{4.15}$$

F_{hkl} ist eine komplexe Größe, die sowohl die Amplituden der gebeugten Wellen als auch ihre Phasen beinhaltet.

Die Größe cos $2\pi(hx + ky + lz)$ wird allgemein als A und die Größe sin $2\pi(hx + ky + lz)$ als B bezeichnet. A und B sind nur von den Koordinaten des entsprechenden Atomes abhängig und für jede Raumgruppe charakteristisch. A und B werden *geometrische Strukturfaktoren* genannt.

Eine wesentliche Vereinfachung der Strukturfaktorberechnungen wird bei Kristallen erreicht, die ein Symmetriezentrum aufweisen. Wird der Koordinatenursprung in das Symmetriezentrum verlegt, so entspricht jedem Atom mit den Koordinaten [[x, y, z]] ein zweites mit den Koordinaten [[−x, −y, −z]]. Die Phasen der an den beiden Atomen gestreuten Wellen sind:

$$\Phi_{xyz} = 2\pi\,(hx + ky + lz) \text{ und } \Phi_{-h\text{-}k\text{-}l} = -2\pi\,(hx + ky + lz) = -\,\Phi_{xyz} \tag{4.16}$$

Die an jedem Atompaar gestreuten Wellen haben daher Phasen von gleicher Größe, aber entgegengesetztem Vorzeichen. Aus den geometrischen Beziehungen:

$$\cos(-\alpha) = \cos\alpha \quad \text{und} \quad \sin(-\alpha) = -\sin\alpha \tag{4.17}$$

folgt, daß unter diesen Voraussetzungen die Sinusglieder bei der Strukturfaktorberechnung verschwinden und die Summierung daher nurmehr über die Cosinusglieder vorgenommen werden muß.

Beim Vorliegen eines Symmetriezentrums erhält man für den Strukturfaktor F_{hkl} folgenden Ausdruck :

$$F_{hkl} = \sum_{j=1}^{N} f_j \cdot \cos 2\pi \left(hx_j + ky_j + lz_j\right) \tag{4.18}$$

Der Phasenwinkel Φ beträgt 0 oder π, je nachdem, ob die Summe der Cosinusglieder positiv oder negativ wird; der Strukturfaktor F_{hkl} wird reell und kann entweder ein positives oder ein negatives Vorzeichen aufweisen. Das Phasenproblem reduziert sich dadurch auf ein *Vorzeichenproblem.*

Obwohl bei Strukturfaktorberechnungen die Summen über *alle* Atome in der Elementarzelle zu bilden sind, lassen sich Vereinfachungen durch Einbeziehung der Raumgruppensymmetrie treffen. Man beschränkt sich in der Praxis auf eine *asymmetrische Einheit* (vergl. 6.4) und berechnet nur symmetrieunabhängige Atome. Alle weiteren Atome werden durch die Raumgruppenbedingungen, welche in die Berechnung eingehen, berücksichtigt. Die Anzahl der Atome, die eine Punktlage besetzen, wird durch den Positionsmultiplikator N_j ausgedrückt (vergl. 6.4).

Der Ausdruck für den Strukturfaktor unter Einbeziehung des Temperaturfaktors lautet daher:

$$F_{hkl} = \sum_{j=1}^{N} N_j \cdot f_j \cdot \exp\left(-B \cdot \frac{\sin^2\theta}{\lambda^2}\right) \cdot \exp\left[2\pi i\left(hx_j + ky_j + lz_j\right)\right] \qquad (4.19)$$

4.4 Flächenhäufigkeitsfaktor

Aus der *Braggschen* Beziehung ($\sin\theta = \lambda/2d_{hkl}$) geht hervor, daß alle Netzebenen eines Kristalles, die einen identischen Netzebenenabstand haben, Röntgenstrahlen unter demselben Winkel reflektieren. Falls bei Beugungsexperimenten die an verschiedenen Netzebenen gebeugten Röntgenstrahlen auf ein- und dieselbe Stelle des Films fallen, wird dort eine höhere Intensität registriert, als es der einzelnen Netzebene entspricht. Die Summierung von Intensitäten an einer Stelle des Filmes oder eines anderen Registriergerätes wird durch den *Flächenhäufigkeitsfaktor H* berücksichtigt. *H* ist sowohl vom Aufnahmeverfahren als auch von der Kristallsymmetrie abhängig.

Betrachten wir als Beispiel die (100)-Ebene eines kubischen Kristalles. Insgesamt sind sechs Ebenen mit dem selben Netzebenenabstand vorhanden, und zwar: (100), (010), (001), sowie diese Ebenen mit negativem Index. Bei Pulveraufnahmen fallen die gebeugten Röntgenstrahlen von allen sechs Ebenen auf exakt dieselbe Stelle des Registriergerätes. Der Flächenhäufigkeitsfaktor beträgt daher für eine kubische (100)-Ebene $H = 6$.

Für eine Ebene mit drei verschiedenen Werten für *h*, *k* und *l*, wie etwa (123), beträgt im kubischen System der Flächenhäufigkeitsfaktor bei Pulveraufnahmen $H = 48$, da sowohl die Ebenen (123), (231), (312),(132), (321) und (213) zusammenfallen und außerdem jede Ebene 8 Variationsmöglichkeiten bei Berücksichtigung negativer Indizes aufweist.

In Tabelle 4.1 sind die Flächenhäufigkeitsfaktoren *H* für Pulveraufnahmen zusammengestellt. Eine vollständige Zusammenstellung der Flächenhäufigkeitsfaktoren für die verschiedenen Fälle ist in den *International Tables* gegeben.

Tabelle 4.1 Flächenhäufigkeitsfaktoren für Pulveraufnahmen

hkl	kubisch	tetragonal	hexagonal	rhombisch	monoklin	triklin
hkl	48	16	24	8	4	2
hhl	24	8	12	8	4	2
hlh	24	16	24	8	4	2
lhh	24	16	24	8	4	2
*hk*0	24	8	12	4	2	2
*h*0*l*	24	16	12	4	4	2
0*kl*	24	16	12	4	4	2
hhh	8	8	12	8	4	2
*hh*0	12	4	6	4	2	2
*h*0*h*	12	8	12	4	4	2
0*hh*	12	8	12	4	4	2
*h*00	6	4	6	2	2	2
0*k*0	6	4	6	2	2	2
00*l*	6	2	2	2	2	2

Nicht zu verwechseln mit dem Flächenhäufigkeitsfaktors H ist der in 6.4 definierte *Positionsmultiplikator* $N_{j,}$, der die Besetzung von Punktlagen mit Atomen beschreibt.

Bei Einkristallaufnahmen mit bewegtem Film (*Weissenbergverfahren* oder *Buerger*-Präzessionsverfahren) sowie bei Einkristalldiffraktometern (vgl.5.5) wird jede Gitterebene einzeln abgebildet und es treten keine Überlagerungen auf.

4.5 Polarisationsfaktor

Die charakteristische Strahlung einer Röntgenröhre ist nicht polarisiert, wohl aber die an Kristallen gebeugte Strahlung. Durch die Polarisation wird der gebeugte Röntgenstrahl geschwächt, wobei der Grad der Schwächung vom Beugungswinkel abhängig ist. Der Effekt der Polarisation auf die Intensität des gebeugten Röntgenstrahles wird durch den Polarisationsfaktor P berücksichtigt, der nach Gl. (4.20) definiert ist .

$$P = \frac{1 + \cos^2 2\theta}{2} \tag{4.20}$$

Verwendet man zur Monochromatisierung der Röntgenstrahlung einen Kristallmonochromator, so ist der für die Beugung verwendete Primärstrahl bereits polarisiert. Je nachdem, ob die beiden reflektierenden Netzebenen am Monochromator und am Kristall parallel angeordnet sind (*par.*) oder senkrecht aufeinander stehen (*norm.*), nimmt der Polarisationsfaktor verschiedene Werte an. Wird der Beugungswinkel am Monochromator mit α bezeichnet, so erhält man für den Polarisationsfaktor die folgenden Ausdrücke:

$$P_{par.} = \frac{1 + \cos^2 2\alpha \cdot \cos^2 2\theta}{1 + \cos^2 2\alpha} \qquad P_{norm.} = \frac{\cos^2 2\theta \cdot \cos^2 2\alpha}{1 + \cos^2 2\alpha} \tag{4.21}$$

4.6 Lorentzfaktor und kombinierter *LP*-Faktor

Der Umstand, daß der einfallende Röntgenstrahl im allgemeinen nicht streng monochromatisch ist sowie eine gewisse Divergenz aufweist, wird durch Verwendung eines weiteren Faktors berücksichtigt, der als *Lorentzfaktor L* bezeichnet wird. Dieser Faktor berücksichtigt den Umstand, daß Netzebenen verschieden lange Verweilzeiten in Reflexionsstellung haben. Der *Lorentzfaktor* ist somit eine winkelabhängige Korrekturgröße für Linienintensitäten, der verschiedene Einflüsse berücksichtigt.

Der *Lorentzfaktor* wird im allgemeinen nicht gesondert berücksichtigt, sondern gemeinsam mit dem Polarisationsfaktor zu einem Korrekturglied *LP* zusammengefaßt. Für die wichtigsten Aufnahmeverfahren sind die *LP*-Faktoren nachstehend angegeben.

LP für Pulveraufnahmen nach dem *Debye-Scherrer*-Verfahren:

$$4 \cdot LP = \frac{1 + \cos^2 2\theta}{\sin^2 \cdot \cos\theta} \tag{4.22}$$

LP für *Braggsche* Reflexion an einer Kristallfläche :

$$2 \cdot LP = \frac{1+\cos^2 2\theta}{\sin 2\theta} \qquad (4.23)$$

4.7 Absorptionsfaktor

Bei allen Röntgenbeugungsuntersuchungen durchläuft sowohl der Primärstrahl als auch der gebeugte Röntgenstrahl eine bestimmte Dicke von Materie und wird hierbei teilweise absorbiert. Beim Vergleich berechneter und experimentell bestimmter Intensitäten muß daher ein Absorptionsfaktor berücksichtigt werden.

Bei der Bestimmung relativer Intensitäten kann man bei Pulveraufnahmen den Absorptionsfaktor in vielen Fällen vernachlässigen, da sich der Temperaturfaktor und der Absorptionsfaktor meistens etwa aufheben. Für genauere Untersuchungen, vor allem bei Einkristalluntersuchungen, müssen Absorptionskorrekturen vorgenommen werden.

Die Beschreibung des Absorptionsfaktors in einem geschlossenen mathematischen Ausdruck ist nicht möglich, Absorptionskorrekturen sind daher nicht einfach durchzuführen, und es wird auf die Originalliteratur verwiesen [10].

Auf Fehler, die bei Pulveraufnahmen durch zu geringe Absorptionskoeffizienten verursacht werden (*transparency*), wird in 2.8.2 hingewiesen.

4.8 Extinktion

Bei Intensitätsbestimmungen, vor allem an Einkristallen, müssen zwei weitere Größen berücksichtigt werden, die ähnlich wirken wie zusätzliche Absorptionskoeffizienten von Kristallen in Reflexionsstellung. Es sind dies die *Primär- und die Sekundärextinktion*, die sich vor allem bei Interferenzen hoher Intensität auswirkt.

Bei Pulveraufnahmen treten störende Extinktionseinflüsse nur bei hoher Intensität und kleinen Beugungswinkeln in Erscheinung, vorallem wenn die Teilchengröße des Pulvers über 10^{-4} bis 10^{-5} m gelegen ist. Durch feines Mahlen lassen sich diese Effekte gering halten.

4.9 Ausdrücke für die relativen Intensitäten

Zusammenfassend zu den in diesem Kapitel besprochenen Faktoren stehen die Intensitäten gebeugter Röntgenstrahlen mit den Strukturfaktoren in folgendem Zusammenhang:

$$I_{hkl} = K \cdot F^2_{hkl} \cdot H \cdot LP \cdot A \qquad (4.24)$$

K oder k_s ist eine Angleichungskonstante relativer F_o-Werte an Absolutgrößen und wird in 6.9 besprochen. F^2_{hkl} ist das Quadrat des Strukturfaktors, in dem der Temperaturfaktor und der Positionsmultiplikator bereits enthalten sind.

Für die Berechnung beobachteter (*observed*) Strukturfaktoren $|F_o|$ aus den Intensitäten einer Röntgenaufnahme verwendet man Gl. (4.25):

$$|F_o| = \sqrt{\frac{I_{hkl}}{H \cdot LP \cdot A}} \tag{4.25}$$

Da der Strukturfaktor F_{hkl} eine komplexe Größe ist, erhält man aus Gl. (4.25) nur den Betrag $|F_{hkl}|$ der gestreuten Welle, die Phase bleibt unbestimmt. Dies wird als *Phasenproblem* bezeichnet und wird in Abschnitt 6.5 näher behandelt.

Will man Intensitätswerte aus kristallographischen Daten berechnen, so müssen die folgenden Größen bekannt sein:

Gitterkonstanten und Raumgruppe

Positionsmultiplikator (*Besetzungszahlen*) N_j der Atome. Man versteht darunter die Anzahl der Atome, die eine Punktlage unter Berücksichtigung der Raumgruppensymmetrie maximal besetzen können. Man erhält N_j durch Division der Zähligkeit der (*speziellen*) Punktlage (*International Tables*) durch die Zähligkeit einer *allgemeinen* Punktlage dieser Raumgruppe.

Atomare Streufaktor f_o, der das Streuvermögen der Atome angibt.

Temperaturfaktor M_j oder die entsprechenden Größen :

$B_j \cdot \sin^2\theta / \lambda^2$ - oder $U_j \cdot 8\pi^2 \cdot \sin^2\theta / \lambda^2$-Werte.

Die *Atomkoordinaten* x_j, y_j, z_j aller Atome in der Zelle, wobei unter Berücksichtigung der Raumgruppensymmetrie nur die symmetrieunabhängigen Atome mit der entsprechenden Besetzungszahl zu berücksichtigen sind.

Bei N Atomen in der Elementarzelle und bei Verwendung eines isotropen Temperaturfaktors M_j für jedes Atom, erhält man für den Strukturfaktor den folgenden Ausdruck:

$$F_{hkl} = \sum_{j=1}^{N} N_j f_j \cdot \exp\left(-M_j\right) \cdot \exp\left[2\pi i \cdot \left(hx_j + ky_j + lz_j\right)\right] \tag{4.26}$$

Setzt man berechnete Strukturfaktoren F_c in Gl. (4.24) für F_{hkl} ein, so erhält man berechnete Intensitäten I_c ,mit denen man Pulverspektren berechnen kann. Für sehr genaue Untersuchungen, wie sie beim *Rietveldverfahren* erforderlich sind, müssen bei Intensitätsberechnungen noch weitere Korrekturgrößen berücksichtigt werden, die in Kapitel 7 besprochen werden.

5 Einkristallverfahren

Von Einkristallverfahren spricht man, wenn ein einzelner kleiner Kristall röntgenographisch untersucht wird. Der Kristall soll im allgemeinen eine Kantenlänge von 0,03 mm bis 0,3 mm haben und während der Aufnahme eine definierte Orientierung gegenüber dem Röntgenstrahl einnehmen. Für das Justieren dienen Goniometer, bei denen ein Lichtstrahl an den Ebenen des Kristall reflektiert wird.

Die Auswertung von Einkristallaufnahmen ermöglicht weiterreichende Aussagen, als sie aus Pulveraufnahmen erhalten werden. Allerdings werden für Einkristallaufnahmen und für deren Interpretation höhere theoretische Kenntnisse vorausgesetzt, als sie in der vorliegenden kurzen Zusammenstellung enthalten sind. Im folgenden werden daher nur die wichtigsten Einkristallverfahren beschrieben, ohne auf Einzelheiten einzugehen.

5.1 Lauemethode

Das historisch älteste Verfahren zur Beugung von Röntgenstrahlen an Kristallen wird nach *Max von Laue* [1] benannt. In Bild 5.1 ist die Anordnung schematisch wiedergegeben. Ein feststehender kleiner Kristall (K) wird mit weißem Röntgenlicht – also mit einer Strahlung, die verschiedene Wellenlängen enthält – durchstrahlt. Der Primärstrahl wird durch Rundblenden mit ca. 1 mm ∅ (B) auf ein schmales paralleles Bündel eingeengt. Eine kristallographische Hauptachse soll parallel zum Röntgenstrahl verlaufen. Die gebeugte Strahlung wird auf einem planen photographischen Film (F), der sich hinter dem Kristall befindet, registriert.

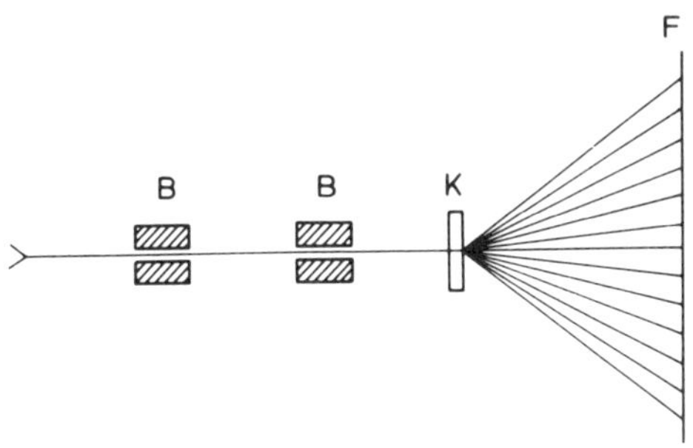

Bild 5.1
Beim *Laueverfahren* wird ein polychromatischer Röntgenstrahl ausgeblendet (B) und trifft auf einen feststehenden kleinen Einkristall (K). Das Beugungsbild wird auf einem planen Film (F) registriert.

Die Interpretation der Aufnahmen ist relativ schwierig, da jeder Beugungsreflex zwei Unbekannte enthält. Nach der *Braggschen* Beziehung:

$$n \cdot \lambda = 2 \cdot d \cdot \sin \theta \qquad (5.1)$$

ist sowohl die Wellenlänge λ, die Anlaß zum Auftreten eines Reflexes gegeben hat, unbekannt als auch der dazugehörende Netzebenenabstand d_{hkl}. Laueaufnahmen werden daher heute nur noch in Spezialfällen verwendet, meist zur Bestimmung der Kristallorientierung oder der Beugungssymmetrie.

5.2 Drehkristallverfahren

Würde man beim *Laueverfahren* anstelle des polychromatischen Röntgenlichtes eine monochromatische Röntgenstrahlung verwenden, so könnte bei feststehendem Kristall nur dann ein Interferenzpunkt auftreten, wenn für irgendeine Netzebene zufällig die *Braggsche* Reflexionsbedingung erfüllt ist. Um bei Verwendung monochromatischer Röntgenstrahlung trotzdem Interferenzen zu erhalten, muß der Kristall während der Aufnahme gedreht werden. Dadurch gelangen die verschiedenen Netzebenen des Kristall nacheinander in Reflexionsstellung und bewirken das Auftreten von Interferenzpunkten.

In Bild 5.2 ist das Prinzip einer Drehkristallkamera gezeigt. Ein kleiner Einkristall (K) wird auf einen Glasfaden geklebt und dieser auf einem Goniometerkopf (G), der sich auf einem drehbaren Schaft (S) befindet, montiert. Der Schaft wird axial in eine zylinder-

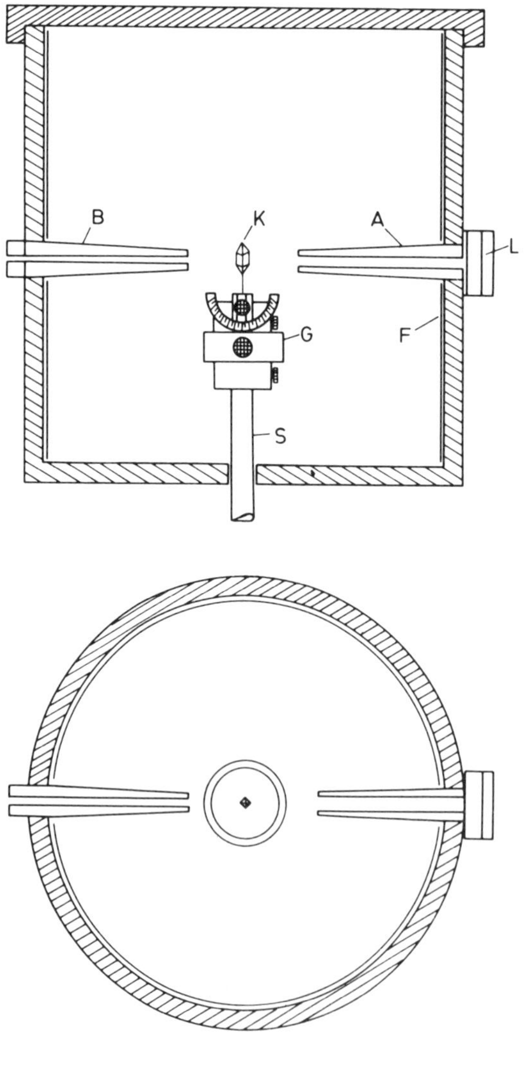

Bild 5.2
Beim Drehkristallverfahren trifft monochromatische Röntgenstrahlung nach Passieren eines Blendensystems (B) auf einen kleinen Einkristall (K), der während der Aufnahme um eine kristallographische Hauptrichtung gedreht wird. Die Interferenzpunkte werden auf einem an der Zylinderwand der Kamera angepreßten Film abgebildet.

förmige Kammer eingeführt, an deren Wand der Röntgenfilm (F) angepreßt wird. Eine kristallographische Hauptachse des Kristall soll parallel zur Drehachse verlaufen. Monochromatische Röntgenstrahlung passiert ein Blendensystem (B) und trifft als nahezu paralleles Strahlenbündel auf den Kristall. Während der Aufnahme wird der Kristall senkrecht zum Röntgenstrahl mittels eines Motors langsam rotiert. Die gebeugten Röntgenstrahlen, die während der Drehung des Kristall in bestimmten Stellungen entstehen, werden auf dem Film registriert. Die nicht gebeugte Strahlung wird von einem Blendensystem (A) aufgefangen und kann mittels eines Leuchtschirmes (L) sichtbar gemacht werden.

Bild 5.3 zeigt eine Drehkristallaufnahme, die in einer Zylinderkamera mit 57,3 mm Ø aufgenommen wurde. Es sind auch Anordnungen im Gebrauch, die anstelle des zylinderförmig gebogenen Filmes einen Planfilm verwenden. In diesem Falle kann aber nur ein relativ geringer Winkelbereich erfaßt werden, und die Interpretation der Ergebnisse wird erschwert.

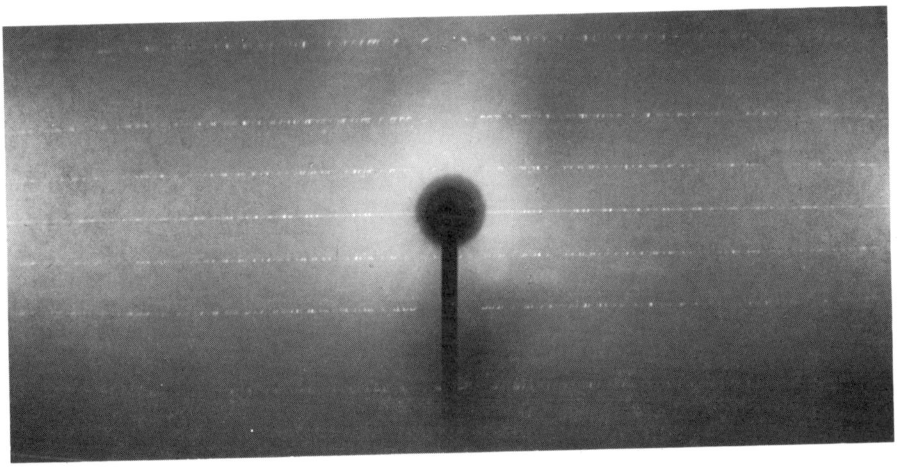

Bild 5.3 Drehkristallaufnahme eines komplexen Azides mit Cu-Kα-Strahlung. Die Interferenzpunkte sind auf „*Schichtlinien*" angeordnet, aus deren Abstand man eine Gitterkonstante bestimmen kann.

Für die Auswertung von Drehkristallaufnahmen und auch aller anderen Einkristallaufnahmen ist es zweckmäßig, sich des reziproken Gitters zu bedienen, das bereits in 3.3.7 besprochen wurde. Für das Verständnis der Beugungserscheinungen im reziproken Raum ist eine Konstruktion nützlich, die im folgenden beschrieben wird.

5.3 Die Ewaldsche Konstruktion

Ewald [2] hat mit einer einfachen Konstruktion eine graphische Darstellung der Braggschen Reflexionsbedingung im reziproken Raum gegeben. Die *Braggsche* Reflexionsbedingung wird in folgender Form geschrieben:

$$\sin\theta_{hkl} = \frac{\lambda/2}{d_{hkl}} = \frac{1/d_{hkl}}{2/\lambda} \tag{5.2}$$

Zeichnet man in einem Kreis mit dem Durchmesser $2/\lambda$ ein rechtwinkliges Dreieck mit der Hypothenuse $2r$ ein (jedes Dreieck mit der Hypothenuse $2r$ ist rechtwinkelig), dessen eine Seite die Länge von $1/d_{hkl}$ hat, so ist der Winkel gegenüber $1/d_{hkl}$ gleich θ (Bild 5.4a).

Durch Einführung des reziproken Gittervektors $\boldsymbol{d}^*_{hkl}$ (auch als σ_{hkl} oder $\boldsymbol{r}^*_{hkl}$ bezeichnet (vergl.3.3.7)) mit:

$$\boldsymbol{d}^*_{hkl} = 1 / \boldsymbol{d}_{hkl} \tag{5.3}$$

erhält man die *Braggsche* Reflexionsbedingung in der folgenden Form und man kann der Konstruktion in Bild 5.4a eine physikalische Bedeutung beimessen.

$$\sin\theta = (\lambda/2)\cdot d^*_{hkl} \tag{5.4}$$

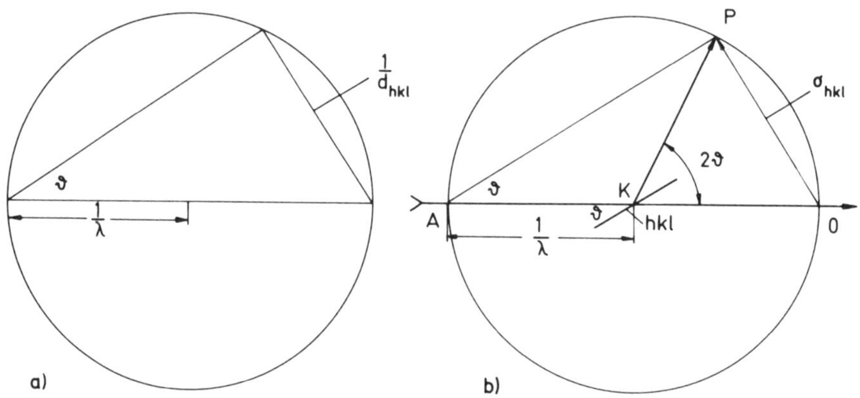

Bild 5.4 Die *Ewaldsche* Konstruktion ermöglicht die graphische Darstellung der Reflexionsbedingung im reziproken Raum ($\sigma_{hkl} = \boldsymbol{d}^*_{hkl}$).

A: Eintritt des Röntgenstrahles K: Kristall
O: Ursprung des *RG* P: reziproker Gitterpunkt

Nimmt man an, daß die Strecke A-O die Richtung des einfallenden Röntgenstrahles ist (Bild 5.4b), so bildet die Strecke A-P mit dem einfallenden Strahl den *Braggschen* Winkel θ. Befindet sich ein Kristall im Mittelpunkt des Kreises bei K, so bildet die reflektierende Netzebene mit dem einfallenden Röntgenstrahl ebenfalls den Winkel θ. Die Strecke O-P, deren Länge d^*_{hkl} entspricht, steht senkrecht auf der reflektierenden Netzebene, und die Strecke K-P entspricht somit dem an der Kristallfläche gebeugten Röntgenstrahl.

Bild 5.4b kann, erweitert für dreidimensionale Experimente als Kugel, zur Interpretation von Röntgenaufnahmen herangezogen werden. Befindet sich der Kristall im Mittelpunkt einer Kugel mit dem Durchmesser $2/\lambda$, so kann der Punkt 0 als Ursprung des reziproken Gitters angesehen werden. Immer, wenn ein reziproker Gitterpunkt, der sich am Ende des Vektors $\boldsymbol{d}^*_{hkl}$ befindet, durch die Oberfläche der Kugel tritt, ist die *Braggsche* Bedingung erfüllt, und es erfolgt Reflexion. Diese Kugel wird *Ewaldkugel* oder *Reflexionskugel* genannt.

5.4 Gitterkonstantenbestimmung aus Drehkristallaufnahmen

Überträgt man das beschriebene Modell auf Einkristallaufnahmen, so kann man sich das Zustandekommen von Röntgeninterferenzen auf zweierlei Weise erklären:

a) Bei Verwendung verschiedener Röntgenwellenlängen (*weißes Röntgenlicht*) erhält man für jede Wellenlänge eine Reflexionskugel, und reziproke Gitterpunkte gelangen, sofern die *Braggsche* Reflexionsbedingung erfüllt ist, auf der jeweiligen Reflexionskugel zur Abbildung (*Laueverfahren*).

b) Bei konstanter Röntgenwellenlänge wird bei Drehung des Kristall das R.G. durch die Reflexionskugel gedreht. Reziproke Gitterpunkte treffen während des Drehens nacheinander auf die Reflexionskugel und werden dadurch auf dem Film abgebildet (z. B. *Drehkristallverfahren*).

Wird eine kristallographische Hauptachse (etwa die b-Achse) als Drehachse gewählt, so bleiben die Netzebenenabstände entlang dieser Achse während der Drehung konstant. Nach der *Braggschen* Beziehung können die reziproken Gitterpunkte daher nur unter bestimmten Winkeln abgebildet werden. Sie sind auf sogenannten *Schichtlinien* angeordnet (Bild (5.3)), wobei in der Äquatorebene (mittlere Schichtlinie) nur reziproke Gitterpunkte der Form *h0l* abgebildet werden, auf der ersten Schichtlinie haben sie die Indizierung *h1l*, auf der zweiten *h2l* usw.

Bild 5.5 zeigt das Entstehen von Schichtlinien beim Drehkristallverfahren. Wird ein Kristall (K) um die Achse (D) gedreht, so bleiben die Abstände entlang der Drehachse konstant. Die Röntgenstrahlen (X) werden nur unter bestimmten Winkeln (μ) gebeugt, die Achsenabschnitten entsprechen. Im Bild sind Ausschnitte der reziproken Gitterebenen *h0l*, *h1l* usw. gezeichnet, die als *Schichtlinien* bezeichnet werden.

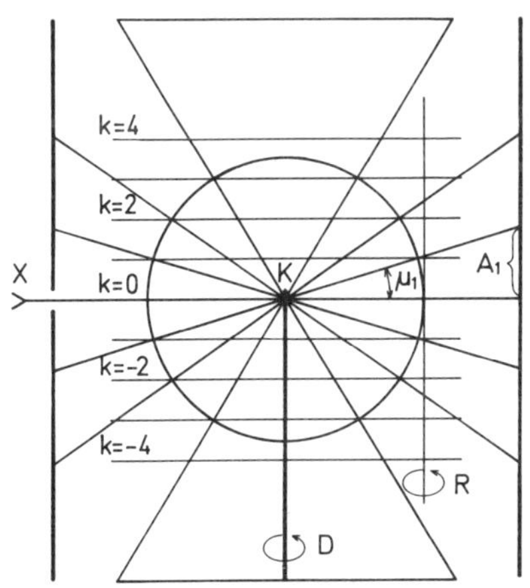

Bild 5.5
Beim Drehkristallverfahren werden die Interferenzpunkte auf Schichtlinien abgebildet, aus deren Abstand man eine Gitterkonstante bestimmen kann.

Aus dem Abstand der Schichtlinien am Film kann man die Gitterkonstante entlang der Drehachse direkt bestimmen, sofern der Kameraradius R sowie die Wellenlänge der Röntgenstrahlung bekannt sind.

Wird der Abstand zwischen der 0.(Äquator) und n. Schichtlinie als A bezeichnet, so gilt:

$$\mathrm{tg}\,\mu = A / R \qquad b = n \cdot \lambda / \sin \mu \tag{5.5}$$

Beträgt etwa der Abstand zwischen der 0. und ersten Schichtlinie 5,57 mm und zwischen der 0. und zweiten Schichtlinie 11,83 mm, so berechnet sich bei Verwendung einer Zylinderkamera mit $R = 28{,}65$ mm und Cu-Kα-Strahlung ($\lambda = 1{,}5418$ Å) die Gitterkonstante senkrecht zur Drehachse zu:

$$\mathrm{tg}\,\mu_1 = 5{,}57 / 28{,}65 = 0{,}19442 \qquad b_1 = 1{,}5418 / 0{,}19084 = 8{,}079 \text{ Å}$$

$$\mathrm{tg}\,\mu_2 = 11{,}83 / 28{,}65 = 0{,}41291 \qquad b_2 = 1{,}5418\ (\ 2 / 0{,}38166\ ) = 8{,}079 \text{ Å}$$

Drehkristallaufnahmen werden nur in den seltensten Fällen vollständig indiziert. Eine exakte Zuordnung der Reflexe ist nämlich nicht möglich, da während der Drehung des Kristalls Reflexe mit verschiedenen Indizes auf ein und derselben Stelle des Filmes abgebildet werden (*Flächenhäufigkeitsfaktor*, vergl. 4.4). Für eine vollständige Indizierung verwendet man daher entweder Aufnahmen, die nur um einen beschränkten Winkelbereich gedreht werden (*Oszillationsaufnahmen*), oder aber ein Verfahren mit bewegtem Film.

5.5 Aufnahmeverfahren mit bewegtem Film

Um eine Überlagerung von Reflexen auf dem Film während der Drehung des Kristall zu vermeiden, wurden eine Anzahl verschiedener Verfahren entwickelt. Allen Verfahren ist gemeinsam, daß mit der Kristalldrehung eine synchrone Bewegung des Filmes verbunden ist. Dadurch wird erreicht, daß jeder Stellung des Kristall eine definierte Filmposition entspricht und daß jeder Reflex einer bestimmten Netzebenenschar zugeordnet werden kann. Die wichtigsten derartigen Verfahren, die sehr genaue Intensitätsbestimmungen ermöglichen, sich aber in ihrer Konstruktion wesentlich unterscheiden, werden nachfolgend kurz beschrieben.

5.5.1 Weissenbergverfahren

Beim *Weissenbergverfahren* [3] wird eine ähnliche Anordnung verwendet wie bei Drehkristallaufnahmen. Ein kleiner Einkristall wird in der Mitte einer zylinderförmigen Kamera auf einer drehbaren Achse montiert (Bild 5.6), die senkrecht zum Röntgenstrahl steht. Im Gegensatz zum Drehkristallverfahren wird der Kristall von einem Metallzylinder (S) umgeben, der durch einen dünnen Spalt nur dem Beugungskegel einer einzigen reziproken Gitterebene den Durchtritt zum Film ermöglicht. Auf diese Weise wird eine einzige Schichtlinie der Drehkristallaufnahme ausgeblendet. Der Filmzylinder wird beweglich angeordnet und während der Aufnahme synchron mit der Kristalldrehung parallel zur Drehachse langsam hin und her bewegt. Da die Drehung des Kristalls innerhalb eines bestimmten Winkelbereiches (z.B. 180°) abwechselnd in beiden Richtungen erfolgt, gelangt beim Durchtritt eines reziproken Gitterpunktes durch die *Ewaldkugel* der Reflex auf eine genau definierte Stelle des Filmes. Eine Überlagerung von Interferenzen ist unmöglich, und jeder Reflex entspricht einer einzigen Netzebene. Dadurch wird der Indizierungsvorgang erleichtert und eine eindeutige Intensitätsbestimmung für jeden Reflex möglich.

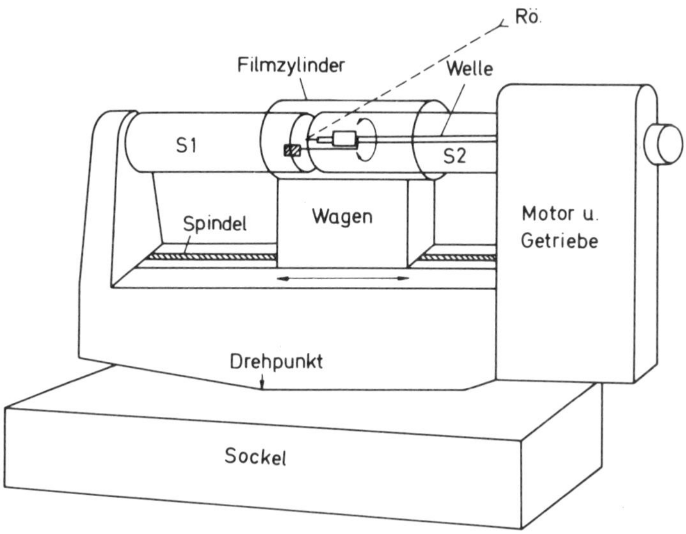

Bild 5.6 Beim *Weissenbergverfahren* ist die Anordnung ähnlich wie beim Drehkristallverfahren. Durch eine Schichtlinienblende (S) wird jeweils nur eine Schichtlinie ausgeblendet. Der Filmzylinder bewegt sich synchron mit der Kristalldrehung parallel zur Drehachse des Kristall, wodurch jeder Interferenzpunkt auf einer definierten Stelle des Filmes abgebildet wird.

Will man höhere Schichtlinien mit dem *Weissenbergverfahren* abbilden, so muß die Schichtlinienblende entsprechend verschoben werden, um ausschließlich die gewünschte Schichtlinie abzubilden. Mit zunehmendem Winkel u wird bei senkrechter Einstrahlung der erfaßbare Reflexionsbereich und damit die Anzahl der registrierbaren Interferenzen immer kleiner, da aus geometrischen Gründen Interferenzen nahe am Primärstrahl nicht erfaßt werden können.

Verändert man die Strahlrichtung des Röntgenstrahles, indem man nicht mehr senkrecht auf den Kristall einstrahlt, sondern den Einstrahlwinkel gleich wählt wie den Reflexionswinkel der gebeugten Strahlen, so vermeidet man den toten Bereich. Dieses Aufnahmeverfahren wird *Äqui-Inklinationsverfahren* genannt und ist praktisch von großer Bedeutung.

Bild 5.7 zeigt die *Weissenbergaufnahme* eines hexagonalen Kristall mit Cu-Kα-Strahlung bei Drehung um [001]. Im oberen Teil des Bildes wurden Kurven eingezeichnet, die eine einfache Indizierung der Aufnahme ermöglichen.

Da Intensitätsmessungen an kleinen Punkten schwierig durchzuführen sind, werden Einkristallkameras häufig mit *Integriermechanismen* ausgerüstet. Diese bewirken durch eine kleine definierte Verschiebung des Films während der Aufnahme eine Vergrößerung der Reflexe. Auf diese Weise erhält man Interferenzen konstanter Ausdehnung mit einem Schwärzungsplateau, die sich gut für eine photometrische Auswertung eignen. Bild 5.8 zeigt eine *Weissenbergaufnahme,* deren eine Hälfte integrierte Reflexe zeigt. Eine *Weissenbergkamera* mit Integriermechanismus ist in Bild 5.9 abgebildet.

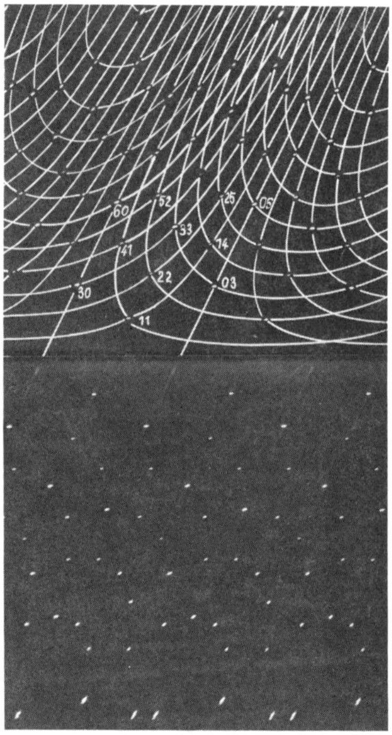

Bild 5.7 *Weissenbergaufnahme* eines hexagonalen Kristall (0. Schichtlinie). Im oberen Teil wurden Linien eingezeichnet, die eine Indizierung ermöglichen

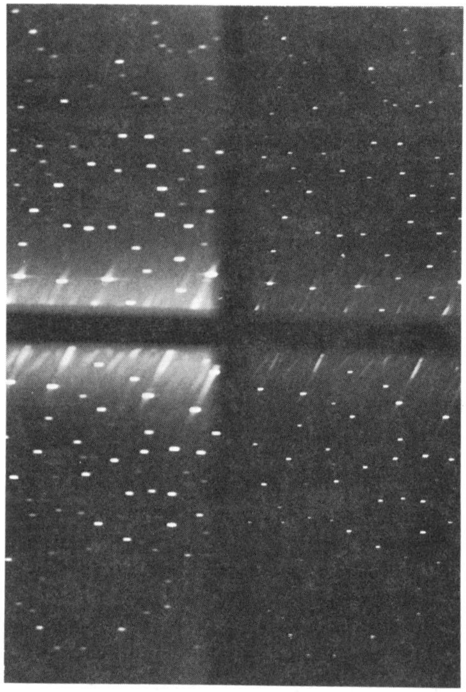

Bild 5.8 Die linke Hälfte dieser Aufnahme wurde durch einen Integriermechanismus für eine Photometrierung vorbereitet.

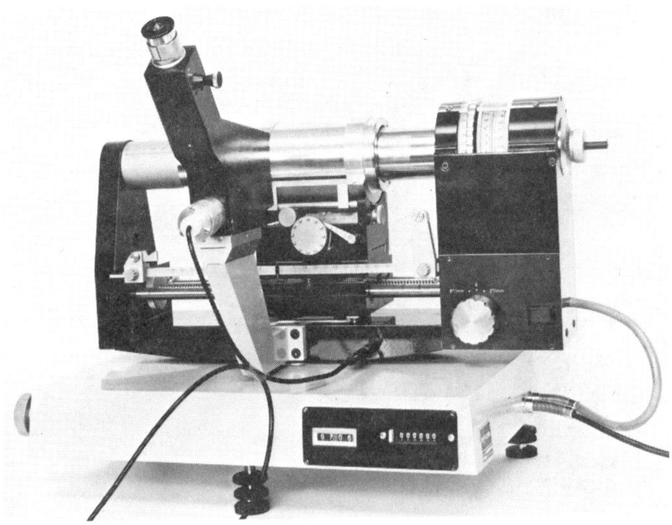

Bild 5.9 Ansicht einer *Weissenbergkamera* mit Integriermechanismus (Werksaufnahme der Fa. *STOE*, Darmstadt).

5.5.2 Weitere Einkristallkameras

Eine der einfachsten Möglichkeiten um Einkristallaufnahmen mit bewegtem Film zu machen, wurde von *W. E. De Jong und J. Bouman* [5] beschrieben. Ein kleiner Einkristall wird, ähnlich wie beim Drehkristallverfahren, um eine kristallographische Hauptachse gedreht und mit einem schmalen parallelen monochromatischen Röntgenstrahl bestrahlt. Eine Metallplatte mit ringförmiger Öffnung wird zwischen dem Kristall und dem planen Röntgenfilm angebracht, die nur einem Beugungskegel den Durchtritt zum Film gestattet (*Schichtlinienblende*).

Während der Drehung des Kristall wird der Film mitgedreht. Der Drehmittelpunkt des Films liegt beim Ursprungspunkt des reziproken Gitters. Die reziproken Gitterpunkte werden nacheinander auf dem Film registriert, wodurch eine weitgehend unverzerrte Abbildung des reziproken Gitters am Film erhalten wird.

Eine weitere Methode, um unverzerrte Abbildungen des reziproken Gitters zu erhalten, wurde von *Buerger* [6] entwickelt (*Buerger Precession Methode*). Der Kristall sowie der Film führen Präzessionsbewegungen aus, wodurch der Film immer *parallel* zur reflektierenden Gitterebene liegt. Auf diese Weise wird ein vergrößertes Abbild des reziproken Gitters erhalten. Bild 5.10 zeigt eine derartige Kamera.

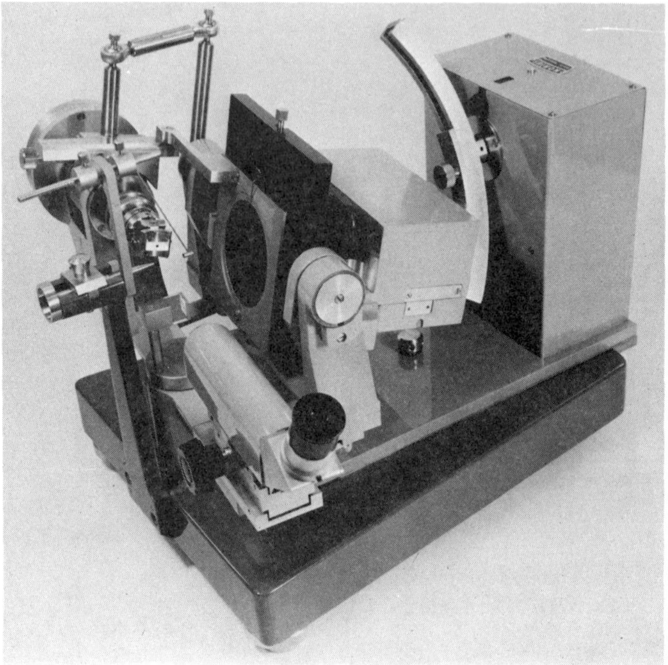

Bild 5.10 Ansicht einer integrierenden Präzessionskamera (*Buergerkamera*). (Werksaufnahme der Fa. *NONIUS,* Delft).

5.5.3 Einkristalldiffraktometer

Für Kristallstrukturanalysen werden heute fast ausschließlich *Vierkreis-Einkristalldiffraktometer* verwendet. Eine Ausnahme bilden Untersuchungen an Makromolekülen, die wegen ihrer großen Zellabmessungen und ihrer Strahlenempfindlichkeit spezielle Untersuchungsmethoden erfordern. Einkristalldiffraktometer verfügen über vier unabhängige Kreise, die von einem Computer gesteuert werden, und die beliebige Kristallorientierungen und Meßgeometrien ermöglichen. Die vier Kreise können in *Vollkreis-Eulerwiegengeometrie* oder in *Kappa-Achsengeometrie* angeordnet sein.

Bei der häufig verwendeten Vollkreis-Eulerwiegengeometrie sind vier voneinander unabhängige Meßkreise verfügbar. Der φ-Kreis und der χ-Kreis bestimmen die Orientierung des Kristall gegenüber dem Koordinatensystem des Goniometers, der ω-Kreis verändert die Orientierung der Gitterebenen zum Röntgenstrahl und der 2θ-Kreis dient der Einstellung des Zählrohres. Bei der Kappa-Achsengeometrie bilden die φ- und χ-Kreise mit einer Kappa-Achse feste Winkel, wodurch der Raum über dem Kristall für Zusatzeinrichtungen frei bleibt. Durch computergesteuertes Einstellen der vier Meßkreise wird jeder Reflex nacheinander in Reflexionsstellung gebracht bzw. durch die Reflexionsstellung bewegt und die Intensität bestimmt.

Auswahl der Kristalle

Eine gute Kristallqualität ist die wichtigste Voraussetzung für jede Kristallstrukturanalyse. Die kleinen Einkristalle müssen sorgfältig ausgewählt werden und sollen unbedingt mittels eines Polarisationsmikroskopes auf ihre Homogenität geprüft werden. Auch eine röntgenographische Untersuchung mittels Filmmethoden sowie die Darstellung der Linienprofile am Linienschreiber oder Bildschirm dienen der Qualitätskontrolle. Die Kristalle dürfen nicht *verzwillingt* sein und sollen im Idealfall Kugelgestalt aufweisen.

Die Kristallgröße beeinflußt wesentlich die Qualität der Ergebnisse. Zu kleine Kristalle geben zu geringe Intensitäten, zu große Kristalle geben Fehler durch Absorption. Der optimale Kristalldurchmesser läßt sich nach der Beziehung $\varnothing \sim 1/\mu$ (μ ist der lineare Absorptionskoeffizient) abschätzen und beträgt im Durchschnitt 0,1 bis 0,3 mm.

Die kleinen Einkristalle werden zur Untersuchung entweder auf einen dünnen Glasfaden geklebt oder in eine *Markkapillare* eingeschmolzen.

Orientierungsmatrix und Gitterkonstanten

Nach dem Zentrieren des Kristall am Diffraktometer werden in einem bestimmten Winkelbereich eine beschränkte Anzahl von Reflexen gemessen, eine Orientierungsmatrix bestimmt und nach Indizierung der Reflexe die Gitterkonstanten berechnet und verfeinert. Schließlich wird die ermittelte Zelle reduziert (vgl. 3.3.10).

Aus den Auslöschungsbedingungen (vergl. 6.3) wird die Raumgruppe bestimmt und der Meßbereich festgelegt. Aus Symmetriegründen ist es vielfach nicht notwendig, alle möglichen Reflexe zu registrieren. Es genügt die Messung der symmetrieunabhängigen Reflexe, wodurch sich die Meßzeiten stark verkürzen können. Der Meßbereich gegen höhere Beugungswinkel richtet sich nach der Kristallqualität und der gewünschten Genauigkeit.

Messen der Intensitäten

Mittels eines Computers werden für alle Netzebenenscharen die Reflexionsbedingungen berechnet und die Kreise φ, χ, ω und 2θ eingestellt. Eine Intensitätsmessung bei fest eingestellten Winkeln im Peakmaximum ist sehr empfindlich gegenüber Justierfehlern und ist nicht empfehlenswert. Die Intensitätsbestimmung kann durch Drehen des Kristall um einen Winkel $\Delta\omega$ bei Konstanthalten aller anderen Winkel oder durch gleichzeitiges Drehen der beiden Kreise ω und 2θ ($\Delta 2\theta = 2\Delta\omega$) erfolgen.

Die verbreitetste Methode der Intensitätsbestimmung mißt den Untergrund vor dem Reflex, summiert die Impulse beim Überfahren des Reflexes und mißt wieder den Untergrund. Durch Differenzbildung wird die Nettointensität ermittelt. Es ist üblich, zuerst das Peakmaximum rasch zu vermessen und einen Intensitätswert zu bestimmen, um die Meßbedingungen auf die beabsichtigte Standardabweichung einzustellen und gegebenenfalls die Intensität mittels Filter in den gewünschten Meßbereich zu bringen. Durch periodisches Messen von Standardreflexen wird geprüft, ob sich die Kristallqualität verändert hat oder ob Justierfehler auftreten. Übersteigen die Abweichungen eine vorgegebene Grenze, erfolgt eine Fehlermitteilung bzw. ein Abschalten der Messung.

Die geschilderte Meßtechnik erfordert lange Meßzeiten und es wird daher versucht, die Intensitätsmessungen zu verbessern und zu beschleunigen. Dies gelingt am besten durch verschiedene *Profilanpassungsmethoden* (vergl. 7.), bei denen nach dem Messen weniger Punkte das Linienprofil berechnet wird [7] oder durch den Vergleich der α_1- und α_2-Intensitäten, die immer im Verhältnis 2 : 1 stehen [8]. Auch durch rechnerische Korrektur des Untergrundverlaufes lassen sich Messungen beschleunigen. Durch Optimieren der Reflexreihenfolge und durch Beschleunigung der Einstellzeiten der Meßkreise läßt sich die Meßdauer weiter verkürzen.

Die gemessenen Intensitäten werden korrigiert, die Standardabweichungen bestimmt und die Daten gespeichert. Sie dienen als Grundlage für die Kristallstrukturbestimmung.

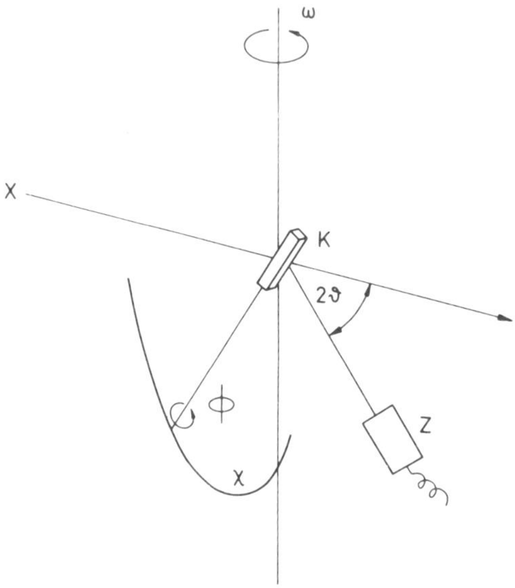

Bild 5.11
Anordnung der Meßkreise bei einem Vierkreis-Einkristall-Diffraktometer.

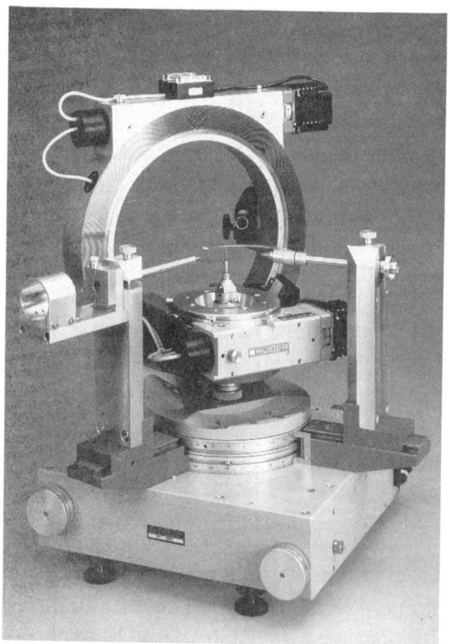

Bild 5.12
Ansicht eines Vierkreis-Einkristall-Diffraktometers.
(Werksaufnahme der Fa. *Huber*).

6 Kristallstrukturanalyse

Das Ziel einer Kristallstrukturanalyse ist es, die Anordnung der Atome innerhalb der Elementarzelle zu bestimmen. Die wichtigsten Informationen hierfür erhält man aus Beugungsexperimenten. Aus der Geometrie der Röntgenbeugung kann man, wie bereits besprochen (vergl. 3.3), die Größe und Symmetrie der Elementarzelle bestimmen. Durch eine Indizierung ist man in der Lage, jede Interferenz einer bestimmten Netzebenenschar im Kristall zuzuordnen. Als wichtigste Information für Strukturbestimmungen dienen die Reflexintensitäten. Diese können durch Anbringen der in Kap. 4 besprochenen Korrekturen in *beobachtete Strukturfaktoren* $|F_o|$ umgewandelt werden und ermöglichen es, im Verlauf einer Kristallstrukturanalyse, die räumliche Anordnung der Atome im Kristall festzulegen.

Allerdings ist der Gang einer Kristallstrukturanalyse nicht nach einem festgelegten Weg durchführbar, da man aus Beugungsaufnahmen nicht alle notwendigen Informationen direkt erhält. Der Strukturfaktor F_{hkl}, der die Anordnung der Atome im Kristall beschreibt, ist eine komplexe Größe. Aus Beugungsexperimenten erhält man aber, wie bereits mehrfach erwähnt, nur den Absolutwert von $|F_{hkl}|$, die *Strukturamplitude*. Der Phasenwinkel α_{hkl} bleibt daher zunächst unbestimmt. Dieser Umstand, der als *Phasenproblem* bekannt ist, spielt bei Kristallstrukturanalysen eine entscheidende Rolle (vergl. 6.5).

Im folgenden werden einige wichtige Punkte bei der Durchführung von Kristallstrukturanalysen besprochen.

6.1 Anzahl der Formeleinheiten in der Elementarzelle

Nachdem aus der Geometrie der Röntgenbeugung die Größe der Elementarzelle bestimmt wurde (vergl. 3), kann unter Verwendung der chemischen Formel und der experimentell bestimmten Dichte die Anzahl der Formeleinheiten in der Elementarzelle nach Gl. (6.1) berechnet werden.

$$N = \frac{\rho \cdot V \cdot 6{,}022 \cdot 10^{23} \cdot 10^{-24}}{M} \tag{6.1}$$

N: Anzahl der Formeleinheiten in der Elementarzelle (häufig auch als Z bezeichnet)
ρ: experimentell bestimmte Dichte in g / cm^3 bzw. kg/m^3
V: Volumen der Elementarzelle in Å^3 ($\cdot\ 10^{-24}$ in cm^3)
M: mittleres Atomgewicht

Besser als Gl. (6.1) eignet sich Gl. (6.2) für praktische Berechnungen:

$$N = \frac{\rho\left(g / cm^3\right) \cdot V\left(\text{Å}^3\right)}{M \cdot 1{,}66} \tag{6.2}$$

Meist wird für N zunächst keine ganze Zahl berechnet, obwohl die Anzahl der Formeleinheiten in der Elementarzelle in der Regel eine ganze Zahl sein muß. Die Abweichung kann durch eine fehlerhafte Dichtebestimmung oder durch das Vorhandensein von Gitterdefekten hervorgerufen werden. Man rundet daher den Wert für N, sofern er nicht zu stark von einer ganzen Zahl abweicht, auf oder ab und berechnet mittels Gl. (6.2) einen theoretischen Dichtewert. Dieser berechnete Wert wird als *Röntgendichte* bezeichnet und durch einen Index ρ_x ausgedrückt.

6.1.1 Berechnung der Anzahl der Formeleinheiten in $Ba(N_3)_2$

Für die Verbindung $Ba(N_3)_2$ wurden aus Drehkristallaufnahmen [1] folgende Gitterkonstanten bestimmt:

$$a = 9{,}63(2)\ \text{Å}$$

$$b = 4{,}41(2)\ \text{Å} \qquad \beta = 99{,}57(2)^\circ$$

$$c = 5{,}43(2)\ \text{Å}$$

Das Volumen der monoklinen Elementarzelle beträgt:

$$V_{mokl} = a \cdot b \cdot c \cdot \sin\beta; \qquad V = 227{,}43\ \text{Å}^3$$

Die pyknometrische Dichtebestimmung ergab einen Wert von:

$$\rho = 3{,}22\ \text{g/cm}^3$$

Das mittlere Atomgewicht M ergibt sich aus den Atomgewichten von Ba und N zu:

Ba: 137,36 6N: 84,048 $Ba(N_3)_2$: 221,408

Die Anzahl der Formeleinheiten berechnet sich aus Gl. (6.2) zu:

$$N = \frac{3{,}22 \cdot 227{,}43}{1{,}66 \cdot 221{,}408} = 1{,}99$$

Da N eine ganze Zahl sein muß, wird N gleich 2 gesetzt. Die Röntgendichte beträgt somit:

$$\rho_x = \frac{2 \cdot 1{,}66 \cdot 221{,}408}{227{,}43} = 3{,}23\ g\,/\,cm^3$$

In der Elementarzelle des Bariumazides befinden sich zwei Formeleinheiten $Ba(N_3)_2$. Die Röntgendichte beträgt 3,23 g/cm³

6.2 Punktgruppen und Raumgruppen

Kristalle zeigen, sowohl hinsichtlich ihrer Gestalt als auch ihres inneren Aufbaues, charakteristische Symmetrieeigenschaften. Für Kristallstrukturanalysen ist die Kenntnis der vorhandene Symmetrie daher äußerst wichtig.

Die räumliche Symmetrie um *einen Punkt* kann mit Hilfe von Symmetrieelementen beschrieben werden, die eine Einteilung der Kristalle in *Punktgruppen* ermöglichen. Kristallarten mit einer bestimmten Punktgruppensymmetrie werden in *Kristallklassen* zusammengefaßt. Die dazugehörigen Symmetrieoperationen sind: *Drehung*, *Spiegelung*, *Inversion* und *Drehspiegelung*. Durch Kombination dieser Symmetrieelemente gelangt man zu insgesamt 32 verschiedenen *Kristallklassen*, die in Tabelle 6.1 zusammengestellt sind.

Tabelle 6.1 Die 32 Punktsymmetrieklassen

Kristallsystem	Symbole nach *Schönflies*	Symbole nach *Hermann-Mauguin*
triklin	C_1	1
	$S_2 = C_i$	$\bar{1}$
monoklin	C_2	2
	S_{1h}	m
	C_{2h}	2/m
rhombisch	$D_2 = V$	222
	C_{2v}	mm2
	$D_{2h} = V_h$	mmm
tetragonal	C_4	4
	S_4	$\bar{4}$
	C_{4h}	4/m
	D_4	422
	C_{4v}	4mm
	$D_{2d} = V_d$	$\bar{4}$ 2m
	D_{4h}	4/mmm
trigonal und hexagonal	C_3	3
	$S_6 = C_{3i}$	$\bar{3}$
	D_3	32
	C_{3v}	3m
	D_{3d}	$\bar{3}$ m
	C_6	6
	C_{3h}	$\bar{6}$
	C_{6h}	6/m
	D_6	622
	C_{6v}	6mm
	D_{3h}	$\bar{6}$ 2m
	D_{6h}	6/mm
kubisch	T	23
	T_h	m3
	O	432
	T_d	$\bar{4}$ 3m
	O_h	m3m

In der ersten Spalte von Tabelle 6.1 ist das Kristallsystem angeführt, dem die jeweiligen Kristallklassen angehören.

Die Symbole nach *Schönflies* [2] sind in der zweiten Spalte angegeben. Im Einzelnen bedeuten:

C_n	(Cyklisch), Klassen mit *n*-zähliger Symmetrieachse
S_n	(Spiegelung), Klassen mit *n*-zähliger Drehspiegelachse
D_n	(Dieder), Klassen mit *n*-zähliger Hauptachse und *n* zweizähligen Nebenachsen
T	(Tetraeder), Klassen mit vier dreizähligen und sechs zweizähligen Achsen in Würfelform
O	(Oktaeder), Klassen mit drei vierzähligen und sechs zweizähligen Achsen in Würfelform
h	horizontale Symmetrieebene
d	diagonale Symmetrieebene
v	vertikale Symmetrieebene
s	Spiegelebene, wenn die dazu normale Achse die Zähligkeit 1 aufweist.
i	Inversion

In der dritten Spalte sind die Symbole nach *Hermann und Mauguin* [3] angeführt. Diese werden heute hauptsächlich verwendet und haben den Vorteil, daß sie die Hauptsymmetrieelemente der Klassen direkt erkennen lassen. Die angeführten Symbole zeigen die Symmetrieverhältnisse in den sogenannten *Blickrichtungen*. Das sind geometrisch ausgezeichnete Richtungen im Kristall, zu denen die vorhandenen Symmetrieachsen und Normalen der Symmetrieebenen parallel verlaufen. Der erste Wert bezieht sich immer auf die Hauptachse. Es bedeuten:

2,3,4,6	Drehachsen der angegebenen Zähligkeit
$\bar{3},\bar{4},\bar{6}$	Drehinversionsachsen
$\bar{1}$	Symmetriezentrum
m (mirror)	Spiegelebene
n/m	*n*-zählige Drehachse und senkrecht dazu eine Spiegelebene

Kristallklassen können mit Röntgenmethoden im allgemeinen nicht eindeutig bestimmt werden, lediglich die *Laue-Symmetrie-Klasse* wird erhalten (*Lauegruppe*). Man versteht darunter eine von 11 möglichen Gruppen von Kristallklassen, die sich innerhalb einer Gruppe nur durch das Auftreten eines Symmetriezentrums voneinander unterscheiden. Nach *Friedels Gesetz* ist nämlich die Intensität eines Röntgenreflexes der Netzebene (*hkl*) identisch mit der Intensität der entsprechenden Netzebene ($\bar{h}\bar{k}\bar{l}$), so lange die verwendete Röntgenwellenlänge nicht zu nahe an der Absorptionskante eines Elementes in der Probe gelegen ist. Röntgenaufnahmen zeigen daher unter dieser Voraussetzung immer jene Punktgruppensymmetrie, die auf das Vorhandensein eines Symmetriezentrums schließen läßt, unabhängig davon, ob ein solches vorhanden ist oder nicht.

Für die eindeutige Bestimmung der Kristallklasse können zusätzlich zu den Röntgenmethoden verschiedene andere Techniken Anwendung finden. Durch Vermessen gut ausgebildeter Einkristalle am optischen Goniometer lassen sich Kristallklassenbestimmungen durchführen. Optische Untersuchungen, Ätzfiguren, Pyroelektrizität, Piezoelektrizität sowie eine statistische Auswertung von Röntgenaufnahmen können ebenfalls für Kristallklassenbestimmungen mit herangezogen werden.

Allerdings sind mit den bisher beschriebenen Symmetrieoperationen der Drehung, Spiegelung, Inversion und Drehspiegelung nur die makroskopisch erkennbaren Operationen erfaßt. Um eine Anordnung von Punkten in einem Raumgitter vornehmen zu können, müssen weitere Symmetrieoperationen eingeführt werden.

Diese sind:

Translation
Translation mit gleichzeitiger Drehung = *Schraubung*
Translation bei gleichzeitiger Spiegelung = *Gleitspiegelung*

Bei Hinzunahme dieser Symmetrieoperationen lassen sich die Kristalle in 230 *Raumgruppen* einteilen. In jeder Raumgruppe können alle möglichen Atomanordnungen durch Ineinanderstellen einfacher Translationsgitter erzeugt werden. Für die Interpretation von Röntgenaufnahmen ist das sehr wichtig, da beim Ineinanderstellen mehrerer einfacher Translationsgitter keine neuen Röntgenreflexe entstehen, sondern vielmehr bestimmte Reflexgruppen verschwinden. Das Auftreten charakteristischer *Auslöschungen* ist daher ein Hinweis für das Vorhandensein einer bestimmten Translationsgruppe und somit ein wichtiges Hilfsmittel bei Raumgruppenbestimmungen.

Die Bezeichnung der Raumgruppen kann nach *Schönflies* erfolgen, indem man die Kristallklassenbezeichnung mit einem hochgestellten Index versieht. Dies ist wenig übersichtlich, weshalb man bevorzugt die Nomenklatur nach *Hermann und Mauguin* verwendet. Der erste Buchstabe bezieht sich hierbei auf den Gittertypus, wobei dieselben Bezeichnungen verwendet werden wie bei den *Bravaisgittern* (vergl. 3.3.1). Hierauf folgen drei Werte, die sich auf die Symmetrieverhältnisse in den drei Blickrichtungen beziehen. Als neue Symbole kommen noch hinzu:

2_1, 3_1, 3_2	für Schraubachsen (die erste Zahl gibt die Zähligkeit an, der Index die Schraubungskomponente)
m	für die Normalen einer Spiegelebene
a, b, c	für die Normalen einer Gleitebene mit der Gleitkomponenten *a*/2, *b*/2 oder *c*/2
d	für die Normale einer Gleitebene mit der Gleitkomponente r/4 und s/4 (r und s) stehen für beliebige Werte von *a*, *b* und *c*
n	für die Normale einer Gleitebene mit der Gleitkomponente r/2 und s/2

Die Symbole nach *Hermann und Mauguin* müssen nicht alle Symmetrieelemente enthalten, die im Kristall vorhanden sind. Sie definieren aber die Raumgruppe eindeutig, wobei sogar manchesmal mehr Bestimmungsstücke angegeben werden, als unbedingt notwendig sind.

Das Minimum an Bestimmungsstücken, das zur eindeutigen Kennzeichnung einer Raumgruppe notwendig ist, wird in der *abgekürzten Schreibweise* verwendet. So schreibt man z.B. anstelle von F 4/m 3 2/m einfacher Fm3m und hat auch damit die Raumgruppe eindeutig definiert.

Die 230 dreidimensionalen Raumgruppen sind in den *International Tables* einzeln angeführt. Sie sind in diesen Tabellen fortlaufend numeriert und mit verschiedenen Symbolen (abgekürztes Raumgruppensymbol, vollständiges Symbol, Punktgruppensymbol und Kristallsystem) versehen. Außerdem sind die Punktlagen möglicher Gitterpositionen sowie die Auslöschungsbedingungen angegeben.

6.3 Raumgruppenbestimmung

Durch das Ineinanderstellen verschiedener Bravaisgitter können wie erwähnt systematische Auslöschungen in den Röntgenaufnahmen auftreten, die für eine Raumgruppenbestimmung herangezogen werden. Das Auftreten von Auslöschungen wird an einem einfachen Beispiel erläutert.

Beim Vorliegen einer 2_1 durch den Ursprung parallel zu c wird ein Punkt mit den Koordinaten [[x, y, z + 1/4]] wiederholt in [[x, y, z - 1/4]]. Der Strukturfaktor lautet daher:

$$F_{hkl} = \sum_{j=1}^{N} f_j \left\{ \begin{matrix} \exp\left[2\pi i\left(hx_j + ky_j + lz_j\right)\right] \cdot \exp\left(\frac{\pi i l}{2}\right) + \\ \exp\left[2\pi i(-hx_j - ky_j + lz_j\right] \cdot \exp\left(\frac{-\pi i l}{2}\right) \end{matrix} \right\} \tag{6.3}$$

wobei die Summierung über N Paare gleichwertiger Atome erfolgt, die entlang der 2_1-Schraubenachse angeordnet sind. Aus Gl. (6.3) kann man ableiten, daß allgemeine Reflexe der Form *hkl* durch eine 2_1 parallel zu *c* nicht beeinflußt werden, wohl aber die 00l-Reflexe. Für diese lautet der Strukturfaktor:

$$F_{ool} = \sum_{j=1}^{N} f_j \cdot \exp\left[2\pi i\left(lz_j\right)\right]\left[\exp\left(\frac{\pi i l}{2}\right) + \exp\left(\frac{-\pi i l}{2}\right)\right] \tag{6.4}$$

Aus Gl. (6.4) kann man erkennen, daß F_{00l} für ungerade Werte von l Null wird und daß daher in den Röntgenaufnahmen nur Reflexe der Form 00l auftreten können, wenn l eine gerade Zahl ist.

Das Auftreten bzw. Nichtauftreten bestimmter Reflexe in Röntgenaufnahmen bei Anwesenheit gewisser Symmetrieelemente wurde systematisch untersucht. Die Resultate sind in Form von Tabellen zusammengefaßt, die als wichtiges Mittel bei Raumgruppenbestimmungen dienen (Tabelle 6.2).

Tabelle 6.2 Reflexionsbedingungen für Gittertypen und Symmetrieelemente.

Indizes	Reflexionsbedingung n = ganze Zahl	Gittertyp / Symmetrieelement	Symbol
hkl	$h+k+l = 2n$	Innenzentriert	I
	$h+k = 2n$	C-Fläche zentriert	C
	$h+l = 2n$	B-Fläche zentriert	B
	$k+l = 2n$	A-Fläche zentriert	A
	hkl: alle gerade oder ungerade	Flächenzentriert (alle Flächen)	F
	$-h+k+l$ oder $h-k+l = 3n$	Rhomboedrisch hexagonal indiziert	R
	$h+k+l = 3n$	Primitiv hexagonal rhomboedrisch indiziert	H
$0kl$	$k = 2n$	(100)-Gleitspiegelebene ($b/2$)	b
	$l = 2n$	(100)-Gleitspiegelebene ($c/2$)	c
	$k+l = 2n$	(100)-Gleitspiegelebene ($b/2 + c/2$)	n
	$k+l = 4n$	(100)-Gleitspiegelebene ($b/4 + c/4$)	d
$h0l$	$h = 2n$	(010)-Gleitspiegelebene ($a/2$)	a
	$l = 2n$	(010)-Gleitspiegelebene ($c/2$)	c
	$h+l = 2n$	(010)-Gleitspiegelebene ($a/2 + c/2$)	n
	$h+l = 4n$	(010)-Gleitspiegelebene ($a/4 + c/4$)	d
$hk0$	$h = 2n$	(001)-Gleitspiegelebene ($a/2$)	a
	$k = 2n$	(001)-Gleitspiegelebene ($b/2$)	b
	$h+k = 2n$	(001)-Gleitspiegelebene ($a/2 + b/2$)	n
	$h+k = 4n$	(001)-Gleitspiegelebene ($a/4 + b/4$)	d
hhl	$l = 2n$	(110)-Gleitspiegelebene ($c/2$)	c
	$h = 2n$	(110)-Gleitspiegelebene ($a/2 + b/2$)	b
	$h+l = 2n$	(110)-Gleitspiegelebene ($a/4 + b/4 + c/4$)	n
	$2h+l = 4n$	(110)-Gleitspiegelebene ($a/2$+$b/4$ +$c/4$))	d
$h00$	$h = 2n$	[100]-Schraubenachse ($a/2$)	2_1, 4_2
	$h = 4n$	[100]-Schraubenachse ($a/4$)	4_1, 4_3
$0k0$	$k = 2n$	[100]-Schraubenachse ($b/2$)	2_1, 4_2
	$k = 4n$	[100]-Schraubenachse ($b/4$)	4_1, 4_3
$00l$	$l = 2n$	[100]-Schraubenachse ($c/2$)	2_1,4_2, 6_3
	$l = 3n$	[100]-Schraubenachse ($c/3$)	3_1,3_2,6_2,6_4
	$l = 4n$	[100]-Schraubenachse ($c/4$)	4_1, 4_3
	$l = 6n$	[100]-Schraubenachse ($c/6$)	6_1, 6_3
$hh0$	$h = 2n$	[100]-Schraubenachse ($a/2 + b/2$)	2_1

Bei der Bestimmung von Auslöschungen ist es notwendig, möglichst alle erfaßbaren Röntgeninterferenzen zu analysieren. Werden nur bestimmte Reflexgruppen untersucht, so erhält man leicht unrichtige Resultate.

Eine nicht zu unterschätzende Hilfe bei Raumgruppenbestimmungen können chemische Gesichtspunkte liefern. Die Zähligkeit möglicher Punktlagen, die Eigensymmetrie von Molekülen oder Molekülgruppen und nicht zuletzt die möglichen Bindungslängen stellen eine wesentliche Hilfe bei Raumgruppenbestimmungen dar.

Da Röntgenaufnahmen, von einigen Ausnahmen abgesehen, immer zentrosymmetrisch erscheinen, kann man zunächst nicht zwischen zentrosymmetrischen und nichtzentrosymmetrischen Raumgruppen unterscheiden. Da sich aber die Verteilung normalisierter Strukturamplituden für den zentrosymmetrischen und den nichtzentrosymmetrischen Fall unterscheiden, kann ein statistischer Test für die Unterscheidung herangezogen werden (vergl. 6.9.2).

6.4 Asymmetrische Einheit

Die Raumgruppensymmetrie bedingt, daß jede Atomart eine bestimmte Punktlage der Raumgruppe besetzt und gleichwertige Atome sich auf symmetrieverknüpften Punktlagen der Raumgruppe befinden. Die Symmetrie der Punktlage bestimmt, wieviel Positionen einer Atomart zur Verfügung stehen. Man unterscheidet *allgemeine Punktlagen* mit den Koordinaten $x, y, z,$ welche die maximale *Multiplizität* der Raumgruppe aufweisen und *spezielle Punktlagen* mit geringerer Multiplizität. Befindet sich nämlich das Atom auf einem Symmetrieelement der Raumgruppe, so fallen einzelne Positionen zusammen und die Multiplizität wird eingeschränkt.

Die *Zähligkeit* (Multiplizität) der Punktlagen, welche in den *International Tables* für jede Raumgruppe angegeben ist, bestimmt, wie viele Atome auf dieser Punktlage unter Berücksichtigung der Raumgruppensymmetrie anzuordnen sind. Mehr Atome, als es der Zähligkeit entspricht, können die Punktlage in keinem Falle besetzen. Es kann aber der Fall eintreten, daß weniger Atome, als es der Zähligkeit entspricht, statistisch auf den möglichen Positionen verteilt sind. Man spricht in diesem Falle von einer *statistischen Besetzung*. Auch ist es in besonderen Fällen möglich, daß zwei verschiedene Atomarten auf einer Punktlage verteilt angeordnet sind.

Bei der Beschreibung einer Struktur mit bekannter Raumgruppensymmetrie ist es nicht notwendig, die Positionen aller Atome anzugeben. Es genügen die Atomkoordinaten nur jener Atome, welche die Bestimmung aller weiteren aus den Symmetriebedingungen der Raumgruppe ermöglichen. Die kleinste Anzahl von Atomen, die für die Beschreibung einer Kristallstruktur notwendig ist, werden in einer *Asymmetrischen Einheit* zusammengefaßt.

Für Strukturfaktorberechnungen ist es aus diesem Grund nicht notwendig, alle Atompositionen einer Elementarzelle einzeln zu berücksichtigen. Man beschränkt sich auf eine asymmetrische Einheit unter Einbeziehung der Raumgruppensymmetrie in die Berechnung. Die *Multiplizität* der Punktlage, also die Anzahl der Atome, welche die Punktlage besetzen, muß dabei berücksichtigt werden. Anstelle der Multiplizität, welche Zahlen bis zu 196 annehmen kann, verwendet man zweckmäßigerweise einen *Positionsmultiplikator* N_j. Dieser gibt die Besetzung einer speziellen Punktlage im Verhältnis zur maximal möglichen Besetzung einer allgemeinen Punktlage an. Sie wird durch Division der Zähligkeit der speziellen Punktlage durch die einer allgemeinen Punktlage erhalten. Allgemeine Punktlagen haben nach dieser Definition die Besetzung 1, spezielle Punktlagen Werte kleiner als 1.

6.5 Das Phasenproblem

Der Strukturfaktor F_{hkl} ist nach Gl. (4.15) eine komplexe Größe und die Intensität des gebeugten Röntgenstrahles ist nach Gl. (4.24) dem Quadrat des Strukturfaktors proportional. Für eine komplexe Größe entspricht das Quadrat einer Multiplikation mit der konjugiert komplexen Zahl. Man erhält aus Röntgenaufnahmen daher nur den Betrag $|F_{hkl}|$ des Strukturfaktors, entsprechend der Amplitude der gestreuten Welle, die Phase Φ_{hkl} bleibt unbestimmt:

$$F_{hkl} = |F_{hkl}| \cdot \exp(i \cdot \Phi_{hkl}) \tag{6.5}$$

Man bezeichnet dies als *Phasenproblem.* Es stellt die zentrale Größe bei Kristallstrukturanalysen dar

Das Phasenproblem kann nach drei verschiedenen Methoden gelöst werden. Die erste Methode, die bereits erwähnt wurde, versucht die Phasen der gebeugten Wellen aus ähnlichen bekannten Strukturen abzuleiten. Diese „*Probiermethode*" oder *itarative Methode* führt meist nur bei hochsymmetrischen Strukturen zum Erfolg und kann auch bei Strukturen, für die isotype Verbindungen bekannt sind, aus denen man eine Struktur ableiten kann, erfolgreich angewendet werden. Die zweite Methode, die als *Schweratommethode* bezeichnet wird, setzt voraus, daß ein oder einige stark Röntgenstrahlen streuende Atome vorhanden sind. Sind einige schwere Atome lokalisiert, so werden die Phasen hauptsächlich durch diese beeinflußt und eine wiederholte Durchführung von Fouriersynthesen ermöglicht auch eine Lokalisierung der leichteren Elemente. Die dritte Methode, die als *direkte Methode* zur Bestimmung der Phasen bezeichnet wird, soll in Kapitel 6.9 behandelt werden.

6.6 Iterative Methode der Kristallstrukturanalyse

Die einfachste, meist aber nicht die am schnellsten zum Ziel führende Methode, um eine Kristallstruktur zu bestimmen, geht von einer „*Probierstruktur*" aus. Man wählt hierbei nach verschiedenen Gesichtspunkten eine mögliche Kristallstruktur aus und berechnet für diese einige Strukturfaktoren F_c (berechneter (*calculated*) Strukturfaktor). Ein Vergleich mit den aus den Röntgenaufnahmen erhaltenen $|F_o|$ (beobachtete (*observed*) Strukturamplitude) zeigt, ob eine Übereinstimmung zwischen beiden Strukturen besteht oder nicht.

Diese Methode ist in der Praxis auf spezielle Fälle beschränkt. Sie wird vorteilhaft bei hochsymmetrischen Kristallen angewendet, in denen alle Atomlagen in der Raumgruppe symmetriefixiert sind. In jenen nicht sehr seltenen Fällen, in denen man eine Struktur aus ähnlichen (*isotypen*) Substanzen zu kennen glaubt, kann ein Vergleich berechneter und beobachteter Strukturfaktoren relativ rasch eine Entscheidung über den möglichen Aufbau einer Kristallstruktur liefern. Bei Pulveraufnahmen kann man (am Bildschirm) berechnete Beugungsdiagramme mit Röntgenaufnahmen vergleichen und dadurch strukturelle Übereinstimmungen erkennen [4].

Die iterative Methode ist allerdings meist zum Scheitern verurteilt, wenn es sich um kompliziertere Strukturen handelt und keine ähnlich kristallisierenden Substanzen bekannt sind. In diesem Falle müssen alle für eine Strukturbestimmung notwendigen Informationen aus den Röntgenaufnahmen entnommen werden und man spricht von *ab initio* Strukturbestimmungen.

Als Beispiel für die iterative Analyse einer symmetriefixierten Struktur wird nachfolgend die Bestimmung der Atomkoordinaten in NaCl beschrieben.

6.6.1 Kristallstrukturanalyse von NaCl

Bei sehr einfachen Strukturen, wie der vorliegenden, ist es mitunter möglich, durch einfache Auswertung von Pulveraufnahmen Aussagen über die Anordnung der Atome in der Elementarzelle zu machen. Bei komplizierteren Strukturen ist das nicht mehr möglich, und es müssen unbedingt Einkristallverfahren (vergl. 5.) oder Profilanalysen von Pulveraufnahmen (vergl. 7) Anwendung finden.

Die Daten, die aus Röntgendiffraktometeraufnahmen von NaCl erhalten wurden, sind in Tabelle 6.3 zusammengestellt.

Tabelle 6.3 Röntgendaten von NaCl (CuKα-Strahlung)

dÅ	I/I_1	*h k l*	dÅ	I/I_1	*h k l*
3,258	13	1 1 1	1,0855	2	5 1 1
2,821	100	2 0 0	0,9969	6	4 4 0
1,994	65	2 2 0	0,9533	2	5 3 1
1,701	5	3 1 1	0,9401	7	6 0 0
1,628	19	2 2 2	0,8917	13	6 2 0
1,410	10	4 0 0	0,8601	2	5 3 3
1,294	2	3 3 1	0,8503	8	6 2 2
1,261	25	4 2 0	0,8141	4	4 4 4
1,1515	11	4 2 2			

Die Indizierung der Aufnahme wurde mit einem Taschenrechner (vergl. 3.3) vorgenommen und ist ebenfalls in Tabelle 6.3 angegeben. Die Gitterkonstante der kubischen Elementarzelle beträgt:

$$a = 5{,}6402 \text{ Å}$$

Die Anzahl der Formeleinheiten in der Elementarzelle wurde mittels folgender Werte berechnet:

Dichte: $\rho = 2{,}16$ g/cm^3 (aus Pyknometer)
Volumen: $V = a^3 = 179{,}42$ Å^3
Molekulargewicht: $M = 22{,}99 + 35{,}46 = 58{,}45$

$$N = \frac{2{,}16 \cdot 179{,}42}{58{,}45 \cdot 1{,}66} = 3{,}99 \cong 4$$

In der Elementarzelle sind demnach 4 Cl^-- und 4 Na^+-Ionen anzuordnen.

Für die Bestimmung möglicher Raumgruppen werden die beobachteten Interferenzen auf das Vorhandensein von Auslöschungsbedingungen untersucht. Folgende Bedingungen wurden beobachtet: Reflexe der Form *hkl* treten nur auf, wenn *h*, *k* und *l* entweder gerade oder ungerade Zahlen sind. Gemischte Indizes fehlen. Diese Bedingung ist charakteristisch für flächenzentrierte Gitter.

Da keine weiteren Auslöschungen beobachtet werden und keinerlei Information über die Kristallklasse vorliegt, können fünf verschiedene Raumgruppen für NaCl in Betracht gezogen werden, die in Tabelle 6.4 zusammengestellt sind.

Tabelle 6.4 Mögliche Raumgruppen für NaCl

Nr.	Symbol	Punktlagen
196	F23	4a,4b, 4c, 4d
202	F2/m$\bar{3}$	4a, 4b
209	F432	4a, 4b
216	F$\bar{4}$3mm	4a, 4b, 4c, 4d
225	F4/m$\bar{3}$2/m	4a, 4b

Die angeführten Nummern sowie die Bezeichnung der Punktlagen beziehen sich auf die Angaben in den *International Tables*. Die Zahl 4 vor den Kleinbuchstaben bedeutet, daß der Platz *a, b, c* usw. von 4 Atomen besetzt werden kann, die durch die Raumgruppensymmetrie miteinander verbunden sind. Ein Platz mit den Koordinaten 0,0,0 würde im betrachteten Falle eines flächenzentrierten Gitters auf den Positionen 0,1/2,1/2, 1/2,0,1/2 und 1/2,1/2,0 wiederholt werden. Man spricht von einer *vierzähligen* Punktlage.

Andere als die angeführten Raumgruppen können für NaCl ausgeschlossen werden, da bei allen anderen Raumgruppen die niedrigste Zähligkeit der Punktlagen acht beträgt, aber in NaCl nur vier gleichwertige Ionen anzuordnen sind. Es kann zwar der Fall eintreten, daß weniger Ionen als es der Zähligkeit einer Punktlage entspricht, statistisch auf dieser verteilt sind, doch kann man das für diesen speziellen Fall ausschließen.

Da in NaCl 4Na^+- und 4Cl^--Ionen anzuordnen sind, kann man die möglichen Atompositionen durch Kombination der in Tabelle 6.4 angegebenen vierzähligen Punktlagen ableiten. Folgende Kombinationen wären möglich:

4a + 4b; 4a + 4c; 4a + 4d; 4b + 4c; 4b + 4d; 4c + 4d

Da es sich bei einigen Kombinationen um identische Strukturen handelt, die sich nur in der Wahl des Koordinatenursprunges unterscheiden, und Strukturen mit Inversion röntgenographisch nicht unterscheidbar sind, bleiben schließlich nur noch zwei mögliche Atomanordnungen für NaCl zur Auswahl, die in Tabelle 6.5 zusammengestellt sind.

Durch diese Überlegungen wird auch die Zahl der möglichen Raumgruppen auf zwei vermindert. Die Kombination 4a + 4b ist in allen fünf Raumgruppen möglich, weshalb man für die Kochsalzstruktur die Raumgruppe mit der höchsten Symmetrie auswählt, und das ist F 4/m $\bar{3}$ 2/m. Für die Sphaleritstruktur wählt man aus denselben Überlegungen aus den beiden Raumgruppen mit den Punktlagen 4a + 4c diejenige mit der höheren Symmetrie aus, und das ist F$\bar{4}$3*mm*.

Tabelle 6.5 Mögliche Punktlagen für NaCl

Na in 4a	0 0 0	0 1/2 1/2	1/2 0 1/2	1/2 1/2 0	Kochsalz
Cl in 4b	1/2 1/2 1/2	1/2 0 0	0 1/2 0	0 0 1/2	
Na in 4a	0 0 0	0 1/2 1/2	1/2 0 1/2	1/2 1/2 0	Sphalerit
Cl in 4c	1/4 1/4 1/4	1/4 3/4 3/4	3/4 1/4 3/4	3/4 3/4 1/4	

Um festzustellen, welche der beiden Strukturen in Tabelle 6.5 für das vorliegende NaCl zutrifft, müssen die Strukturfaktoren bzw. Strukturamplituden für beide Strukturen berechnet werden. Ein Vergleich der berechneten F_c mit den aus den Intensitäten der Röntgenaufnahme erhaltenen Werte F_o ermöglicht eine Entscheidung zwischen beiden Strukturen vorzunehmen.

Strukturfaktorberechnungen gestalten sich bei Sphalerit schwierig, da die Struktur nicht zentrosymmetrisch ist und daher auch die Imaginärglieder bzw. die Sinusterme der Strukturfaktoren zu berechnen sind. Diese Schwierigkeit läßt sich umgehen, wenn es gelingt, eine Projektion zu finden, die zentrosymmetrisch ist. Bei Sphalerit ist das die Projektion auf (001). Werden in die Strukturfaktorberechnung nur Reflexe der Form hk0 einbezogen, erübrigt sich daher die Berechnung der Sinusglieder.

In Tabelle 6.6 sind die Ergebnisse der ersten orientierenden Strukturfaktorberechnungen zusammengestellt. In Spalte 1 sind die Indizes der *hk0*-Reflexe angegeben, in Spalte 2 die sin θ und in Spalte 3 die sin θ / λ-Werte (λ = 1,54 Å für Cu-Kα). Spalte 4 und 5 enthalten die atomaren Streufaktoren, die in Abhängigkeit von sin θ / λ tabelliert sind.

Tabelle 6.6 Berechnung der Strukturfaktoren für Kochsalz und Sphalerit

hkl	sinθ	sinθ/λ	f_{Na}	f_{Cl}	*H*	*LP*	*F* (K)	*F* (S)
200	0,2732	0,1774	8,6	12,2	6	24,05	83,2	14,4
220	0,3862	0,2508	7,5	10,2	12	10,86	70,8	70,8
400	0,5462	0,3547	5,9	8,6	6	4,66	58,0	58,0
420	0,6108	0,3966	5,3	8,1	24	3,60	53,6	11,2
440	0,7726	0,5017	4,0	7,2	12	2,74	44,8	44,8
600	0,8193	0,5320	3,7	7,0	6	2,90	42,8	13,2
620	0,8638	0,5609	3,5	6,8	24	3,31	41,2	41,2

Spalte 6 gibt den *Flächenhäufigkeitsfaktor* und Spalte 7 den kombinierten *Lorentz-Polarisationsfaktor* an. In den beiden letzten Spalten sind die berechneten *Strukturfaktoren* für die Kochsalzstruktur (K) sowie für die Sphaleritstruktur (S) angeführt. Für die Berechnung der Strukturfaktoren F_{hkl} wurde Gl. (6.6) verwendet: Ein Positionsmultiplikator wurde nicht berücksichtigt, da dieser für beide Atomarten gleich ist.

$$F_{hk0} = \left\{ \Sigma f_{Na} \cdot \cos 2\pi \cdot (hx + ky) \right\} + \left\{ \Sigma f_{Cl} \cos 2\pi \cdot (hx + ky) \right\} \tag{6.6}$$

Bei Einführung der in Tabelle 6.5 angegebenen Punktlagen vereinfacht sich Gl. (6.6) zu:

$F_{hk0} = 4\cdot(f_{Na} + f_{Cl})$ wenn $(h + k) = 2n$ für Kochsalz

$F_{hk0} = 4\cdot(f_{Na} + f_{Cl})$ wenn $(h + k) = 4n$ für Sphalerit

$F_{hk0} = 4\cdot(f_{Na} - f_{Cl})$ wenn $(h + k) = 4n + 2$ für Sphalerit

Um einen Vergleich der beobachteten Intensitätswerte mit den berechneten Strukturamplituden durchführen zu können, müssen die Intensitätswerte auf beobachtete Strukturfaktoren umgerechnet werden. Der Zusammenhang zwischen Intensitätswerten und Strukturfaktoren ist näherungsweise durch Gl. (6.8) gegeben.

$$I_{hkl} \propto \cdot F^2_{hkl}\; H \cdot LP \qquad (6.7)$$

$$F_{hkl} = \sqrt{\frac{I_{hkl}}{H \cdot LP}} \qquad (6.8)$$

Dividiert man die Intensitätswerte durch den Flächenhäufigkeitsfaktor und den Lorentz-Polarisationsfaktor und zieht daraus die Quadratwurzel, so erhält man die beobachteten Strukturamplituden.

Da wie üblich nur relative Intensitätswerte bestimmt wurden, müssen die beobachteten Strukturfaktoren bzw. Strukturamplituden an die berechneten Werte angeglichen werden. Dies wird durch einen *Scalefaktor* erreicht, der die Summen der F_o gleichsetzt den Summen der F_c-Werte. Auf das Beispiel der Kochsalzstruktur angewendet, beträgt die Summe der F_o-Werte 3,918, die Summe der F_c-Werte 394,4. Die Scalekonstante beträgt also 100,66. Da für die Sphaleritstruktur andere Strukturfaktoren berechnet werden ($\Sigma\, F_c = 253{,}6$), beträgt die Scalekonstante 64,73.

In Tabelle 6.7 sind die angeglichenen F_o-Werte den berechneten F_c-Werten für beide möglichen Strukturen gegenübergestellt.

Tabelle 6.7 Vergleich beobachteter und berechneter Strukturfaktoren für Kochsalz und Sphalerit

hkl	F_o	Kochsalz $F_o \cdot K_1$	Kochsalz F_c	Sphalerit $F_o \cdot K_2$	Sphalerit F_c
200	0,832	83,75	83,2	53,85	14,4
220	0,706	71,07	70,8	45,70	70,8
400	0,600	60,40	58,0	38,84	58,0
450	0,540	54,36	53,6	34,95	11,2
440	0,430	43,28	44,8	27,83	44,8
600	0,410	41,27	42,8	26,54	13,2
620	0,400	40,26	41,2	25,89	41,2

Aus Tabelle 6.7 erkennt man, daß die Übereinstimmung zwischen beobachteten und berechneten F_{hkl}-Werten für die Kochsalzstruktur gut ist, für die Sphaleritstruktur aber nicht. Vor allem ein Vergleich der Interferenzen mit $(h + k) = 4n + 2$ zeigt, daß bei der untersuchten Substanz keine Sphaleritstruktur vorliegt.

Um den Beweis zu erbringen, daß die untersuchte Substanz tatsächlich im Kochsalzgitter kristallisiert, wäre es notwendig, sämtliche beobachteten Intensitäten in Strukturfaktorberechnungen einzubeziehen. Derartige Berechnungen sind mit entsprechenden Rechenprogrammen rasch durchführbar (vergl. 6.15).

6.7 Bestimmung der Elektronendichteverteilung mittels Fourierreihen

Bei allen bisherigen Überlegungen wurden die Atome als punktförmig angenommen, mit dem Atommittelpunkt als Streuzentrum. Dementsprechend bezieht sich die Gleichung für den Strukturfaktor

$$F_{hkl} = \Sigma f_j \cdot \exp\left[2\pi i\left(hx_j + ky_j + lz_j\right)\right] \tag{6.9}$$

auf diskrete Punkte im Kristallgitter mit den Koordinaten $[x,y,z]$.

Eine wesentliche Erweiterung läßt sich treffen, wenn man die Streuzentren nicht mehr als punktförmig betrachtet, sondern als örtlich veränderliche Elektronendichteverteilung ansieht. Da es sich bei Kristallen um periodische Anordnungen handelt, kann die Elektronendichteverteilung in einem Kristall als periodisch veränderliche Größe behandelt werden.

Eine periodisch wechselnde Funktion läßt sich unter bestimmten Voraussetzungen mit Hilfe einer angemessenen Zahl trigonometrischer Terme in Form einer *Fourierreihe* entwickeln [5]. Dies ermöglicht die Anwendung einer *Fouriersynthese* in der Kristallstrukturanalyse.

Um eine Fouriersynthese durchführen zu können, wird eine Elektronendichtefunktion ρ (X,Y,Z) eingeführt. Bei den Koordinaten (X,Y,Z) handelt es sich zwar ebenso wie bei den bisher behandelten Koordinaten $[[x,y,z]]$ um Bruchteile der kristallographischen Achsen, doch werden bei Verwendung von Großbuchstaben nicht Atomschwerpunkte bezeichnet; (X,Y,Z) bezieht sich auf veränderliche integrale Vielfache der Achsenlängen.

Die Zahl der Elektronen pro Volumenelement ist in einer Elementarzelle mit dem Volumen V gegeben durch:

$$\rho\,(XYZ)\cdot dV = V\cdot\rho\,(XYZ)\cdot dX\cdot dY\cdot dZ$$

Diese Funktion kann anstelle des atomaren Streufaktors f_j in Gl. (6.9) für den Strukturfaktor F_{hkl} eingesetzt werden, wobei anstelle der Summierung über alle punktförmigen Atome über das Volumen der Zelle zu integrieren ist.

$$F_{hkl} = \int_0^V \rho\,(XYZ)\cdot\exp\left[2\pi i(hX + kY + lZ)\right]\cdot dV \tag{6.10}$$

$$F_{hkl} = V\cdot\int_0^1\int_0^1\int_0^1 \rho\,(XYZ)\cdot\exp\left[2\pi i(hX + kY + lZ)\right]\cdot dX\cdot dY\cdot dZ \tag{6.11}$$

Gl. (6.11) läßt sich in Form einer Fourierreihe entwickeln, wobei man für die Elektronendichteverteilung ρ (XYZ) an einer beliebigen Stelle des Kristalls Gl. (6.12) erhält:

$$\rho\,(XYZ) = \frac{1}{V} \cdot \sum_{-\infty}^{+\infty} \sum_{-\infty}^{+\infty} \sum_{-\infty}^{+\infty} F_{hkl} \cdot \exp[-2\pi i(hX + kY + lZ)] \tag{6.12}$$

Durch Einsetzen beobachteter Strukturfaktoren F_{ohkl} als Fourierkoeffizienten in Gl. (6.12) kann die Elektronendichteverteilung in jedem Punkt der Elementarzelle berechnet werden. In der Praxis geht man so vor, daß man die Elementarzelle in bestimmte Abschnitte entlang der Achsen einteilt (z.B. $X = a/60$, $Y = b/60$, $Z = c/120$) und die Elektronendichte für jeden Abschnitt berechnet. Bei einer dreidimensionalen Fouriersynthese und einer Teilung der drei Achsen in 100 Teile müssen 100^3 = eine Million Punkte berechnet werden. Dies ist ein Rechenaufwand, der einen Computer erfordert.

Als Ergebnis einer Fouriersynthese erhält man bei dreidimensionaler Berechnung oder in zweidimensionaler Darstellung (entsprechend den Schnitten durch die Zelle oder der Projektion) eine Vielzahl von numerischen Größen, die der Elektronendichteverteilung im Kristall entsprechen. An den Plätzen, an denen sich im Kristall Atomschwerpunkte befinden, treten auch in der Elektronendichteverteilung Maxima auf. Aus einer derartigen Darstellung können die Koordinaten der Atome direkt bestimmt werden.

Allerdings ist es eine wichtige Voraussetzung für Fouriersynthesen, daß die Strukturfaktoren bekannt sind. Dies ist am Beginn einer Kristallstrukturanalyse meist nicht der Fall, da man aus Röntgenaufnahmen lediglich deren Quadrat $F^2{}_{hkl}$ erhält und die Phasenwinkel Φ_{hkl} bzw. bei zentrosymmetrischen Strukturen die Vorzeichen der F_{hkl} Werte unbestimmt sind. Will man daher Fouriersynthesen für Kristallstrukturanalysen heranziehen, so müssen die Phasenwinkel Φ_{hkl} bzw. die Vorzeichen der F_{hkl}-Werte bekannt sein.

6.8 Pattersonsynthese, Schweratommethode

Patterson und Harker [6] zeigten, daß es möglich ist, Aussagen über eine Kristallstruktur zu machen, ohne auf die Phasen der F_{hkl}-Werte einzugehen. Allerdings sind diese Aussagen nicht so weitreichend wie aus einer Fouriersynthese.

Nach *Patterson* berechnet man eine Fouriersynthese unter Verwendung der experimentell zugänglichen $|F_{hkl}|_o$-Werte als Fourierkoeffizienten. Man erhält folgende Funktionen:

$$P_{XYZ} = \frac{1}{V^2} \cdot \sum_{-\infty}^{+\infty} \sum_{-\infty}^{+\infty} \sum_{-\infty}^{+\infty} F_{hkl}^2 \cdot \cos 2\pi\,(hX + kY + lZ) \tag{6.13}$$

Zum Unterschied von Fouriersynthesen, bei denen man für die Elektronendichteverteilung ρ (XYZ) Maxima an jenen Stellen erhält, an denen sich Atome im Kristall befinden, zeigt die Pattersonfunktion Maxima an Endpunkten von Vektoren zwischen Atomschwerpunkten.

Sind N-Atome in einer Zelle vorhanden, so werden mit einer Pattersonreihe $N \cdot (N - 1) + 1$ Vektoren berechnet, die alle von einem Punkt ausgehen. Die interatomaren

Vektoren entsprechen in ihrer Richtung und Stärke den interatomaren Vektoren im Kristall, doch ist ihr Ursprung nicht definiert. Pattersonreihen müssen daher gedeutet werden, wofür verschiedene Möglichkeiten zur Verfügung stehen [7].

Als Beispiel wird in Bild 6.1 die Projektion einer Elementarzelle mit drei (Schwer)atomen gezeigt, die viermal abgebildet ist. Die Pattersonprojektion ist daneben gezeigt. Ein starkes Maximum am Koordinatenursprung tritt immer auf, da jedes Atom von sich selbst den Abstand 0 aufweist. Die weiteren Maxima erhält man, wenn man jedes der drei Atome in den Ursprung setzt und die beiden anderen von dieser Stelle aus betrachtet.

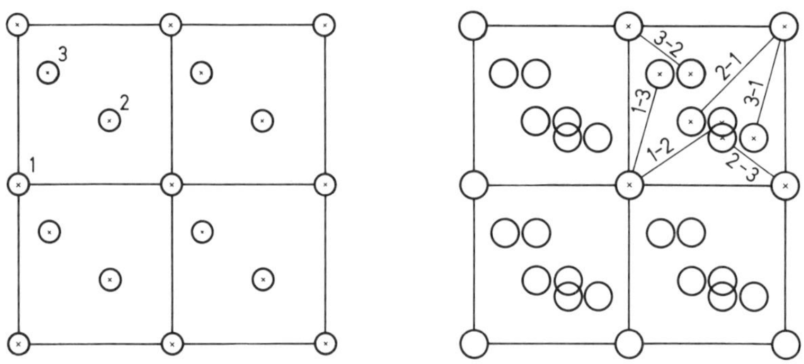

Bild 6.1 Drei Atome in der Elementarzelle bewirken das Auftreten von 7 Pattersonmaxima, die man sich durch Plazierung jedes Atomes im Koordinatenursprung und Bestimmen der Vektoren zu den beiden anderen Atomen entstanden denken kann (Probe mit Transparentpapier).

Da Atome in vielen Kristallstrukturen dicht gepackt sind und Pattersonmaxima wesentlich breiter sind als Fouriermaxima, hat eine systematische Auswertung einer Pattersonreihe nur dann Aussicht auf Erfolg, wenn in einer Elementarzelle nur wenige Schweratome vorhanden sind, deren Streuvermögen wesentlich höher ist als das der übrigen Atome. Denn nur in diesem Falle heben sich die Pattersonmaxima dieser Atome von den anderen Maxima, die den Untergrund bilden, klar ab und ermöglichen eine Auswertung.

Hat man die Lage der Schweratome in der Zelle bestimmt, so kann man durch Fourierreihen auch die leichteren Atome lokalisieren. Dies ist möglich, da die Schweratome durch ihr hohes Streuvermögen die Phasen sehr vieler Interferenzen bestimmen und so die Berechnung der Fourierreihen ermöglichen (*Schweratommethode*).

6.9 Direkte Methoden der Phasenbestimmung

Obwohl man aus Röntgenaufnahmen nur die Amplituden der gestreuten Wellen erhält und die Phasen nicht zugänglich sind (*Phasenproblem*), lassen sich aus den Intensitäten bzw. den $|F_0|$-Werten doch auch Informationen über Phasenbeziehungen ableiten. Ist z.B. ein Reflex F_H (H steht für h, k, l) sehr stark, so kann man folgern, daß sich viele Atome in der Nähe der reflektierenden Netzebene befinden. Sind weitere Reflexe F_K (K

steht für ein anderes Indextripel (h', k', l') und F_{-H-K} ebenfalls stark, so sind Atome im Schnittpunkt dieser drei Netzebenenscharen zu erwarten und nicht dazwischen. Sehr starke und sehr schwache Interferenzen enthalten Informationen über die Anordnung der Atome und ermöglichen dadurch Aussagen über Phasenbeziehungen zu machen.

Direkte Methoden der Phasenbestimmung machen sich den Umstand zunutze, daß man aus Röntgenaufnahmen eine große Anzahl von Intensitäten bestimmt, der nur verhältnismäßig wenige zu bestimmende Parameter gegenüberstehen. Es ist daher naheliegend, statistische Methoden für die Phasenbestimmung heranzuziehen.

Um statistische Methoden anwenden zu können, müssen die beobachteten Strukturfaktoren $|F_H|$, die in der Regel nur *Relativwerte* darstellen, an *Absolutwerte* angeglichen werden:

$$|F_H|_{\text{(absolut)}} = k_s \cdot |F_H|_{\text{(relativ)}} \tag{6.14}$$

Die Angleichungskonstante k_s setzt den Erwartungswert des quadrierten Strukturfaktors $\langle F_H^2 \rangle$ mit dem Gesamtstreuvermögen (Summe der quadrierten atomaren Streufaktoren) gleich:

$$k_s^2 \langle F_H^2 \rangle_{\text{rel.}} = \Sigma f_j^2 = \Sigma (f_j^o)^2 \cdot \exp(-2B \cdot \sin^2\theta / \lambda^2) \tag{6.15}$$

f_N^o sind die atomaren Streufaktoren (*Atomformfaktoren*) der N-Atome in der Zelle bei 0 K; B ist ein gemeinsamer Temperaturfaktor für alle Atome. Durch Logarithmieren von Gl. (6.15) erhält man eine Geradengleichung, deren Steigung dem Temperaturfaktor B entspricht und aus deren Schnittpunkt mit der Ordinate bei $\sin^2\theta / \lambda^2 = 0$ der Wert für k_s bestimmt werden kann:

$$\ln \frac{\langle F_H^2 \rangle}{\Sigma (f_j^o)^2} = -2 \cdot (\ln k_s + B \cdot \sin^2\theta / \lambda^2) \tag{6.16}$$

Diese Methode der Angleichung relativer F_H-Werte an Absolutwerte bezeichnet man als *Wilson-Kurve* [8]. Für die Kurvendarstellung teilt man den reziproken Raum in eine Reihe von Abschnitten und bestimmt für jeden ein $\langle F_H^2 \rangle$. Da die Atome in einer Kristallstruktur nicht statistisch angeordnet sind, bilden die experimentellen Punkte sinusförmige Kurven, die erheblich von einer Geraden abweichen können.

Sind Bauelemente der Struktur bekannt, so kann man *Gruppenstreufaktoren* anstelle individueller Atomstreufaktoren verwenden und erhält in vielen Fällen eine bessere Annäherung der experimentellen Punkte an eine Gerade. Man bezeichnet diese Darstellung als *Debye-Kurve* [9].

Nach der *k-Kurven Methode*, die ebenfalls zur Angleichung relativer F_H-Werte an Absolutgrößen Verwendung findet, wird der reziproke Raum in eine Reihe enger Kugelschalen geteilt. Für jede Kugelschale wird der Erwartungswert der Intensität $\langle I_H \rangle$ mittels einer Angleichungskonstante k_s an den Erwartungswert $\langle E^2 \rangle$ des normalisierten Strukturfaktors angeglichen, der immer eins beträgt. Die Kurve der k_s-Werte ermöglicht die Berechnung normalisierter Strukturfaktoren [10].

6.9.1 Normalisierte Strukturfaktoren E_H

Normalisierte Strukturfaktoren $|E_H|$ können aus den $|F_H|$-Werten berechnet werden:

$$\left|E_H\right| = \frac{\left|F_H\right|}{(\varepsilon \sum f_j^2)^{1/2}} \tag{6.17}$$

Der Faktor ε berücksichtigt den Umstand, daß für bestimmte Reflexgruppen ein ganzzahliger Korrekturfaktor einzuführen ist, der durch Symmetrieoperationen bedingt wird. Treten z.B. Reflexe der Form $(h0l)$ nur auf, wenn $l = 2n$ (geradzahlig) ist, so beträgt für diese Reflexe $\varepsilon = 2$. Die Zähligkeit der Symmetrieoperation bedingt die Größe von ε.

6.9.2 Die Verteilung der E_H -Werte

Nach dem Grenzwertsatz der Statistik streben die E_H-Werte einer Gleichverteilung (*Gaußfunktion*) zu. Zentrosymmetrische Strukturen unterscheiden sich in der Art der Verteilung von nichtzentrosymmetrischen (Bild 6.2).

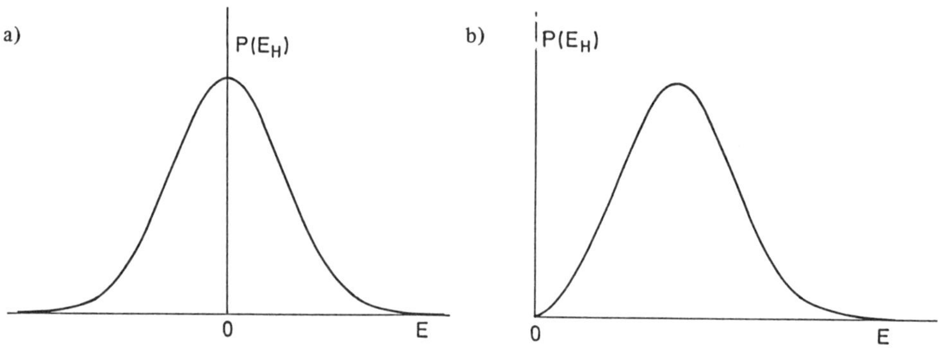

Bild 6.2 Die Verteilung der E_H-Werte unterscheidet sich für zentrosymmetrische (a) und für nichtzentrosymmetrische (b) Strukturen.

Dementsprechend unterscheiden sich auch die Erwartungswerte:

Erwartungswert	zentrosymmetrisch	nichtzentrosymmetr.
$\langle\lvert E^2\rvert\rangle$	1,0	1,0
$\langle\lvert E\rvert\rangle$	0,798	0,886
$\langle\lvert E^2\rvert - 1\rangle$	0,968	0,736

Eine graphische Unterscheidung zwischen zentrosymmetrischen und nichtzentrosymmetrischen Strukturen kann man durch den *N(z)-Test* vornehmen. Trägt man in engen Bereichen von sin θ / λ den Bruchteil der Reflexe, deren E^2 kleiner oder gleich sind dem z-fachen Mittelwert, gegen z auf, so erhält man Kurven, die sich für zentrosymmetrische und nichtzentrosymmetrische Strukturen unterscheiden [11] (Bild 6.3). *Hyperzentrische* Verteilungskurven werden erhalten, wenn zentrosymmetrische Moleküle auf allgemeinen Punktlagen zentrosymmetrischer Raumgruppen angeordnet sind [12].

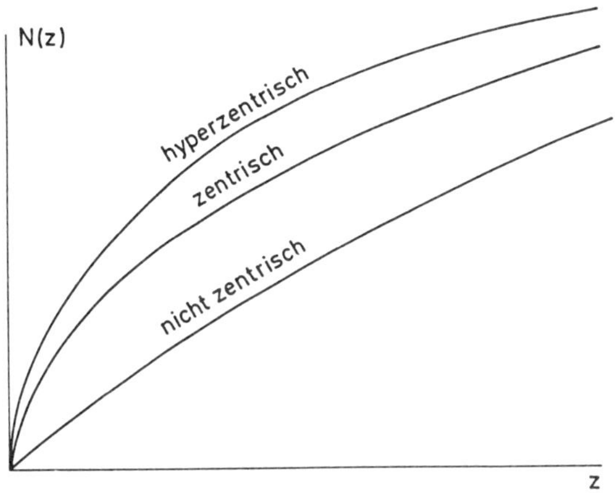

Bild 6.3
Ein N(z)-Test ermöglicht die Unterscheidung zwischen zentrosymmetrischen und nichtzentrosymmetrischen Strukturen.

6.9.3 Strukturinvariante

Strukturinvariante stellen die zentralen Größen in direkten Methoden der Phasenbestimmung dar. Man versteht darunter Linearkombinationen von Phasen, deren Wert ausschließlich durch die Struktur bedingt ist und die unabhängig sind von der Wahl des Koordinatenursprunges [13].

Die wichtigsten Strukturinvarianten stellen *Tripelprodukte* dreier Phasen dar:

$$T_3 = \Phi_H + \Phi_K + \Phi_{-H-K} \tag{6.18}$$

H steht für ein Indextripel (hkl), K für $(h'k'l')$ und $-H-K$ für $(-h-h', -k-k', -l-l')$. Es gilt daher die Beziehung $H + K + (-H-K) = 0$.

Eine Linearkombination von vier Phasen wird als *Quartett* bezeichnet und stellt ebenfalls eine Strukturinvariante dar, sofern die Bedingung $H + K + L + (-H-K-L) = 0$ erfüllt ist.

$$T_4 = \Phi_H + \Phi_K + \Phi_L + \Phi_{-H-K-L} \tag{6.19}$$

Es lassen sich beliebige höhere Linearkombinationen von Phasen definieren, die allerdings wegen zu geringer Wahrscheinlichkeiten keine praktische Bedeutung für Phasenbestimmungen erlangt haben.

6.9.4 Strukturseminvariante

Strukturseminvariante sind Größen, die sich durch die Raumgruppensymmetrie bedingt nicht ändern, wenn der Ursprung der Zelle verlegt wird. So ändern sich z.B. die Phasen von Reflexen mit geradzahligen (g) Indizes E_{ggg} nicht, wenn der Zellursprung in der Raumgruppe $P\bar{1}$ von einem Inversionszentrum (000) in ein anderes (0,0,1/2) verlegt wird. Strukturseminvariante spielen daher ebenfalls eine wichtige Rolle in direkten Methoden der Phasenbestimmung.

6.9.5 Das Nachbarschaftsprinzip

Jede Strukturinvariante T wird in erster Linie durch eine geringe Anzahl beobachteter Größen $|E_H|$ bestimmt, der *Nachbarschaft* von T, und ist relativ unempfindlich gegenüber der großen Anzahl aller übrigen $|E|$-Werte. Die Wahrscheinlichkeitsverteilung von T, die durch die E-Werte in ihrer Nachbarschaft bedingt wird, gibt für den günstigen Fall, daß die Varianz der Verteilung gering ist, einen Hinweis auf T [14].

Die erste Nachbarschaft eines Tripelproduktes T_3 besteht aus den drei experimentell bestimmbaren Größen $|E_H|$, $|E_K|$, $|E_{-H-K}|$. Für den günstigen Fall, daß alle drei Werte groß sind, gilt mit hoher Wahrscheinlichkeit:

$$\Phi_H + \Phi_K + \Phi_{-H-K} \approx 0 \tag{6.20}$$

Je größer die $|E|$ -Werte sind, umso größer ist die Wahrscheinlichkeit, daß die Beziehung (6.20) gilt.

Die erste Nachbarschaft des Quartetts T_4 besteht aus den vier Größen $|E_\mathrm{H}|$, $|E_\mathrm{K}|$, $|E_\mathrm{L}|$, $|E_\mathrm{-H-K-L}|$. Für den günstigen Fall, daß alle vier $|E|$-Werte groß sind, gilt wieder mit großer Wahrscheinlichkeit:

$$\Phi_H + \Phi_K + \Phi_L + \Phi_{-H-K-L} \approx 0 \tag{6.21}$$

Die zweite Nachbarschaft von T_4 besteht aus den vier Größen in erster Nachbarschaft und drei weiteren Termen $|E_{H+K}|$, $|E_{K+L}|$ und $|E_{L+H}|$. Für den günstigen Fall, daß alle sieben $|E|$-Werte sehr groß sind, gilt wiederum Gl. (6.21) und ist in diesem Falle besonders zuverlässig. Sind die vier E-Werte in erster Nachbarschaft groß, die drei weiteren *Kreuzterme* aber klein, so gilt mit hoher Wahrscheinlichkeit:

$$\Phi_H + \Phi_K + \Phi_L + \Phi_{-H-K-L} \approx \pi \tag{6.22}$$

Man nennt diese Linearkombination „*negative Quartette*“, da die Cosinusglieder negativ werden. Die Wahrscheinlichkeitsverteilung von Quartetten (Bild 6.4) läßt sich aus den sieben E-Werten berechnen [15] und ermöglicht weitreichende Aussagen über die Phasenwinkel.

6.9.6 Identitäten

Führt man einen reziproken Gittervektor $\boldsymbol{P}$ ein, der sich über den gesamten reziproken Raum erstreckt, so kann man *Identitäten* oder *Multipole* definieren, die einer dritten Nachbarschaft entsprechen [16,17]. Als Beispiele seien Quadrupole eines Tripelproduktes angeführt:

$$\begin{aligned}
\Phi_H &+ \Phi_K &+ \Phi_{-H-K} &= T_3 \\
\Phi_P &+ \Phi_{-H} &+ \Phi_{H-P} &= b \\
\Phi_{-P} &+ \Phi_{-K} &+ \Phi_{K+P} &= c \\
\Phi_{H+K} &+ \Phi_{P-H} &+ \Phi_{-K-P} &= d
\end{aligned}$$

Sind alle beteiligten E-Werte groß, also $|E_H|$, $|E_K|$, $|E_{-H-K}|$, $|E_P|$, $|E_{H-P}|$, $|E_{K+P}|$, so sind die Tripelprodukte b, c, und d wahrscheinlich null, und T_3 ist mit hoher Wahrscheinlichkeit ebenfalls null. Der Vektor ***P*** ist nicht definiert und soll sich über alle reziproken Gittervektoren erstrecken.

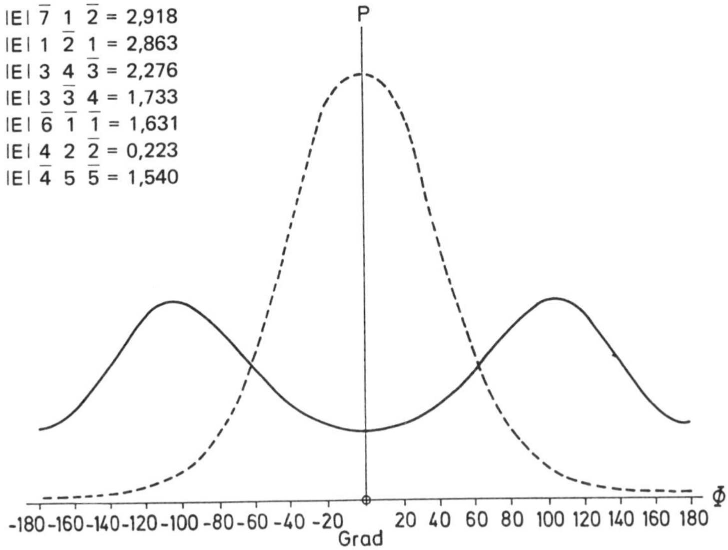

Bild 6.4 Die Verteilung eines Quartettes aus den $|E_H|$-Werten in erster Nachbarschaft (gestrichelt) und in zweiter Nachbarschaft nach *H. Hauptmann* [17].

6.9.7 Repräsentationen

Bei dieser Methode werden Strukturseminvariante zur Phasenbestimmung verwendet. Wird eine Seminvariante mit einer zweiten Seminvariante, deren Phase bekannt ist, zu einer Strukturinvarianten verknüpft, so kann die Phase der ersten Seminvariante bestimmt werden [18,19].

Ein einfaches Beispiel ist die Phasenbestimmung einer Einphasenstrukturseminvarianten Φ_{2H} in der Raumgruppe $P\bar{1}$:

$$T_3 = \Phi_{2H} + \Phi_{-H} + \Phi_{-H}$$

Sind $|E_H|$ und $|E_{2H}|$ groß, so läßt sich Φ_{2H} bestimmen, da T_3 mit hoher Wahrscheinlichkeit null ist und $(\Phi_{-H} + \Phi_{-H})$ in der Raumgruppe $P\bar{1}$ null sein müssen.

6.9.8 Wahl des Koordinatenursprunges und Phasenbestimmung mittels der *Sayre-Gleichung*

Zu Beginn einer Kristallstrukturanalyse können die Phasen von maximal drei *E*-Werten innerhalb bestimmter Regeln frei gewählt werden, wodurch die Fixierung des Koordinatenursprungs erfolgt. Diese Wahl ist von Symmetrieoperationen der Raumgruppe abhängig. Die verwendeten *E*-Werte dürfen nur bestimmte Indexkombinationen aufweisen (nicht *ggg*) und müssen den Ursprung eindeutig festlegen. Bei nichtzentrosymmetrischen Strukturen muß die Phase eines weiteren Reflexes innerhalb gewisser Grenzen eingeschränkt werden ($0 < \Phi < \pi$) oder ($\pi < \Phi < 2\cdot\pi$), um eine Diskriminierung des Enantiomorphen (spiegelbildlich symmetrischen Stereoisomeren, z.B. d- und l-Weinsäure) zu erreichen. Die Wahl der *Chiralität* (Händigkeit) ist freibleibend.

Sayre hat bewiesen [20], daß für normalisierte Strukturfaktoren eines Tripelproduktes, sofern die Bedingung $H = K + (H - K)$ erfüllt ist, folgende Gleichung für die Summen über K-Werte gilt:

$$E_H = C\cdot\sum E_K E_{H-K} \tag{6.23}$$

C ist eine Konstante, die berechnet werden kann.

Für zentrosymmetrische Strukturen, in denen die Phasen entweder 0 oder π betragen, die E-Werte daher entweder positive oder negative Vorzeichen haben, kann man die *Sayre*-Gleichung in anderer Form schreiben:

$$S_H \approx S_K S_{H-K} \tag{6.24}$$

S bedeutet „Vorzeichen von" und $\approx$ deutet an, daß diese Gleichung nur mit einer bestimmten Wahrscheinlichkeit erfüllt ist [21]. Die Wahrscheinlichkeit wird umso höher, je größer die beteiligten E-Werte sind. Für Kristallstrukturen mit N gleich stark streuenden Atomen (*Gleichatomstrukturen*) läßt sich diese Wahrscheinlichkeit berechnen:

$$P = \frac{1}{2} + \frac{1}{2}\cdot\tanh\left[N^{-1/2}\left|E_H\right|\sum_K E_K E_{H-K}\right] \tag{6.25}$$

Für Kristallstrukturen mit verschieden stark streuenden Atomen muß der Faktor ($N^{-1/2}$) etwas verändert werden.

In nicht zentrosymmetrischen Strukturen können die Phasenwinkel alle Werte zwischen 0 und 360° einnehmen, und es ist zweckmäßig, die E-Werte in Gl. (6.23) in Analogie zu Gl. (4.8) in Amplituden und in Phasen zu zerlegen:

$$\left|E_H\right|\cdot\exp(i\Phi_H) = C\sum\left|E_K E_{H-K}\right|\cdot\exp\left[i(\Phi_K + \Phi_{H-K})\right] \tag{6.26}$$

Durch Zerlegung der e-Potenzen in cos- und sin-Glieder und Division erhält man die bekannte *Tangensformel* [22], die für die Phasenbestimmung und Phasenverfeinerung bei nichtzentrosymmetrischen Strukturen verbreitet Anwendung findet:

$$\tan\Phi_H = \frac{\sum_K\left|E_K E_{H-K}\right|\cdot\sin(\Phi_K + \Phi_{H-K})}{\sum_K\left|E_K E_{H-K}\right|\cdot\cos(\Phi_K + \Phi_{H-K})} \tag{6.27}$$

6.9.9 Symbolische Addition

Mittels dreier bekannter Phasen (Vorzeichen), die durch die Fixierung des Ursprunges definiert sind, werden nach einer der beschriebenen Methoden weitere Phasen bestimmt. Läßt sich der Datensatz nach Erschöpfen der Tripelprodukte mit bekannten Phasen nicht mehr erweitern, so führt man für einen starken Reflex, der in vielen Tripelprodukten vorkommt, eine *symbolische Phase* (Vorzeichen) ein [23, 24]. Mittels weiterer Phasenbeziehungen wird geprüft, welche Phase (welches Vorzeichen) sich mit höherer Wahrscheinlichkeit berechnet. Auf diese Weise wird der Datensatz solange erweitert, bis eine genügende Anzahl von Phasen (Vorzeichen) bestimmt wurden, um eine Fouriersynthese berechnen zu können.

6.9.10 Multisolution, Permutationsmethode

Diese Methode wird heute für Phasenbestimmungen bevorzugt verwendet. Als Ausgangspunkt dienen wieder bis zu drei bekannte Phasen (Vorzeichen), durch die ein Koordinatenursprung fixiert wird. Man kann aber auch von Einphasen-Seminvarianten oder auch von Zufallsphasen ausgehen und daraus den günstigsten Startsatz auswählen. Durch Permutation der Phasen (Vorzeichen) [25] einer beschränkten Anzahl weiterer *E*-Werte werden Phasensätze berechnet und nach verschiedenen *Gütekriterien* beurteilt [26, 27]. Die besten Phasensätze werden erweitert und können für die Berechnung von Fouriersynthesen und zur Strukturbestimmung verwendet werden.

6.9.11 Durchführung Direkter Methoden

Für die Phasenbestimmung mittels Direkter Methoden stehen eine Reihe leistungsfähiger Rechenprogramme zur Verfügung [28, 29, 30], die weitgehend automatisch arbeiten und nur in seltenen Fällen Entscheidungen vom Benützer erfordern.

Der erste Schritt ist jeweils die Normalisierung der Strukturfaktoren ($|F_H|_{rel}$. in $|E_H|_{abs}$ und die Durchführung statistischer Tests. Als zweiter Schritt werden, je nach Komplexität der Struktur, alle $|E|$-Werte ausgewählt, die größer sind als ein Grenzwert (z.B. $|E| > 1{,}4$). Von diesen Reflexen werden alle möglichen Tripelprodukte gebildet und Erweiterungen über Phasenbeziehungen in der jeweiligen Raumgruppe vorgenommen. So gilt z.B. in der Raumgruppe $P2_1/c$ für Reflexe mit $(k + l) = 2n$:

$$F(hkl) = F(h\bar{k}\bar{l}) \neq F(\bar{h}kl); \qquad F(\bar{h}kl) = F(hk\bar{l})$$

Für Reflexe mit $(k + l) = 2n + 1$:

$$F(hkl) = -F(h\bar{k}\bar{l}) \neq F(\bar{h}kl); \qquad F(\bar{h}kl) = -F(hk\bar{l})$$

Außerdem werden eine Reihe sehr schwacher Reflexe ausgewählt, die in den negativen Quartetten entweder *passiv* bei der Bestimmung der Gütekriterien oder *aktiv* bei der Phasenbestimmung Verwendung finden können.

Die Auswahl der Startphasen erfolgt vom Programm nach *Konvergenzkriterien*, wobei die Verwendung Strukturseminvarianter Vorteile bietet. Ausgehend von drei bekannten (fixierten) Phasen und eventuell unter Zuhilfenahme einiger symmetriefixierter Phasen, werden weitere Phasen mittels symbolischer Addition oder mittels Permutationsverfahren bestimmt. Die Erweiterungen und Verfeinerung der Phasen erfolgt bei nichtzentrosymmetrischen Strukturen mittels einer gewichteten Tangensformel.

Direkte Methoden der Phasenbestimmung lassen sich mit Pattersonmethoden kombinieren, wobei man sich die Vorteile beider Methoden nutzbar macht [30].

6.10 Isomorpher Ersatz

Wenn zwei oder mehrere isomorphe Kristalle zur Verfügung stehen, so kann man durch Austausch einer Atomart – etwa Nickel durch Eisen in einem Proteinmolekül – Phasenbestimmungen durchführen. Gelingt es nämlich, die Lage des Schweratomes durch Pattersonreihen zu bestimmen, so lassen sich aus Intensitätsunterschieden bei Ersatz eines Schweratomes durch ein anderes die Phasen der gebeugten Strahlen ableiten. Diese Methode hat die Strukturbestimmung großer Moleküle, wie etwa Proteine, erst ermöglicht.

6.11 Anormale Dispersion

Verwendet man eine Strahlung, deren Wellenlänge etwas kürzer ist als die Absorptionskante eines Elementes im Kristall, so wird der atomare Streufaktor komplex, und eine an diesem Atom gestreute Welle weist eine *anormale Phasenverschiebung* auf:

$$f = f_o + f' + i \cdot f'' \tag{6.28}$$

f_0 ist der atomare Streufaktor ohne anormale Dispersion, f' ist eine reale Korrekturgröße und f'' ist eine imaginäre Korrekturgröße. Die beiden Korrekturgrößen f' und f'' sind unabhängig vom Beugungswinkel und lassen sich quantenmechanisch berechnen.

Friedels Gesetz hat keine Gültigkeit mehr, und die Intensitäten I_{hkl} werden verschieden von $I_{\bar{h}\bar{k}\bar{l}}$. Die Intensitätsunterschiede, die meist nur gering sind und sehr genaue Intensitätsmessungen voraussetzen, ermöglichen eine Phasenbestimmung. Auch Absolutkonfigurationen von Molekülen sind mittels anormaler Dispersion bestimmbar [31]

6.12 Strukturverfeinerung

Die nach den beschriebenen Methoden ermittelten Kristallstrukturen sind meist noch fehlerhaft, da es selten gelingt, alle Phasen der Strukturfaktoren in einem Schritt richtig zu bestimmen. Sie müssen daher verfeinert werden, wofür vor allem zwei Methoden Verwendung finden.

6.12.1 Die Methode der kleinsten Fehlerquadrate (*Least Squares*)

Für jeden F_o-Wert wird in einigen aufeinanderfolgenden Zyklen versucht, die Summe der Fehlerquadrate gegenüber den F_c-Werten in Hinblick auf die Ortsparameter $x_j\ y_j\ z_j$ und die Temperaturkoeffizienten B oder U bzw. B_{ij} oder U_{ij} auf ein Minimum zu bringen. Die Anzahl der beobachteten F_o-Werte soll wesentlich größer sein als die Zahl der zu verfeinernden Parameter. Dieses Verhältnis läßt sich bedarfsweise verbessern, indem man zunächst einige Parameter unverändert läßt (*constraints*) oder bestimmte Atomgruppen (z.B. Benzolringe) als *starre Gruppen* behandelt. Anstelle von 24 Parametern (sechs C-Atome) oder 48 Parametern (zusätzlich sechs H-Atome) müssen nur sechs Parameter (drei Translations- und drei Rotationsvektoren) verfeinert werden. Auch erweist es sich bei stark korrelierten Parametern vielfach als notwendig, zunächst einige (bekannte) Bindungsabstände festzuhalten.

Bei der Verfeinerung ist es vorteilhaft, die beobachteten Strukturfaktoren zu gewichten. Häufig wird der *Gewichtsfaktor* w proportional der Standardabweichung σ der F_0-Messung gesetzt. Aber auch andere Gewichtsfaktoren können Anwendung finden.

6.12.2 Differenz-Fouriersynthesen

Die zweite Möglichkeit, eine Struktur zu verfeinern, verwendet Fourierreihen mit den Differenzen beobachteter und berechneter Strukturfakoren als Fourierkoeffizienten [32]. Fehler in den Atomkoordinaten oder Temperaturfaktoren lassen sich aus den Differenzelektronendichten erkennen. Bei gut verfeinerten Strukturen kann man die Positionen der Wasserstoffatome bestimmen, und die Höhe der *Restelektronendichten* ist ein Maß für die Güte der Daten und der Strukturbestimmung.

Bei sehr sorgfältig bestimmten und verfeinerten Daten gelingt es, aus Differenz-Fouriersynthesen Bindungselektronen nachzuweisen (*X-X-Deformationsdichten*) [33].

Noch bessere Ergebnisse lassen sich erzielen, sofern man Röntgenbeugungsuntersuchungen mit Neutronenbeugungsuntersuchungen kombiniert (*X-N-Differenzdichten*) [34]. Da Röntgenstrahlen an den Atomhüllen gestreut werden, die Neutronenstrahlen aber an den Atomkernen, lassen sich mit dieser Methode Elektronenverteilungen sehr genau bestimmen (vergl. 7.1.3).

6.12.3 Der Übereinstimmungsfaktor *R*

Als Kriterium für die Übereinstimmung zwischen beobachteten und berechneten Strukturfaktoren, und damit für die Güte einer Strukturbestimmung, werden *Gütekriterien* verwendet. Diese können auf verschiedene Weise definiert werden (vergl. 7.5) und haben unterschiedliche Aussagekraft. Am häufigsten wird der $R_{F\text{-}}$, R_1 oder kurz R-Wert verwendet, der die Übereinstimmung zwischen beobachteten Strukturfaktoren F_0 mit den berechneten Werten F_c nach Gl. (6.29) bestimmt::

$$R = \frac{\sum \left\| F_o \right| - \left| F_c \right\|}{\sum \left| F_o \right|} \tag{6.29}$$

Je niedriger dieser Wert ist, umso besser stimmen die beobachteten Strukturfaktoren mit den berechneten überein. Der R-Wert besagt aber nur wenig über die Richtigkeit einer Struktur. Eine „*richtige*“ Struktur, die lediglich verfeinert werden muß, kann relativ hohe R-Werte aufweisen, während Kristallstrukturen mit niedrigen R-Werten in wesentlichen Details (z.B. fehlende Atome oder falsch orientierte Moleküle) fehlerhaft sein können.

Einen wesentlichen Einfluß auf den R-Wert übt die Qualität der experimentell bestimmten Daten aus. Photographisch bestimmte Intensitätswerte ergeben meist höhere

R-Werte als Diffraktometerdaten. Schweratomstrukturen weisen durch den hohen Beitrag der schweren Atome oft niedrige R-Werte auf, auch wenn noch Fehler bei den leichteren Atomen vorhanden sind. Nichtzentrosymmetrische Strukturen geben im allgemeinen niedrigere R-Werte als zentrosymmetrische, vor allem, weil weniger sehr starke und sehr schwache Intensitätswerte zu erwarten sind.

R-Werte werden niedriger, wenn nicht beobachtete Reflexe ausgeschlossen werden. Durch Heraufsetzen der Beobachtungsschwelle auf ein Vielfaches der Standardabweichung $\sigma(F_o)$ z.B. $F_o > 6\ \sigma(F_o)$, erhält man vor allem bei Schweratomstrukturen niedrige R-Werte, auch wenn bei den leichten Atomen noch Fehler vorhanden sind.

6.13 Interatomare Abstände und Winkel

Wurden die Koordinaten der Atome in der Elementarzelle nach einer der vorher beschriebenen Verfahren bestimmt und verfeinert, so werden als letzter Schritt der Kristallstrukturbestimmung die Abstände zwischen benachbarten Atomen sowie die interatomaren Winkel berechnet. Auf diese Weise erhält man ein vollständiges Bild der Struktur und kennt die Umgebung jedes Atomes.

Die Berechnung von Abständen und Winkeln im Kristall kann einen beträchtlichen Rechenaufwand erfordern, da man vielfach nicht mit rechtwinkligen Koordinatensystemen rechnen kann und die vollständige Umgebung jedes Atoms innerhalb vorgegebener Grenzen zu berechnen ist. Es erscheint daher als zweckmäßig, falls Abstandsberechnungen häufig durchgeführt werden, hierfür Rechenprogramme zu verwenden.

Läßt sich die Elementarzelle durch die drei Vektoren $\boldsymbol{a}$, $\boldsymbol{b}$ und $\boldsymbol{c}$ beschreiben, die untereinander die Winkel α, β und γ einschließen, so berechnet sich der Betrag des Vektors s_{12}, der dem Abstand zwischen zwei Atomen mit den Koordinaten $[[x_1\ y_1\ z_1]]$ und $[[x_2\ y_2\ z_2\ ]]$ entspricht, nach folgender Gleichung:

$$|s_{12}| = \left\{ (\Delta x)^2 \cdot a^2 + (\Delta y)^2 \cdot b^2 + (\Delta z)^2 \cdot c^2 + 2 \cdot \Delta x \cdot \Delta y \cdot a \cdot b \cdot \cos\gamma + 2 \cdot \Delta z \cdot \Delta x \cdot c \cdot a \cdot \cos\beta + 2 \cdot \Delta y \cdot \Delta z \cdot \mathrm{b} \cdot c \cdot \cos\alpha \right\}^{1/2} \tag{6.30}$$

Gl. (6.30) gilt allgemein und muß für Abstandsberechnungen im triklinen Kristallsystem verwendet werden. Auch erscheint es zweckmäßig, Rechenprogrammen diese Gleichung zugrunde zu legen. Werden Berechnungen von Hand durchgeführt, so lassen sich für die verschiedenen Kristallsysteme Vereinfachungen treffen. Für das monokline Kristallsystem vereinfacht sich Gl. (6.30) zu:

$$|s_{12}| = \left\{ (\Delta x)^2 \cdot a^2 + (\Delta y)^2 \cdot b^2 + (\Delta z)^2 \cdot c^2 + 2 \cdot \Delta z \cdot \Delta x \cdot a \cdot b \cdot \cos\beta \right\}^{1/2} \tag{6.31}$$

sofern ß als monokliner Winkel gewählt wird.

Im orthorhombischen System, in dem $\alpha = \beta = \gamma = 90^\circ$ gilt, vereinfacht sich Gl. (6.30) zu:

$$|s_{12}| = \left\{ (\Delta x)^2 \cdot a^2 + (\Delta y)^2 \cdot b^2 + (\Delta z)^2 \cdot c^2 \right\}^{1/2} \tag{6.32}$$

Hat das Atom 1 mit den Koordinaten $[[x_1\ y_1\ z_1\ ]]$ die Atome 2 und 3 mit den Koordinaten $[[x_2\ y_2\ z_2]]$ und $[[x_3\ y_3\ z_3]]$ als Nachbarn und beträgt der Abstand zwischen den

Atomen s_{12} und s_{13}, so kann der Winkel zwischen den Vektoren $\mathbf{s_{12}}$ und $\mathbf{s_{13}}$ berechnet werden.

$$\cos\psi = \frac{\mathbf{s_{12}} \cdot \mathbf{s_{13}}}{s_{12} \cdot s_{13}} \tag{6.33}$$

Werden die Ausdrücke $(x_2 - x_1) = \Delta_2 x$ und $(x_3 - x_1) = \Delta_3 x$ gesetzt, so berechnet sich das skalare Produkt der beiden Vektoren $\mathbf{s_{12}} \cdot \mathbf{s_{13}}$ für den allgemeinen Fall des triklinen Kristallsystems zu:

$$\begin{aligned} s_{12} \cdot s_{13} = \; & \Delta_2 x \cdot \Delta_3 x \cdot a^2 + \Delta_2 y \cdot \Delta_3 y \cdot b^2 + \Delta_2 z \cdot \Delta_3 z \cdot c^2 + \\ & (\Delta_2 x \cdot \Delta_3 y + \Delta_2 y \cdot \Delta_3 x) \cdot a \cdot b \cdot \cos\gamma + \\ & (\Delta_2 z \cdot \Delta_3 x + \Delta_2 x \cdot \Delta_3 z) \cdot a \cdot c \cdot \cos\beta + \\ & (\Delta_2 y \cdot \Delta_3 z + \Delta_2 z \cdot \Delta_3 y) \cdot b \cdot c \cdot \cos\alpha \end{aligned} \tag{6.34}$$

Da die Vektoren $\mathbf{s_{12}}$ und $\mathbf{s_{13}}$ aus Gl. (6.30) bekannt sind, kann der Winkel ψ aus (6.33) berechnet werden.

Die Genauigkeit einer Abstandsberechnung hängt von der Genauigkeit ab, mit der Gitterkonstanten und Atomkoordinaten bestimmt wurden. Für den einfachen Fall, daß die beiden Atome 1 und 2 nicht über Symmetrieoperationen korreliert sind, beträgt die Varianz für den Abstand s_{12}:

$$\sigma^2{}_{12} = \sigma^2{}_1 + \sigma^2{}_2 \tag{6.35}$$

Bei Symmetrieverknüpfung kann sich dieser Wert verdoppeln.

Die Varianz interatomarer Winkel σ_{123} läßt sich auf ähnliche Weise berechnen:

$$\sigma_{123}^2 = \frac{\sigma_1^2}{s_{12}^2} + \frac{\sigma_3^2}{s_{23}^2} + \frac{\sigma_1^2\sigma_3^2}{s_{12}^2 s_{23}^2} \tag{6.36}$$

Bei Molekülverbindungen werden häufig auch *Torsionswinkel* berechnet. Der Torsionswinkel ω zwischen vier Atomen 1, 2, 3, 4 ist als Winkel zwischen den Normalen auf die Ebenen (123) und (234) definiert. Bei einer Rechtsschraubung nimmt ω positive Werte an [35].

6.14 Grenzen der Methoden und Möglichkeiten

Die Kristallstrukturanalyse kann die räumliche Anordnung der Atome in kristallinen Festkörpern mit hoher Genauigkeit bestimmen und ist den meisten anderen Methoden der Strukturbestimmung überlegen. Flüssigkeiten und Gase können zwar mit Beugungsmethoden ebenfalls untersucht werden, doch erhält man wegen des geringen Ordnungsgrades (Fehlen von *Fernordnung*) lediglich Verteilungskurven der Elektronendichte (Bild 6.5).

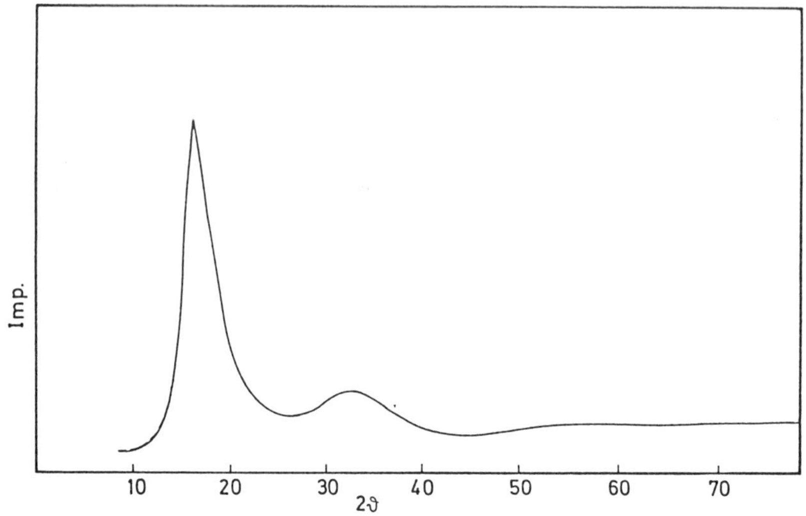

Bild 6.5 Eine radiale Verteilungsfunktion wird bei der Beugung von Röntgenstrahlen an Flüssigkeiten oder Gläsern erhalten.

Auch bei fehlgeordneten Strukturen ist die Voraussetzung einer streng periodischen Atomanordnung nicht oder nur teilweise erfüllt. Die Aussagemöglichkeiten aus Beugungsanalysen werden dadurch eingeschränkt.

Die Koordinaten schwach streuender Atome können neben stark streuenden nur mit verminderter Genauigkeit bestimmt werden. Dies wirkt sich vor allem bei Abstandsberechnungen von Wasserstoffatomen aus, die mit Röntgenmethoden im allgemeinen kürzer erscheinen als mittels Neutronenbeugung. Dies ist einerseits auf den geringen Beitrag leichter Atome zum Gesamtstreuvermögen zurückzuführen, andererseits auch auf den Umstand, daß der Schwerpunkt der Elektronendichteverteilung nicht mit dem Schwerpunkt leichter Atome zusammenfällt.

Die Aussagemöglichkeiten aus Beugungsanalysen lassen sich verbessern, wenn die Kristalle bei tiefer Temperatur (flüssiger Stickstoff oder flüssiges Helium) untersucht werden. Durch geringe Gitterschwingungen werden dann die Interferenzen schärfer und es können mehr Reflexe erfaßt werden. Dadurch verbessert sich das Verhältnis zwischen beobachteten Größen und zu bestimmenden Parametern und das Auflösungsvermögen der Fouriersynthesen steigt. In jedem Falle muß aber geprüft werden, ob bei der Abkühlung keine Phasenumwandlungen auftreten.

6.15 Kristallographische Programmsysteme

Für Kristallstrukturanalysen stehen heute eine große Anzahl leistungsfähiger Programmsysteme zur Verfügung, von denen einige zum Selbstkostenpreis abgegeben werden, andere kommerziell erhältlich sind. Sie können auf den verschiedensten Rechenanlagen verwendet werden, Versionen für Minicomputer und PC sind verfügbar. Einige Programmsysteme sind für Einkristallaufnahmen und Pulveraufnahmen verwendbar und eine große Anzahl ausgezeichneter Spezialprogramme wurden entwickelt. Programme zur Strukturbestimmung führen die folgenden Operationen aus:

(1) Datenerfassung und Diffraktometerkontrolle (Dieser Teil ist apparatespezifisch, die Programme werden mit den Geräten geliefert.),

(2) Bestimmung der Gitterkonstanten, Reduktion der Elementarzelle, Verfeinerung der Gitterkonstanten und Bestimmung der Raumgruppe,

(3) Datenreduktion inklusive $1/LP$ Korrektur, Absorptions- und Extinktionskorrektur,

(4) Lösen des Phasenproblems mittels Patterson- oder Direkter Methoden oder durch Kombination beider Methoden,

(5) Berechnung von Fourier- und Differenzfouriersynthesen mit Peaksuchroutinen, Verfeinerung der Kristallstruktur und Berechnung der Atomkoordinaten,

(6) Analyse der Temperaturschwingungen,

(7) Berechnung interatomarer Abstände und Winkel sowie der molekularen Geometrie,

(8) Fehleranalyse,

(9) Drucken der Tabellen, Zeichnen (auch in stereo) und Bildschirmdarstellung der Struktur.

Das Auflisten gängiger Programmsysteme könnte nie vollständig sein und würde den Rahmen des Buches übersteigen. Auf einige häufig verwendete Programme wurde bereits im Text hingewiesen, eine ausführliche Zusammenstellung von Programmen und Programmsystemen findet man bei *D. K. Smith und Gorter* [36].

7 Das Rietveld Verfahren

7.1 Einleitung

Die Pulverdiffraktometrie ist schon seit Jahrzehnten eines der wichtigsten Instrumente für die Identifizierung und strukturelle Charakterisierung von Materialien. Im Prinzip gibt es keinen Unterschied zwischen Einkristall- und Pulverdaten. Ein ideales Pulverdiffraktometerdiagramm enthält die vollständige Strukturinformation des untersuchten polykristallinen Materials. Sie ist als Überlagerung der Fourier Transformierten vieler Kristalle in statistisch verteilter Orientierung im reziproken Raum anzusehen. Eine Analyse der Peakprofile und die vollständige Aufteilung der Anteile von überlappenden Reflexen führt im Prinzip zu einem Datensatz ähnlich einer Einkristalluntersuchung. Der wichtigste und entscheidende Schritt einer solchen Analyse beruht auf der vollständigen Aufteilung der Intensitätsanteile, selbst bei sehr starker Überlappung der Reflexe. Solche *„pseudo Einkristall"* Datensätze würden es erlauben, die sehr ausgereiften Techniken zur Strukturbestimmung mittels Einkristallen (*Patterson-*, *Fourier-*, *Direkte-Methoden*, (vergl. 6)) auch für polykristalline Materialien zu nutzen.

Die Entwicklung automatischer Diffraktometer und der Einsatz von Computern zur Analyse von Pulverspektren führten seit den siebziger Jahren zu einer starken Wiederbelebung des Interesses der modernen Kristallographie an der Analyse von Pulverdaten. Viele strukturbezogene Probleme betreffen Materialien, die nicht als Einkristalle zur Verfügung stehen, und viele industriell wichtige Substanzen sind nur in polykristalliner Form erhältlich.

7.1.1 Profilverfeinerungsverfahren

In den siebziger Jahren gelangen die ersten *ab initio* Strukturaufklärungen aus Pulveraufnahmen. Diese Arbeiten bestanden im wesentlichen aus zwei Schritten, einer rein mathematischen Analyse der Reflexprofile und Zerlegung in einzelne *Bragg*-Reflexe und anschließender Strukturverfeinerung mit den so erhaltenen integrierten Intensitäten der einzelnen *Bragg*-Reflexe.

Die Zuordnung der integrierten Intensitäten zu einzelnen *Bragg*-Reflexen und anschließende Strukturverfeinerung mit den so erhaltenen *Bragg*-Intensitäten erfolgt in zwei voneinander unabhängigen Verfahrensschritten. Beim Verfeinern der Struktur gibt es keinerlei Rückmeldung auf die gewählten Linienprofile.

Der erste und entscheidende Schritt dieser Vorgangsweise, die systematische Zerlegung einer Pulveraufnahme in die Anteile der beteiligten *Bragg*-Reflexe ohne Bezugnahme auf kristallographische Informationen (*pattern decomposition*), hat sich mit der allgemeinen Verbreitung von (Klein)rechnern rasch entwickelt. Diese Methoden finden heute vor allem für *ab initio* Strukturbestimmung von Pulvern mit anschließender *Rietveldverfeinerung* Anwendung [1,2,3,4].

7.1.2 Die Rietveld Methode

Bei der *Rietveldmethode* wird, zum Unterschied von den reinen Profilverfeinerungsmethoden, primär eine Struktur verfeinert und keine Linienprofile. Die verfeinerbaren Parameter sind neben Profilparametern in erster Linie Parameter des Strukturmodells unter Berücksichtigung zusätzlicher Parameter für Proben- und Instrumenteneffekte auf das Beugungsmuster.

Diese ursprünglich „*whole-pattern-fitting structure refinement*" (*PFSR*) genannten Verfahren werden heute allgemein in Anerkennung der Leistung von *Hugo Rietveld* als „*Rietveld Methode*" bzw „*Rietveld Verfeinerung*" genannt. Er war es, der die ersten computernutzbaren Algorithmen entwickelte, welche die gesamte Information eines Pulverspektrums zu nutzen erlaubte. Er publizierte seine Methode in mehreren Aufsätzen [5,6] und, sehr entscheidend für die Verbreitung der Methode, er war äußerst großzügig bei der Weitergabe seiner Computerprogramme.

Bei der Rietveldmethode werden *least square* Verfeinerungen durchgeführt, bis die beste mögliche Übereinstimmung zwischen gemessenem und einem anhand eines Strukturmodells, sowie von Beugungseffekten, Instrumenten- und Probeneffekten berechneten Pulverspektrums erreicht ist. Ganz entscheidend dabei ist die Möglichkeit, überlappende Reflexe in ihre Anteile, zugehörend zu den verschieden *Bragg*-Reflexen, aufteilen zu können. Diese Eigenschaft war in den bisherigen Methoden zur Strukturverfeinerung von Pulverdaten nicht enthalten.

Rietveldverfeinerungen benötigen ein *Strukturmodell.* Die Wahl eines geeigneten Strukturmodells wird in zahlreichen Fällen aufgrund von Ähnlichkeiten mit strukturell verwandten Substanzen erleichtert, echte *ab initio* Strukturbestimmungen sind nur selten erforderlich. Gute chemische und physikalische Voruntersuchungen und eine sorgfältige Wahl des Strukturmodells sind aber in jedem Falle wichtig.

Die Verfeinerung von Kristallstrukturen aus Pulverdaten ist in vielen Bereichen zumindest für einfachere Strukturen Routine geworden. Die Auswertung einer großangelegten Reihe von Rietveldverfeinerungen durch verschiedene Arbeitsgruppen an identischen Datensätzen zeigte jedoch sehr deutlich den Bedarf an einer gewissen Standardisierung von Mess-, Verfeinerungs- und Abbruchstrategien [7,8].

7.1.3 Verschiedene Strahlenquellen

Prinzipiell bestehen bei der Anwendung der Rietveldmethode keine Unterschiede bei der Verwendung verschiedener Strahlenquellen. *Röntgenstrahlen, Neutronenstrahlen* und *Synchrotronstrahlung* können Verwendung finden und ergänzen einander vortrefflich.

Der elementare Unterschiede zwischen Rietveldverfeinerungen mittels Röntgen- und Neutronendaten besteht im *atomaren Streufaktor* f_j in Gl. (7.5) für den Strukturfaktor. Während Röntgenstrahlen fast ausschließlich an der den Atomkern umgebenden Elektronenhülle gebeugt werden, erfolgt die Beugung von Neutronen hauptsächlich am Atomkern. Der Bereich an dem die Strahlen gebeugt werden, liegt bei Röntgenstrahlen in der Größenordnung von 1 bis 2 Å, was um den Faktor 10^4 größer ist als bei Neutronen. Die Röntgenstreufaktoren f_j (vergl. 4.1) fallen mit zunehmenden Werten von $\sin\theta / \lambda$ stark ab, der Wert für f_j bei $(\sin\theta / \lambda) = 0$ entspricht der Anzahl der Elektronen eines neutralen Atoms, die Streufaktoren zeigen dadurch eine deutliche Abhängigkeit von der Atomnummer.

Die Fouriertransformierte des wesentlich kompakteren Streubereiches von *Neutronen* zeigt keinen signifikanten Abfall über den Winkelbereich, die Atom-, oder besser, *Kernstreufaktoren* von Neutronen sind über den gesamten Streubereich als konstant zu betrachten. Als Maß für das Streuvermögen von Neutronen dient die sogenannte *Streulänge* b_j, die anstelle des atomaren Streufaktors f_j das Streuvermögen von Neutronen beschreibt (Einheiten 10^{-12} cm).

Ferner besteht kein Zusammenhang zwischen b_j und der Ordnungszahl des Atoms. Die Neutronenstrahlung wird im Gegensatz zur Röntgenstrahlung auch von „*leichten*“ Elementen stark gestreut. Die b_j-Werte können sogar negativ sein (dies bedeutet eine Phasenveränderung der Streuung um 180°), alle b_j Werte liegen zwischen +1.5 und -0.64 10^{-12} cm.

Isotope eines Elementes oder im Periodensystem benachbarte Elemente haben oft sehr unterschiedliche Streulängen und können daher gut unterschieden werden (z.B. Si neben Al). Ein interessantes Beispiel von großer praktischer Bedeutung sind ^{1}H und ^{2}H (= D), deren b_j-Werte -0.38 bzw. + 0.65 betragen.

Wegen der unterschiedlichen Streuvermögen der Atome und Isotope unterscheiden sich die Reflexintensitäten von Neutronen- und Röntgendaten ein und desselben Materials. Von Vorteil sind oft die sich in ihrem Informationsgehalt hervorragend ergänzenden Eigenschaften beider Strahlenquellen. Simultane Rietveldverfeinerungen mehrerer Datensätze verschiedener Herkunft sind möglich.

Sehr spektakuläre Erfolge sind auch mit *Synchrotronstrahlenquellen* erzielt worden. Synchrotronstrahlung entspricht einer Röntgenstrahlung hoher Intensität, sie ist sehr stark gebündelt, polarisiert und im Bereich von Nanosekunden gepulst. Die Wellenlänge ist in einem breiten Bereich abstimmbar. All diese Eigenschaften eröffnen auch für Pulveraufnahmen hervorragende Anwendungsmöglichkeiten. Die geringe Divergenz und die streng monochromatische energiereiche Strahlung ermöglichen Pulveraufnahmen von sehr hoher Auflösung auch in kürzester Zeit. Dies ist für *ab initio* Strukturbestimmungen wichtig und ermöglicht auch kinetische Untersuchungen und die Verfolgung von Phasenumwandlungen. Die exakt abstimmbare Wellenlänge macht unter Ausnützung von Absorptionskanten auch die Unterscheidung von im Periodensystem benachbarter Elemente (z.B. Fe/Co) möglich.

In der Praxis wurden die größten Erfolge bei der Strukturanalyse von Pulverdaten durch Kombination verschiedener Strahlungsquellen unter Ausnützung deren spezifischen Besonderheiten erzielt.

7.2 Mathematische Grundlagen

Die Pulveraufnahme eines polykristallinen Materials kann als Überlagerung individueller Reflexprofile betrachtet werden. Die integrierte Fläche jedes Reflexes ist proportional der *Bragg-Intensität* I_K, wobei K für die Millerschen Indizes h, k und l steht.

Gemessen werden bei einer Pulveraufnahme Intensitätswerte y_{oi} (*observed counts*) an Punkten i der Aufnahme in digitaler Form in Folge von mehreren tausend gleichgroßen

Schritten (*step scan*), die sich zu *Bragg-Intensitäten* I_K summieren. Für Messungen mit konstanter Wellenlänge werden üblicherweise die Schrittweite in 2θ und die zu jedem Schritt zugehörige Intensität y_{oi} als Impulszahl, entweder von einem Diffraktometer direkt gemessen oder mittels photometrischer Methoden aus Filmdaten ermittelt. (Typische Schrittweiten des Diffraktometers sind 0.01 bis 0.05° 2θ für Röntgenanlagen mit fixer Wellenlänge und etwas größer für Neutronendaten).

Rietveldverfeinerungen anhand von Neutronendaten sind sowohl für konstante Wellenlängen, anhand derer die Rietveldmethode entwickelt wurde, als auch für *energiedispersive* Messungen (*TOF*) sehr gut geeignet. Abhängig von der Methode werden die Meßschritte im Beugungswinkel 2θ oder bei energiedispersiver Messung in einem Energieparameter wie Geschwindigkeit (für *time-of-flight* Neutronen Daten, *TOF*) oder Wellenlänge angegeben.

Bei fast allen Pulveraufnahmen sind die individuellen Reflexe nicht aufgelöst, sondern teilweise bis vollständig überlappt. Es tragen also mehrere Reflexe zur gemessenen Intensität y_{oi} an einem beliebig gewählten Punkt *i* der Aufnahme bei.

Den beobachteten Intensitäten y_{oi} werden berechnete Intensitäten y_{ci} am Meßpunkt *i* gegenübergestellt. Die berechneten Intensitäten y_{ci} für jeden Meßpunkt werden aus dem Strukturmodell durch Aufsummieren der Beiträge innerhalb eines bestimmten Bereiches benachbarter Reflexe und dem Untergrund nach Gl. (7.1) berechnet.

$$y_{ci} = S \cdot \sum_K L_K \cdot |F_K|^2 \cdot \Phi(2\theta_i - 2\theta_K) \cdot P_K \cdot A \cdot S_r \cdot E + y_{bi} \qquad (7.1)$$

K	steht für die Millerschen Indizes *h, k* und *l* eines Braggschen Reflexes
S	Skalierungsfaktor
L_K	enthält Lorentz, Polarisations- und Multiplizitätsfaktor (vergl. 4.6)
F_K	Strukturfaktor für den Bragg Reflex *K*
Φ	Funktion für das gewählte Reflexprofil
P_K	Faktor für bevorzugte Orientierung
A	Absorptionsfaktor
S_r	Faktor für Oberflächenrauhigkeit
E	Extinktionskoeffizient
y_{bi}	Untergrundintensität am *i*-ten Meßpunkt

Bei der Rietveldmethode wird versucht, die berechneten Werte y_{ci} an gemessene Intensitätswerte nach der Methode kleinster Fehlerquadrate (*least squares*) anzupassen. In allen Fällen ist die „beste Anpassung" (*best fit*) die optimale *least square* Anpassung an alle mehrere tausend Datenpunkte y_{oi} gleichzeitig.

Die Größe S_y die im *least square* Verfeinerungsprozess minimiert wird, ist nach Gl. (7.2) mit der Summe über alle Datenpunkte definiert:

$$S_y = \sum_i w_i (y_{o_i} - y_{ci})^2 \qquad (7.2)$$

w	Gewichtungsfaktor, im allgemeinen $w = 1/y_{oi}$, ,
y_{oi}	die gemessene Intensität am *i*-ten Messpunkt.
y_{ci}	die berechnete Intensität für den Messpunkt *i*.

Die verfeinerbaren Modellparameter enthalten nicht nur Atompositionen, Temperaturfaktoren und Besetzungszahlen, welche mit dem Strukturfaktor berechnet werden, sondern auch Parameter für den Untergrund, für Gitterkonstanten, für geometrische und Instrumenteneigenschaften, für Probenabweichungen, wie Fehler in der Probenhöhe oder Probendurchlässigkeit (*transparency*), für amorphe Anteile und für profilverbreiternde Anteile wie Kristallitgröße und Gitterstörungen (*microstrain*). In einigen Fällen ist die Berücksichtigung der Extinktion ebenfalls notwendig, obwohl das Problem im allgemeinen bei Pulvern wesentlich geringer ist als bei Einkristallen.

Mehrere Phasen können simultan verfeinert werden, und vergleichende Analysen der verschiedenen Skalierungsfaktoren sind derzeit eine der besten Methoden zur Durchführung quantitativer Analysen. Das *least square* Minimierungsverfahren führt zu einem Satz von *Normalgleichungen*, welche die Ableitungen aller berechneten Intensitäten y_{ci} in Bezug zu jedem verfeinerbaren Parameter enthalten und durch Inversion der Normalmatrix mit den Elementen $\boldsymbol{M}_{jk}$ lösbar ist.

$$\boldsymbol{M}_{jk} = -\sum_i 2w_i\left[(y_{oi}-y_{ci})\cdot\frac{\delta^2 y_{ci}}{\delta x_j \delta x_k} - \left(\frac{\delta y_{ci}}{\delta x_j}\right)\left(\frac{\delta y_{ci}}{\delta x_k}\right)\right] \tag{7.3}$$

x_j, x_k sind der Satz verfeinerbarer Parameter.

Es geht also um die Aufstellung und Invertierung einer m * m Matrix, wobei m die Anzahl der verfeinerten Parameter ist. Die verbleibende Funktion ist nicht linear, die Lösung muß daher auf iterativem Weg gefunden werden. Die ursprünglichen Werte der Parameter werden wiederholt um

$$\Delta x_k = \sum \boldsymbol{M}_{jk}^{-1}\cdot\frac{\delta S_y}{\delta x_k} \tag{7.4}$$

verändert, um ein besseres Modell zu erhalten. Da die Beziehungen zwischen den verfeinerbaren Parametern und den Intensitäten nicht linear sind, muß das Startmodell schon sehr nahe an der korrekten Struktur sein, um beim Verfeinerungsprozess zu einem *globalen Minimum* zu führen. Bei schlecht gewählten Startwerten kann die Verfeinerung ganz mißlingen oder in einem *Nebenminimum* (vergl. 7.8.5) einpendeln. Dies ist jedoch eine Eigenschaft aller *least-square* Verfahren, und nicht beschränkt auf Rietveld Verfeinerungen.

7.2.1 Der Strukturfaktor F_K

Die Intensität eines *Bragg* Reflexes I_K ist dem Quadrat des Absolutwertes des Strukturfaktors, $|F_K|^2$·proportional. Der Strukturfaktor F_K (vergl. 4.3) wird nach Gl. (7.5)

$$F_K = \sum_{j=1}^{N} N_j \cdot f_j \cdot \exp\left[-M_j\right]\cdot\exp\left[2\pi i(hx_j + ky_j + lz_j)\right] \tag{7.5}$$

definiert:

N_j ist der in 4.4 besprochene *Positionsmultiplikator* für die Atomposition j. N_j entspricht der tatsächliche Besetzungszahl (Zähligkeit einer speziellen Punktlage) dividiert durch die Multiplizität der Position (Zähligkeit einer allgemeinen Punktlage). Vor allem bei der Verwendung der Skalierungsfaktoren zur *Quantitativen Phasenanalyse* müssen die Multiplizitäten übereinstimmend spezifiziert werden.

f_j ist der atomare Streufaktor.

M_j ist der in Gl. (4.3) definierte Temperaturfaktor, $\overline{u}^2$ entspricht dem mittleren Quadrat der durch thermische und durch die Verteilungsstatistik bedingten Abweichung des Atoms *j* parallel zum Diffraktionsvektor.

$$M_j = 8\pi^2 \overline{u}_s^2 \sin^2\theta \,/\, \lambda^2 \qquad (7.6)$$

h, *k* und *l* sind die Millerschen Indizes.
x_j, y_j und z_j sind die Positionsparameter des *j*-ten Atoms in der Einheitszelle.

7.2.2 Der Untergrund y_{bi}

Bereits bei der Röntgenaufnahme sollte man darauf achten, den Untergrund möglichst gering zu halten (vergl. 2.8.3) und vor allem die Bestrahlung des Probenhalters auszuschließen sowie Fluoreszenzstrahlung zu vermeiden.

Eine sorgfältige Berücksichtigung des Untergrundverlaufes ist eine wichtige Voraussetzung für Strukturuntersuchungen. Dies kann entweder durch tabellarische Angabe von Untergrundintensitäten, durch eine lineare Interpolation zwischen ausgewählten Untergrundpunkten in der Aufnahme oder durch eine *Untergrundfunktion* geschehen. Ein Untergrundwert wird von der Reflexintensität abgezogen, die dann zur Berechnung von Strukturparametern herangezogen wird. Falls die berechneten Reflexprofile nicht zu schmal gewählt werden, ist es keine Seltenheit, daß sich 20 oder mehr Reflexe an einem Punkt *i* zur Intensität y_{ci} summieren. Bei Überlappungen werden, vor allem bei visueller Auswahl der Untergrundwerte, diese in den meisten Fällen zu hoch angenommen. Die für die Reflexe verbleibende Intensität wird dadurch zu gering bestimmt. Schlechte Untergrundbestimmung beeinflußt in erster Linie die Temperaturparameter und die Besetzungsdichten.

Empfehlenswert ist in jedem Fall die Mitverfeinerung einer Untergrundfunktion. Neben der Möglichkeit auf einfache Weise y_{bi} von y_{oi} zu subtrahieren, können auch Informationen über die Probe erhalten werden, wie z.B. die Charakterisierung und Quantifizierung einer amorphen Komponente (z.B. unvollständig kristallisierte Gele und Polymere). Eine Verfeinerung des Untergrundes ist nur mittels einer Funktion möglich, die auch verfeinerbare Parameter für amorphe Anteile in der Probe enthalten kann. Ein einfaches Polynom fünften Grades wie in Gl. (7.7) ist schon in der Lage, Erhebungen in der Untergrundkurve, wie sie bei amorphen Anteilen typisch sind, zu berücksichtigen, aber auch eine Reihe anderer Funktionen sind in Verwendung. Im Normalfall ist die Verwendung von nur drei Termen ausreichend.

$$y_{bi} = \sum_{m=0}^{5} B_m \left[(2\theta_i \,/\, B_p) - 1 \right]^m \qquad (7.7)$$

B_p ist der Ursprung der Untergrundfunktion, vom Programmanwender einzugeben.
B_m sind die m verfeinerbaren Polynomglieder.

7.2.3 Die bevorzugte Orientierung

Bevorzugte Orientierung in einer Probe entsteht immer dann, wenn die Kristallite in der Probe eine Richtung bevorzugt einnehmen (z.B. Plättchen). Die bevorzugte Ausrichtung einer kristallographischen Achse hat zur Folge, daß die Intensität der Reflexe in dieser Richtung überproportional groß ist. Erneute Probenpräparation ändert meist nur das Ausmaß der bevorzugten Orientierung, nicht aber die Tatsache selbst.

Bevorzugte Orientierung verursacht eine systematische Beeinflussung der Reflexintensitäten, die Abweichung kann mathematisch berechnet und korrigiert werden. Die Funktion der bevorzugten Orientierung P_K in Gl. (7.2) ist in den meisten Rietveldprogrammen nach Gl. (7.8) oder (7.9) implementiert.

$$P_K = \exp(-G_1 \alpha_K^2) \tag{7.8}$$

oder

$$P_K = (G_2 + (1 - G_2) \cdot \exp(-G_1 \alpha_K^2) \tag{7.9}$$

G_1 und G_2 sind verfeinerbare Parameter und α_K ist der Winkel zwischen dem Diffraktionsvektor $\boldsymbol{d_K}^*$ und der bevorzugten Achse. Die Gleichungen (7.8) bzw. (7.9) für P_K sind besonders geeignet, wenn der Anteil der bevorzugten Orientierung nicht allzu groß ist.

Für stark ausgeprägte Orientierungen wurde kürzlich die Überlegenheit der *March Funktion* in ihrer Anwendung aufgezeigt und ist derzeit als *March-Dollase* Funktion, entsprechend Gl. (7.10) in einigen Rietveldprogrammen enthalten [9,10].

$$P_K = (G_1^2 \cos^2 \alpha + (1/G) \sin^2 \alpha)^{-3/2} \tag{7.10}$$

Diese Funktion erlaubt sogar quantitative Phasenanalysen bei Proben mit Textureffekten.

Eine andere sehr erfolgreiche Funktion zur Behandlung der bevorzugten Orientierung ist die von *Ahtee and al.* [11]. Der Effekt der bevorzugten Orientierung wird durch Erweiterung der Orientierungsfunktionen in Kugelfunktionen modelliert. Dieses Modell ist ebenfalls in einem Rietveldprogramm enthalten (vergl 7.7) und soll für Neutronen-, Synchrotron- und Röntgenstrahlen Gültigkeit haben. Bei Versuchen wurde eine gute Übereinstimmung der berechneten Korrektur mit gemessenen Textureffekten erzielt.

Nicht zu verwechseln mit der bevorzugten Orientierung ist die *Körnung* der Probe. Sie ist ein Problem der Teilchenstatistik und entspricht einer inadequaten Größenverteilung der Kristallite in der Probe. Eine wiederholte Probenpräparation wird in diesem Fall das Verhältnis der gemessenen Intensitäten zueinander ändern. Für Körnungseffekte gibt es keine nachträgliche Korrekturmöglichkeit.

7.2.4 Die Oberflächenrauhigkeit S_r

Der Einfluß der *Oberflächenrauhigkeit* (*Probenrauhigkeit* (vergl. 2.8.2)) kann weit größer sein, als allgemein berücksichtigt wird. Die meisten Rietveldprogramme berücksichtigen diese (noch) nicht. Es handelt sich um einen speziellen Absorptionseffekt, der die Intensitäten bei kleinen Winkeln stärker verringert als bei hohen. Unkorrigierte Oberflächenrauhigkeitseffekte sind möglicherweise ein Grund für die oft sehr schlechten

Temperaturparameter aus mittels *Rietveld*-Methoden verfeinerten Röntgendaten. Bei einer Korrektur der Intensitäten von Röntgendaten wurden wesentlich bessere Temperaturparameter als mit unkorrigierten Daten erzielt [12,13].

7.2.5 Der Extinktionsfaktor *E*

Die Extinktion führt im allgemeinen bei Pulvern zu keiner wesentlichen Beeinflussung der relativen Intensitäten, lediglich bei hochsymmetrischen Materialien bzw. bei sehr großen Kristalliten kann sich dieser Effekt störend bemerkbar machen. Das Problem wurde ausführlich diskutiert und Korrekturterme mit verfeinerbaren Parametern wurden vorgeschlagen [14,15,16].

7.3 Die Profilfunktionen

Die Breite und Form jedes Reflexprofiles werden von vielen Faktoren beeinflußt und setzen sich aus mehreren Beiträgen zusammen. Jedes gemessene Diffraktionsprofil ist immer eine Überlagerung von *Gerätediffraktionsprofil* und *„intrinsischen“* Diffraktionsprofilen.

Das *Instrumentenprofil* wird durch die *„Optik“* des Gerätes bestimmt. Die reinen Gerätefaktoren wie z.B. Größe der Strahlenquelle, Strahlungscharakteristik, Blendengröße, Monochromator und die relative Plazierung dieser Objekte zueinander (vergl. 2.8.2) als Ursache für das *„Geräteprofil“* sind naturgemäß stark vom Gerätetyp, von den gewählten Einstellungen und von der Meßmethode abhängig.

Wenn keine probenbedingten verbreiternden Effekte auftreten, entsprechen die gemessenen Profilbreiten und -formen den Instrumentenprofilen. Zur Beurteilung des *Auflösungsvermögens* eines Gerätes wird die Breite der Instrumentenprofile als Maß genommen. Als Vergleichswert für die Auflösung dient die Größe $\Delta d/d$, wobei Δd der *Profilhalbwertsbreite* entspricht. Für normale Röntgendiffraktometer mit Sekundärmonochromator gilt eine minimale Halbwertsbreite von 0,08° 2θ als gut.

Die *intrinsischen Diffraktionsprofile* werden von der mikrostrukturellen Charakteristik der Probe, wie etwa Kristallitgröße, Kristallisationsgrad und Gitterfehlern (*microstrain*) verursacht. Die einzelnen profilbeeinflussenden Faktoren setzen sich nicht einfach additiv zusammen, die Kombination der Einflüsse ist gut untersucht [17,18].

7.3.1 Analytische Profilfunktionen

Die an einem beliebigen Punkt einer Pulveraufnahme gemessene Intensität y_{oi} enthält meistens Intensitätsbeiträge mehrerer *Bragg*-Reflexe. Die Kenntnis der Form des Reflexprofils eines einzelnen *Bragg*-Reflexes, das heißt eine möglichst gute Darstellung und Modellierung der Funktion Φ in Gleichung (7.2), ist daher sehr wichtig.

Die verwendete *Profilfunktion* muß differenzierbar sein, um Parameter darin verfeinern zu können. Daher wurden bisher hauptsächlich analytische Profilfunktionen verwendet, die sich für Neutronenprofile und Röntgenprofile unterscheiden. Es gibt aber auch andere Ansätze. Eine Zusammenstellung verwendeter Profilfunktionen gibt Tabelle 7.1.

Neutronendiffraktionslinien sind relativ breit und lassen sich fast über den gesamten Winkelbereich mit Hilfe einer *Gaußfunktion* gut beschreiben. Röntgenlinien sind intrinsisch schärfer als Neutronenreflexe und deshalb sind die Unterschiede zwischen berechneten und gemessenen Röntgenprofilen verhältnismäßig größer (typische Halbwertsbreite von Neutronenreflexen bei niederen Winkeln betragen ca 0,3° 2θ, verglichen mit ca. 0,1° 2θ für Röntgenreflexe).

Der Hauptgrund für die langsamere Entwicklung der Profilanpassungsverfahren für Röntgenaufnahmen besteht jedoch in der viel komplizierteren Form der Profile. Röntgenreflexe können nicht mittels einer einfachen Funktion angepaßt werden, da sich die Profilform signifikant über den 2θ Bereich ändert. Bei niedrigen Winkeln bestimmen Instrumentenfaktoren die Halbwertsbreite und führen zu beachtlicher Asymmetrie. Bei hohen Winkeln dominiert die spektrale Dispersion und die Profilform wird durch das Emissionsspektrum der Strahlenquelle kontrolliert.

Verschiedene Analysen der Röntgen Profilform führten alle zu annähernd *Gaußfunktionen* bei niederen Winkeln und Tendenz zu *Lorentzprofilen* bei höheren Winkeln [19]. *Pseudo-Voigt* Funktionen ergeben bei höheren Winkeln gute Anpassungen, sie werden aber zunehmend schlechter bei niederen Winkeln. Auch führen sie zu systematischen Fehlern bei der Intensitätsberechnung stark überlappender Reflexe. Die analytischen Funktionen, die in einigen der am weitesten verbreiteten Programme verwendet werden, sind neben reinen und modifizierten *Gauß-* und *Lorentzfunktionen* zwei verschiedene *pseudo-Voigt* und die *Pearson VII* Funktion [20, 21, 22].

Obwohl die Mischungsparameter zwischen den *Gauß-* und *Lorentzanteilen* der Profile winkelabhängig verfeinerbar sind, gibt keine der derzeit in Rietveldprogrammen verwendeten Funktionen (Tabelle 7.1) eine genaue Anpassung über den gesamten Winkelbereich.

Tabelle 7.1 Profilfunktionen

Gauß-Funktion *G* (für Neutronendaten)

$$P(2\theta_i - 2\theta_K) = \frac{\sqrt{4\ln 2}}{H_K\sqrt{\pi}} \cdot \exp\frac{-4\ln 2(2\theta_i - 2\theta_K)^2}{H_K^2} = G$$

Lorentz-Funktion *L* (für extreme Probenverbreiterung)

$$P(2\theta_i - 2\theta_K) = \frac{2}{H_K\pi} \cdot \frac{1}{\left[1 + 4(2\theta_i - 2\theta_K)^2 / H_K^2\right]} = L$$

Mod1 Lorentz

$$P(2\theta_i - 2\theta_K) = \frac{2\sqrt{4(\sqrt{2}-1)}}{H_K\pi} \cdot \frac{1}{\left[1 + C_2(2\theta_i - 2\theta_K)^2 / H_K^2\right]^2}$$

Mod2 Lorentz

$$P(2\theta_i - 2\theta_K) = \frac{\sqrt{4(2^{2/3}-1)}}{2H_K} \cdot \frac{1}{\left[1+4(2^{2/3}-1)(2\theta_i - 2\theta_K)^2 / H_K^2\right]^{2/3}}$$

Pseudo Voigt ***pV***, (Mischung aus Lorentz- und Gaußanteilen)

$$P(2\theta_i - 2\theta_K) = \eta L + (1-\eta)G \qquad \eta = NA + NB*(2\theta)$$

der Mischungsparameter η kann in der *pV* Funktion als Funktion von 2θ verfeinert werden, wobei *NA* und *NB* die verfeinerbaren Parameter sind.

Pearson VII (ebenfalls Mischung aus Gauß- und Lorentzanteilen)

$$P(2\theta_i - 2\theta_K) = \frac{2\sqrt{m(2^{1/m}-1)}}{H_K^2\sqrt{\pi\,(m-0.5)}} \cdot \left[(1+4(2^{1/m}-1)(2\theta_i - 2\theta_K)^2 / H_K^2\right]^{-m}$$

$$m = NA + NB/2\theta + NC/(2\theta)^2$$

m kann als Funktion von 2θ verfeinert werden,
die verfeinerbaren Parameter sind *NA, NB* und *NC.*
H_K ist die gesamte Breite bei halber Höhe (*FWHM*) des Bragg-Reflexes *K*.

Modifizierte Thompson-Cox-Hastings-pseudo-Voigt, TCHZ

$$P(2\theta_i - 2\theta_K) = \eta L + (1-\eta)G \qquad \eta = \sum_{i=1}^{3} C_i (\Gamma_L / \Gamma)^i$$

C_i sind numerische Konstanten zwischen 0 und 5. Sie werden durch Anpassung an echte Voigt-Funktionen bestimmt.

Γ_L Lorentzanteil an der Halbwertsbreite
Γ_G Gauss-Anteil an der Halbwertsbreite
Γ gesamte Halbwertsbreite

$$\Gamma = \sqrt[5]{\sum_{i=0}^{5} \Gamma_L^i \Gamma_G^{5-i}} \qquad \Gamma_G = \sqrt{U\tan^2\theta + V\tan\theta + W + z/\cos^2\theta}$$

$$\Gamma_L = x\tan\theta + y/\cos\theta$$

u, v, w, x, y und *z* sind verfeinerbare Parameter.

Die Anwendung komplexerer Funktion, wie z.B. die Überlappung von sieben Lorentzfunktionen oder Faltung einer *pseudo Voigt* mit einer *Exponentialfunktion* [23,24], führt zwar zum Erfolg, in beiden Fällen sind jedoch eine Eichung der Funktionsparameter mit Hilfe einer gut kristallisierten Referenzsubstanz notwendig und die so ermittelten Funktionen sind nur für ein bestimmtes Instrument gültig. Diese mathematische Annäherung an das Problem der Profilform erlaubt keine Rückschlüsse auf die instrumentellen Faktoren, welche die Profilform beeinflussen.

Erst in jüngster Zeit gelangen mit einem von der Idee her eigentlich schon sehr alten Ansatz, wobei die Profilform in Termen von Instrumentenfaktoren und Probencharakteristika ausgedrückt wird, beachtliche Erfolge. Ausgangspunkt für die Entwicklung dieser Methode ist die *Convolution* Gleichung [25].

Bei diesem Ansatz enthalten die Variablen Parameter wie Eingangsschlitzweite und -länge, Absorptionskoeffizient der Probe etc. Ein großer Vorteil dieser Methode ist der Umstand, daß ein großer Teil dieser Parameter von vornherein bekannt sind. Bei dieser universellen Methode zur Anpassung von Linienprofilen sind die verfeinerten Parameter physikalisch zuordenbare und meßbare Terme, deren Gültigkeit offenkundig ist. Mit dieser Methode ist auch die Justierung und optimale Auflösung des Diffraktometers unzweideutig festzustellen, und geringe Verbreiterungen der Profile werden erkennbar. Synthetische Profile als Basis für die Parameterverfeinerung ermöglichen auch Kristallitgrößenanalysen und die Bestimmung von Gitterstörungen schon bei wesentlich geringerer Verbreiterung der Profile. Diese Funktion ist derzeit noch in keinem der erhältlichen Rietveldprogramme enthalten [26].

Eine weitere Methode versucht mit Hilfe differenzierbarer *Zahlenvektoren*, die aus einzelnen Peaks ermittelt und für die weiteren Winkelbereiche extrapoliert werden, Linienanpassungen vorzunehmen [27].

Für energiedispersive Daten (Neutronen *Time-of-flight* oder *„weiße"* Synchrotronstrahlung mit energiesensitivem Detektor) muß 2θ durch einen energieabhängigen Term ersetzt werden. Die Linienprofile für diese Art von Messungen sind stark asymmetrisch.

Die Modellierung asymmetrischer Profile ist noch immer mit Schwierigkeiten verbunden. Die Einflüsse unterscheiden sich nicht nur für verschiedene Geräte, sondern ändern sich auch mit der Justierung und der Wahl der Meßbedingungen. Ein Ansatz besteht in der Verwendung zweier variabler *Lorentzfunktionen* für jede Hälfte des Profils, um die Asymmetrie zu modellieren. Diese Aufteilung der Profile in zwei Hälften und Verwendung der selben Funktion mit unterschiedlich variierbarer Parameter für die beiden Hälften eines Profils, wurden von einigen Autoren für verschieden Strahlenquellen angewendet [28].

7.3.2 Winkelabhängigkeit der Linienprofile

In allen analytischen Funktionen ist es notwendig, die Winkelabhängigkeit der Profilbreite zu modellieren. Üblicherweise wird die Breite eines Reflexes bei halber Höhe angegeben (*full-width-at-half-maximum, FWHM* = H_K)

$$H_K^2 \doteq U \tan^2\theta + V \tan\theta + W \tag{7.11}$$

wobei U, V und W verfeinerbare Parameter sind.

Diese ursprünglich für die Neutronendiffraktometrie entwickelte Beziehung [29] hat sich auch für weniger ideale oder asymmetrische Reflexformen durchgesetzt. Problematisch ist diese Beziehung jedoch bei hochauflösenden Röntgenapparaturen, wo linienverbreiternde Einflüsse wie Kristallitgröße und Gitterstörungen deutlich die Reflexbreite beeinflussen und obige Winkelabhängigkeit nicht mehr gültig ist.

7.3.3 Abbruch der Profile

Ein zusätzlicher und wichtiger Aspekt bei der Betrachtung und Auswahl von Profilfunktionen ist die Entscheidung, wie weit vom Maximum entfernt die auslaufenden Profile als noch nicht vernachlässigbar klein zu betrachten sind.

Werden die Reflexprofile zu früh abgebrochen, werden verbleibende Restintensitäten dem Untergrund zugerechnet. Dies hat wiederum ernste Effekte auf die Temperaturparameter und Besetzungsdichten zur Folge. Für zu große Reflexbreiten wird die Berechnungszeit unverhältnismäßig lang durch Berücksichtigung einer großen Anzahl überlappender Reflexe, die zur Intensität y_{oi} beitragen.

Die Wahl der Abbruchbreite ist stark von der verwendeten Profilfunktion abhängig. Ein *Lorentzprofil* sollte nicht so früh abgebrochen werden wie ein *Gaussprofil*, bei *pseudo Voigt* Funktionen wird die Modellierung im allgemeinen nach 5 Halbwertsbreiten abgebrochen. Im Programm *GSAS* wurden die Schwierigkeiten bei der Verwendung gleicher Abbruchskriterien für verschiedene Funktionen durch Verwendung eines Bruchteiles des Reflexmaximums anstelle eines Vielfachen der Halbwertsbreite gelöst.

7.4 Generalisierte Koordinaten und festgehaltene Parameter

Schon bei den früheren Pulververfeinerungsverfahren mit integrierten Intensitäten war es auf der Suche nach einer Methode, um schlecht verfeinernde Atome (z.B. wegen schlechtem Reflex/Parameter Verhältnisses) zu repositionieren, naheliegend, interatomare Abstände und Winkel als zusätzliche Informationen zu verwenden und einige Parameter als Funktion von anderen Parametern auszudrücken. Diese Möglichkeit, zusätzliche Informationen in die Rietveldverfeinerung aufzunehmen, wird heute sehr erfolgreich angewendet und ist in vielen Rietveldprogrammen enthalten (vergl. 7.7).

Prinzipiell gibt es dazu verschiedene Wege. Bei den sogenannten *harten* Bedingungen (*constraints*) muß die definierte Beziehung exakt erfüllt sein. Dies gilt z.B. für Symmetriebedingungen spezieller Punktlagen, die keinen Spielraum zulassen. Der häufigere Fall sind die *weichen* Bedingungen (*restraints*), wobei gewisse Beziehungen (z.B. Winkel, Abstände) näherungsweise eingegeben und innerhalb vorgegebener Grenzen veränderbar sind. Der Grad der Näherung kann auch gewichtet werden.

Constraints sind in der mathematischen Behandlung aufwendiger und deren geringe Flexibilität kann auch oft eine Einschränkung bedeuten. *Restraints* erlauben eine gewisse Abweichung vom vorgegebenen Wert und werden in der Berechnung ähnlich wie Meßpunkte behandelt. Die beiden Terme werden in der Literatur jedoch nicht immer übereinstimmend verwendet

Die Verwendung von *Restraints* bringt in fast jeder Verfeinerung Vorteile. Gründe dafür sind eine Stabilisierung der Verfeinerung, eine Vermeidung von falschen Minima und schnellere Konvergenz. Durch Verbesserung des Information/Parameter Verhältnisses können mehr Parameter verfeinert werden, und selbst Meßdaten schlechterer Qualität werden dadurch noch aufgewertet.

Unverzichtbar ist die Verwendung besonders bei sehr komplexen Strukturen mit großen Gitterkonstanten oder bei Aufnahmen mit sehr starker Profilverbreiterung und daraus resultierender schlechter Auflösung.

Große Erfolge wurden z.B. bei Polymeren und anderen makromolekularen Strukturen durch Ersatz einzelner Parameter durch *globale Größen* erzielt. Vor allem bei makromolekularen Verbindungen sind die Strukturen der Untereinheiten oft gut bekannt und nur die Abstände und die gegenseitige Orientierung der Untereinheiten sind zu verfeinern. Erfolgreich angewendet wurde die Methode z.B. zur Verfeinerung von isotaktischem *Polypropylen* und anderen Polymerstrukturen, deren Pulveraufnahmen nur sehr wenige stark verbreiterte Reflexprofile zeigen. Nur die Abstände und Torsionswinkel der einzelnen Untergruppen wurden als sogenannte *generalisierte Koordinaten* verfeinert. Dies reduziert die Größe der Normalmatrix von über 100 auf ca. 20, abhängig davon welche Parameter der Struktur als gut genug bekannt angenommen werden. Vorreiter für die Verwendung von sogenannten *weichen* und *harten* Bedingungen (*constraints* und *restrainst*) ist *Bärlocher* mit einer großen Anzahl von Veröffentlichungen [30].

7.5 Kriterien der Anpassung

Während einer Rietveldverfeinerung werden die verfeinerbaren Parameter verändert, bis die Funktion S_y in Gl. (7.2) ein Minimum erreicht, das heißt, die beste Übereinstimmung zwischen berechnetem und gemessenem Profil erreicht ist. Diese Übereinstimmung hängt stark von Auffinden des globalen Minimums und der Wahl des richtigen Strukturmodells ab.

Zur Abschätzung dieser Situation, zur Verfolgung des Verfeinerungsprozesses und zum Abbruch der Verfeinerung sind mehrere Kriterien und Indikatoren von Bedeutung. Analog zur Einkristall- und konventionellen Pulveranalyse (EP) werden ein Strukturfaktor-R-Wert und ein *Bragg-R*-Wert formuliert.

Einen Überblick über Übereinstimmungsfaktoren gibt Tabelle 7.2

Tabelle 7.2 Übereinstimmungskriterien

$$R_F = \frac{\sum_K \left\| F_o \right| - \left| F_c \right\|}{\sum_K \left| F_o \right|}$$

R_F-Wert für EP

$$R_F = \frac{\sum_K \left| \sqrt{I_K(\text{"}obs\text{"})} - \sqrt{I_K(calc)} \right|}{\sum_K \sqrt{I_K(\text{"}obs\text{"})}}$$

R_F-Wert für Rietveld

$$R_w = \frac{\sum_K w \cdot \left| \left| F_o \right|^2 - \left| F_c \right|^2 \right|}{\sum_K w \cdot \left| F_o \right|^2}$$

R_W-Wert für EP

$$R_B = \frac{\sum_K \left| I_K(\text{"}obs\text{"}) - I_K(calc) \right|}{\sum_K I_K(\text{"}obs\text{"})}$$

R_B-Wert für Rietveld

I_K sind dabei die integrierten Intensitäten des Reflexes K, die „gemessenen" Intensitäten werden durch Zerlegung der gemessenen Profile in ihre Intensitätsanteile gemäß dem berechneten Verhältnis bestimmt.

Der Profilübereinstimmungsindex R_p bzw. dessen gewichtetes Pendant R_{wp} werden in verschiedenen Programmen mit oder ohne Untergrundkorrektur berechnet

$$R_p = \frac{\sum_i |y_{oi} - y_{ci}|}{\sum_i y_{oi}} \qquad R_p = \frac{\sum_i |y_{oi} - y_{ci}|}{\sum_i |y_{oi} - y_{bi}|}$$

$$R_{wp} = \left[\frac{\sum_i w_i (y_{oi} - y_{ci})^2}{\sum_i w_i (y_{oi})^2}\right]^{1/2} \qquad R_{wp} = \left[\frac{\sum_i w_i (y_{oi} - y_{ci})^2}{\sum_i w_i (y_{oi} - y_{bi})^2}\right]^{1/2}$$

y_{oi} und y_{ci} sind die gemessenen bzw. berechneten Intensitäten am Messpunkt i des Profils, w_i ist die Gewichtung der Messpunkte, normalerweise $(1/y_i)$.

Der theoretische minimale Wert für R_{wp} wird als Erwartungswert bezeichnet

$$R_{\text{exp}} = \left[\frac{(N - P + C)}{\sum w_i (y_{oi})^2}\right]^{1/2}$$

N, P und C sind die Anzahl der Messpunkte, der verfeinerten Parameter und der angewendeten Constraints.

Das Gütekriterium „***S***" (goodness-of-fit index, *GOF*)

$$S = \frac{R_{wp}}{R_{\text{exp}}} = \left[\frac{\sum_i w_i (y_{oi} - y_{ci})^2}{(N - P + C)}\right]^{1/2}$$

Durbin-Watson Statistik „***d***"

$$\boldsymbol{d} = \sum_{i=2}^{N} \frac{(\Delta y_i - \Delta y_{i-1})^2}{\left(\Delta \prod_{i=1}^{N} y_i\right)^2} \qquad \Delta y_i = (y_{oi} - y_{ci})$$

Angelehnt an die Einkristallkristallographie (EP) sind verschiedene R-Werte allgemein in Verwendung. Obwohl der *Bragg-R-Wert* R_B und der *Strukturfaktor-R-Wert* R_F beim Rietveldverfahren nicht auf tatsächlich gemessenen Braggintensitäten, sondern aufgrund des Strukturmodells berechneten Intensitäten beruhen, und somit vom Modell abhängig sind, sind die R-Werte doch annähernd mit den R-Werten der Einkristallverfeinerung vergleichbar. Zum Vergleich von Verfeinerungen verschiedener Pulverdiffraktionsdaten sind hauptsächlich der Vergleich von *Bragg- und Strukturfaktor-R-Werten* geeignet.

Rein mathematisch betrachtet ist R_{wp} (*weighted profile*) der aussagekräftigste der R-Werte. Dieser kann jedoch durch Umstände, die nicht in der Qualität des Strukturmodells liegen, stark beeinflußt werden. Auch Verunreinigungen der Probe oder zusätzliche Reflexe von der Probenhalterung vergrößern die R_{wp}-Werte. Die Untergrundintensitäten sind in der Berechnung enthalten und mit verändertem Reflex/Untergrund Verhältnis (z.B. fluoreszierende Proben oder schlecht monochromatisierte Strahlung) ändert sich auch der R_{wp}-Wert. Für den Vergleich verschiedener Verfeinerungen ist die Art der Berechnung des R_{wp}-Wertes in verschiedenen Programmen unbedingt zu berücksichtigen. Die Unterschiede ergeben sich durch die Wahl des Gewichtsfaktors und aus der verschiedenen Definition der Intensität an einem bestimmten Meßpunkt, die zur Berechnung herangezogen wird. Es ist vor allem zu beachten, ob bei der Berechnung der Summe der Untergrund bei der Reflexintensität eingeschlossen oder abgezogen wird und ob Bereiche der Diffraktometeraufnahme ohne Reflexanteile ausgelassen werden.

Die Berechnung der *Profil-R-Werte* unter Einbeziehung des Untergrundes ergibt ein genaueres Bild der Gesamtübereinstimmung zwischen gemessenem und berechnetem Profil, für den Vergleich verschiedener Verfeinerungen ist die Methode unter Abzug des Untergrundes empfehlenswerter.

Ein weiters brauchbares Kriterium für die Güte der Verfeinerung ist der Übereinstimmungsfaktor *S* (*goodness of fit, GOF*) [31]. Der theoretisch erwartete Wert ist 1,0, ein *S*-Wert von 1,3 oder weniger wird normalerweise als recht befriedigend betrachtet. Andererseits kann ein kleiner *S*-Wert auch bedeuten, daß die schlechte Zählstatistik oder ein hoher Untergrund die Fehler des Modells noch übertreffen. Eine Messung mit besserer Zählstatisik würde diese ersichtlich machen.

Eine statistisch fundierter Übereinstimmungsfaktor ist die *Durbin-Watson Statistik „**d**"*. [32]. Der ideale Wert für ***d*** ist 2,00, er wird routinemäßig in den meisten Rietveldprogrammen berechnet. Die statistischen Fehler bei den Intensitätsmessungen bei aufeinanderfolgenden Schritten entlang eines Reflexprofils stehen miteinander nicht in Beziehung, es gibt keinerlei statistische Korrelation. Wenn jedoch die gemessene und die berechnete Profilform nicht gut zusammenpassen, gibt es eine starke serielle Korrelation der Differenzwerte und der *Durbin-Watson **d**-Wert* wird weit von seinem idealen Wert von 2,00 liegen.

Dieser ***d***-Wert kann ein brauchbarer Indikator für die Qualität der Profilanpassung sein. Auf jeden Fall wird er groß (oder klein) sein, wenn die integrierten Intensitäten, welche für die Strukturanalyse primär von Bedeutung sind, nicht mit den berechneten Profilen übereinstimmen.

Normalerweise ist der ***d***-Wert zu Beginn einer Verfeinerung klein und nähert sich langsam dem Idealwert. Wenn das berechnete und das gemessene Profil verschiedene Form haben, wird auch bei exakt übereinstimmender Fläche der Wert von 2,00 nicht erreicht werden.

Bei entsprechend groß gewählten Schrittweiten und kurzen Meßzeiten kann die schlechte Zählstatisik alle Fehler des Modells überdecken und trotz eines fehlerhaften Modells können sehr gute Übereinstimmungsfaktoren und annähernd realistische Standardabweichungen (Gl. 7.12) erzielt werden. Aber der entscheidende Punkt, die Verfeinerung eines Modells mit physikalischer Aussagekraft, wird auf diese Weise nicht erreicht.

7.5.1 Verwendung von Graphik

Numerische Kriterien sind wichtig, aber auch die graphische Darstellung, z.B. Differenzdarstellungen zwischen gemessenen und berechneten Profilen, sind sehr aussagekräftig (vergl Bild 7.1). Am Anfang einer Verfeinerung eröffnet eine graphische Darstellung von gemessenen, berechneten und Differenzdaten die Möglichkeit, Fehler beim Skalierungsfaktor, beim Niveau oder der Form der Untergrundmodellierung sowie bei den Gitterkonstanten oft auf den ersten Blick zu erkennen, was bei größeren Zahlenkolonnen nicht so einfach ist. Beispiele dafür sind in Bild 7.2 und 7.3 gegeben. Phasenverunreinigungen werden ebenso leicht erkannt wie ein fehlerhaftes Strukturmodell. Bei fortschreitender Verfeinerung ist eine graphische Darstellung unverzichtbar zum Erkennen von Profilabweichungen, wie unkorrekt berechnete Ausläufer der Reflexprofile, unkorrigierte Asymmetrie, anisotrope Profilverbreiterung oder einfach die Wahl einer unpassenden Profilfunktion. Die Graphik kann bei jeder Stufe der Verfeinerung hilfreich sein und Hinweise auf die als nächstes freizugebenden Parameter liefern. Die Möglichkeit, kleine Ausschnitte des Profils vergrößert darzustellen, um Details zu erkennen, und die detaillierte Betrachtung einer Differenzdarstellung kann ausgesprochen informativ und aussagekräftig sein.

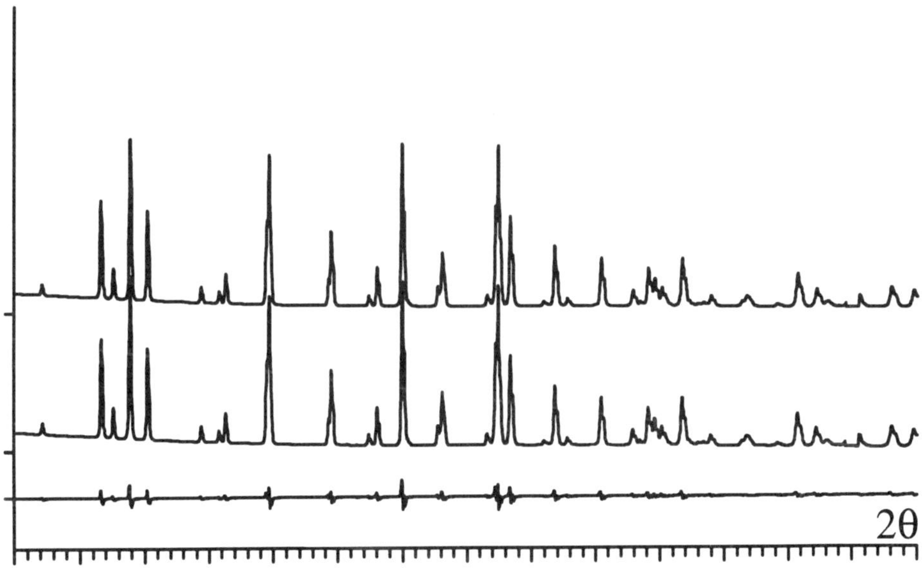

Bild 7.1 Beispiel für die graphische Darstellung einer Rietveldverfeinerung von $GaPO_4$. Die obere Linie zeigt das berechnete, die mittlere Linie das gemessene Profil, die untere Linie zeigt die Differenzdarstellung (obs-calc).

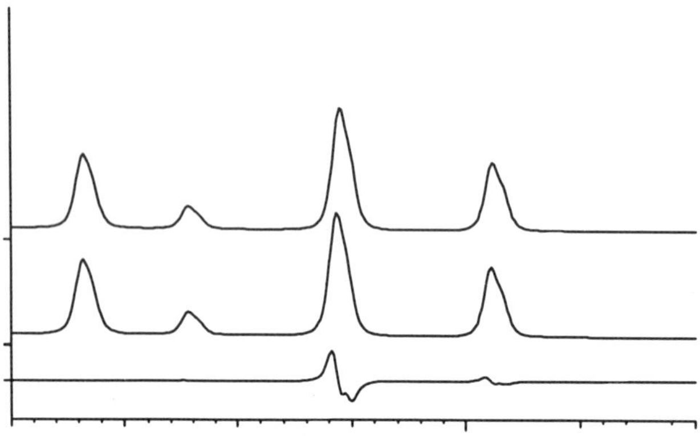

Bild 7.2 Auswirkungen von Parameterabweichungen im Modell für $GaPO_4$ auf die Differenzdarstellung. Die *c*-Achse weist einen Fehler von 0.01 Å auf. Beeinflußt werden davon nur die Bragg-Reflexe mit $l \neq 0$, kein Einfluß auf die Reflexe mit $l=0$ wird festgestellt.

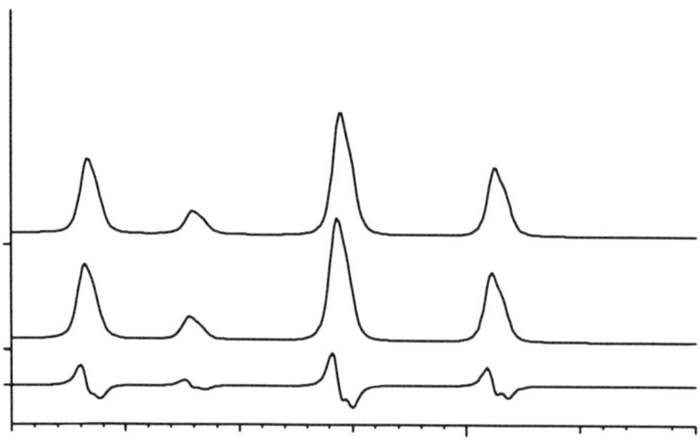

Bild 7.3 Die Probenhöhe weist eine Fehler von 0.02 Einheiten auf. Durch diesen globalen Parameter werden alle Reflexe in der gleichen Weise betroffen.

7.6 Präzision und Genauigkeit

Als Indikator für die Präzision eines verfeinerten Parameters x_j wird meist die berechnete Standardabweichung σ_j (*estimated standard deviation, e.s.d.*) angegeben.

$$\sigma_j = \left[\boldsymbol{M}_{jj}^{-1} \frac{\sum w_i (y_{oi} - y_{ci})^2}{N - P + C} \right]^{1/2} \quad (7.12)$$

wobei $\boldsymbol{M}_{jj}^{-1}$ das Diagonalelement der inversen Matrix, N die Anzahl der Meßpunkte, P die Anzahl der verfeinerten Parameter und C die Anzahl der angewendeten *constraints* sind.

Diese Standardabweichung ist nicht der aus den Randbedingungen des Experiments sich ergebende wahrscheinliche Fehler, sondern der kleinste mögliche Fehler der sich allein aus der Meßstatistik ergibt. Die Verwendung eines rein statistischen Gewichtungsschemas ignoriert völlig die Effekte von Fehlern im Modell, Profilparametern oder instrumentellen Abweichungen. Diese systematischen Fehler können zwar die Standardabweichung beeinflussen, werden aber generell bei der Berechnung der Standardabweichung nicht berücksichtigt [33].

Zwischen Schrittweite, Meßzeit und Standardabweichung besteht ein eindeutiger Zusammenhang [34,35,36], eine kleine Standardabweichung ist kein Hinweis auf die Genauigkeit der Parameter. Es ist auch formal nicht gerechtfertigt, die Standardabweichung als Maß für die Signifikanz beim Vergleich von Parametern verschiedener Messungen heranzuziehen.

Verschiedene Methoden zur Berechnung vertrauenswürdiger Standardabweichungen wurden vorgeschlagen. Diese reichen von ganz neuen Gewichtungsschemata [31,37], der Multiplikation der errechneten Standardabweichungen mit dem *GOF Index S* [38,39] bis zur Bestimmung echter Standardabweichungen durch wiederholte Messungen. Keine dieser Methoden erwies sich als unbedingt befriedigend.

Eine Vorstellung von der Genauigkeit der Rietveldverfeinerung und den echten Fehlern der Parameter kann am ehesten durch Vergleich mit Einkristallergebnissen desselben Materials erhalten werden. Bei Rietveldverfeinerungen mit normaler Röntgen-Laborausstattung wurden Standardabweichungen der Strukturparameter im Vergleich 2 bis 3 mal größer als bei Einkristalluntersuchungen gefunden (für Neutronendaten waren selbst für die Temperaturparameter die echten Standardabweichungen im Bereich guter Einkristalluntersuchungen).

Bei vergleichenden Untersuchungsreihen von verschiedenen Messungen und Verfeinerungen an Standardsubstanzen wurden aber zum Teil sehr große Ungenauigkeiten in Abhängigkeit von den apparativen Bedingungen und der Verfeinerungsstrategie festgestellt [7,8].

7.7 Computerprogramme für die Rietveldverfeinerung

Beinahe so schnell wie sich die Anwendungen für die Rietveldmethode entwickelt haben, hat sich auch die Anzahl der Computerprogramme vergrößert. Obwohl stark modifiziert und erweitert, sind die meisten von ihnen noch immer als Abkömmlinge von *Rietvelds* Original-Programm erkennbar. Ein Bericht der *IUCr (Commision on Powder Diffraction)* der kürzlich erschien, enthält mehr als ein Dutzend Programme zur Rietveldverfeinerung [40]. Einige der besten und verbreitetsten Programme werden hier vorgestellt, sie alle werden kostenlos oder nur gegen Spesenersatz weitergegeben. Es sind jedoch auch kommerzielle Programme erhältlich oder in Vorbereitung.

7.7.1 GSAS- Generalized Structure Analysis System

Autoren: *Allen C. Larson & Robert Van Dreele,* [41]

Ein sehr umfangreiches (ca. 90 000 Zeilen) Programmpaket für viele Anwendungsmöglichkeiten mit ausgezeichneter Dokumentation. Es wurde auf einer *VAX-VMS* Umgebung entwickelt und ist mittlerweile auch in *UNIX* Version verfügbar. *GSAS* ermöglicht die Verfeinerung von Röntgendaten und Neutronendaten sowohl mit konstanter Wellenlänge als auch mit energiedispersiven (z.B. *TOF*) Daten. Der große Vorteil ist die simultane Verarbeitung verschiedener Datensätze, selbst Pulver- und Einkristalldatensätze können gemeinsam verfeinert werden. *Weiche* und *harte constraints* können Verwendung finden, sowohl ganze Molekülteile als auch bestimmte Atomabstände können festgehalten werden. Auch die Bestimmungen von Kristallitgröße und Gitterfehlern sind möglich.

7.7.2 DBWS

Autoren: *Wiles, Sakthivel und Young,* [42]

Mainframe und *PC* Version bei den Autoren erhältlich. Verschiedene *PC* Versionen mit zum Teil menügesteuerter Oberfläche sind im Umlauf.

Dies ist das wohl verbreitetste Programm. Daten von verschiedenen Diffraktometern mit konstanter Wellenlänge (*Röntgen, Neutronen und Synchrotronstrahlung*) können verarbeitet werden, jedoch keine *TOF* Daten.

Diese Programm läuft auf fast allen bekannten Rechnern, viele von Benutzern modifizierte Versionen für spezielle Anwendungen sind in Verwendung. Es ermöglicht die simultane Verfeinerung von bis zu acht Phasen und ist auch geeignet für die *quantitative Phasenanalyse.* Zwei verschiedene Funktionen für bevorzugte Orientierung und spezielle Profilfunktionen zur Erkennung von Profilverbreiterung durch Kristallitgröße und Gitterstörungen sind enthalten.

7.7.3 RIETAN

Autor: *F. Izumi,* [43]

Dies ist vor allem in Japan das Standardprogramm. *RIETAN* erlaubt die Verarbeitung von *TOF*- und Neutronen-, Röntgen- und Synchrotrondaten konstanter Wellenlänge. Es enthält neben verschiedenen Profilfunktionen und *weichen* und *harten constraints* auch die Möglichkeit verschiedener *least square* Algorithmen (*Gauss-Newton*, modifizierter *Marquardt* und konjugierter *Richtungs-least-squares*), die für einzelne Verfeinerungszyklen verändert werden können. Dies ist besonders zur Vermeidung und Umgehung *lokaler Minima* sehr hilfreich. Es können auch Röntgen und Neutronendaten gemeinsam verfeinert werden. Eine Version erlaubt die Verfeinerung von *inkommensurablen* Strukturen und von *Überstrukturen.* Es wird als benutzerfreundlich beschrieben und arbeitet unter *UNIX Workstations.* Das Programmpaket enthält *ORFFE, ORTEP, Fourier* und *Differenz-Fourier-Synthese.*

7.7.4 „XRS-82, The X-Ray Rietveld System"

Autor: Ch. Bärlocher, [44]

Das Hauptprogramm basiert auf dem bekannten Röntgenprogrammpaket „*X-Ray 72*" von *Stewart*, das um eine Rietveldfunktion erweitert wurde. Es ist besonders in der Zeolith-Forschung stark verbreitet. Seine Besonderheiten sind Profilfunktionen, die von einzelnen Reflexen hergeleitet werden, und die besonders ausgeklügelte Verwendung von *constraints* und *restraints* unter Berücksichtigung stereochemischer Aspekte.

7.8 Die Rietveldmethode in der Praxis

Auch bei der Rietveldmethode können die erzielten Ergebnisse nicht besser sein, als es die Voraussetzungen zulassen. Größte Sorgfalt bei der Probenpräparation und die Beachtung einiger wichtiger Punkte bei der Messung der Daten sind die wichtigste Voraussetzung für eine erfolgreiche Anwendung der Methode.

Idealerweise werden hohe Intensitäten, minimaler Untergrund, eine hohe Auflösung benachbarter Reflexe, das Erfassen möglichst vieler Reflexe sowie eine eindeutige Reproduzierbarkeit gefordert.

7.8.1 Die Probenvorbereitung

Die Probenvorbereitung ist zweifellos der wichtigste Punkt bei jeder Art von Strukturuntersuchungen an polykristallinen Materialien (vergl. 2.8.1). Die Methoden der Probenvorbereitung zur Minimierung von Textureffekten unterscheiden sich nicht, wenn die Daten für Rietveldverfeinerungen verwendet werden. Sehr viele praktische Anleitungen für solche Methoden sind beschrieben [45].

Für einige Einflüsse der Probenbeschaffenheit auf die Messung existieren zwar Korrekturmöglichkeiten, jedoch ist die Vermeidung von Fehlern der oft ungenauen mathematischen Modellierung auf jeden Fall vorzuziehen.

7.8.2 Datensammlung

Die Messdaten müssen in digitaler Form vorliegen, in den meisten Fällen als Intensitätswerte (y_{oi}) in Abhängigkeit vom Beugungswinkel 2θ, oder in Schritten von Energieeinheiten oder Zeiteinheiten (*time of flight, TOF).*

Idealerweise sollte sich die Auswahl des Meßinstrumentes nach den Anforderungen und den Fragestellungen der Untersuchung richten. Obwohl natürlich in der Praxis die Wahlmöglichkeit oft sehr eingeschränkt ist, sollte man doch die Vorzüge und Nachteile der verschiedenen Instrumente nicht aus den Augen verlieren und sich gegebenenfalls um andere Meßmöglichkeiten bemühen.

Für viele Fragestellungen ist es empfehlenswert, mehrere Möglichkeiten (*Strahlenquellen*) zu nutzen, viele Programme erlauben die simultane Verwendung von Datensätzen verschiedener Herkunft (vergl. 7.7).

Vorausgesetzt wird in jedem Fall eine sorgfältige Justierung des Diffraktometers.

Zur Verfeinerung relativ einfacher Strukturen genügen im allgemeinen 5 bis 10 Reflexe pro unabhängigem Atom. Eine höhere Auflösung (viele sehr schmale Reflexe) bedingt in diesem Falle nur eine unnötig kleine Schrittweite und damit unangemessen lange Meßzeiten und große Datenmengen.

Bei der Lösung unbekannter Strukturen ist hauptsächlich die *Auflösung* entscheidend, für die Anwendung von *Patterson* oder *direkten Methoden* werden eine ausreichend Anzahl aufgelöster Reflexe (mindestens 10 pro kristallographisch unabhängigem Atom) benötigt. Obwohl die *Rietveld*- und andere Profilanpassungsmethoden speziell für die Behandlung von überlappenden Reflexen entwickelt wurden, ist es dennoch unumgänglich, eine bestimmte Reflexdichte pro Winkel nicht zu überschreiten und optimale Auflösung zu wählen.

Monochromatisierte Röntgenstrahlung von *Synchrotonstrahlenquellen* oder *Guinieraufnahmen* mit *Primärmonochromator* sind für hohe Auflösungen fast unumgäglich (Halbierung der Reflexdichte gegenüber einer $K\alpha$ Strahlung). Eine sehr gute Auflösung (sehr schmale Reflexe) bedeuten aber auch, daß reflexverbreiternde und -verschiebende Einflüsse (vergl. 7.3) relativ stärker zum Tragen kommen.

Die *Anzahl* der Reflexe in einem bestimmten Winkelbereich ist von der Zellgröße, der Zellsymmetrie und von der Wellenlänge der Strahlung abhängig. Kurze Wellenlängen erfassen in einem vorgegebenen Winkelbereich mehr Reflexe als längere Wellenlängen, vermindern aber die Auflösung. Die Auswahl der Wellenlänge für die Messung ist daher jeweils ein Kompromiß zwischen der benötigten Anzahl von Reflexen innerhalb eines bestimmten Winkelbereiches für ein befriedigendes Reflex/Parameter Verhältnis und einer noch akzeptablen Auflösung.

Bei vorgegebener Apparatur ist die *Auflösung* gegebenenfalls noch durch verschiedene Blendenkombinationen, z.B. Sollerblenden im gebeugten Strahl bei *Bragg-Brentano* Geometrie oder durch sehr schmale Austrittsblenden unter großen Intensitätsverlusten zu verbessern (vergl. 2.8.2).

Bei komplexen Strukturen und nicht mehr weiter reduzierbarer Reflexdichte ist es oft nötig, die *Bragg*-Intensitäten durch andere Informationen in Form von *constraints* (z.B. Bindungslängen oder -winkel oder spezielle funktionale Gruppen) zu ergänzen (vergl. 7.4).

7.8.3 Schrittgröße, Meßzeit und Meßbereich

In den publizierten Rietveldverfeinerungen findet sich eine sehr breite Bandweite von verwendeten Schrittweiten (0,002 bis 0,3°2θ) und Meßzeiten (einige Hundert bis mehrere zehntausend Impulse pro Schritt), meistens wird auf die Auswahl der Meßparameter nicht näher eingegangen [34,35,36].

Obwohl es sehr gute Untersuchungen über den Einfluß dieser Parameter auf die Genauigkeit von Verfeinerungen gibt, scheint die Auswahl dieser Parameter oft nicht nachvollziehbaren Kriterien zu folgen. Etwas Sorgfalt bei der Auswahl dieser Kriterien kann unter Umständen, ohne Einfluß auf die erzielte Genauigkeit, sehr viel Meßzeit ersparen.

Die *Schrittweite* wird durch die Auflösung der Diffraktionsaufnahme (vergl. 2.8), und dem Beitrag der Probe zur Profilverbreiterung beeinflußt. Eine schnelle Übersichtsaufnahme sollte in jedem Falle durchgeführt werden, um Informationen über die Breite der

Profile zu erhalten. Die Schrittweite sollte anhand der Profile mit kleinster Halbwertsbreite gewählt werden und sich nach der geforderten Genauigkeit richten (vergl. 2.8.2).

Für Routineuntersuchungen werden Schrittweiten im Bereich von 1/5 bis 1/3 der geringsten Halbwertsbreite als Faustregel empfohlen. *Meßzeiten*, die zu höchstens einigen Tausend Impulsen (5000 bis 10000) für die stärksten Reflexe führen, sind meist ausreichend.

Für gut kristallisierte Proben wurde gezeigt, daß schon bei relativ geringen Meßzeiten die Zählstatistik gegenüber anderen möglichen Fehlerquellen (z.B. Fehler im Strukturmodell oder der Modell-Profilfunktion) vernachlässigbar ist und zusätzliche Impulse zu keiner zusätzlichen Strukturinformation, sondern nur zu unangemessen kleinen Standardabweichungen und unpassendem Gewichtungsschema führen

Vor allem für echte *ab initio* Strukturuntersuchungen mit Profilzerlegung ohne Strukturinformation in einem unabhängigen Bearbeitungsschritt, für die wesentlich mehr Informationen benötigt werden als für eine Strukturverfeinerung, sind kleinere Schrittweiten und längere Meßzeiten angebracht.

7.8.4 Gerätefaktoren

Gerätefaktoren beeinflussen in hohem Grade Linienbreite, Linienform und Auflösung. Sie wurden bereits besprochen (vergl. 2.8), nachfolgend werden daher nur spezielle Erfordernisse für Rietfeldverfeinerungen diskutiert.

Eintrittsblende (Divergenzspalt)

Der *Divergenzspalt* bestimmt die Länge des „*Abdruckes*“ des Primärstrahles auf der Probe (vergl. 2.8.2) und damit die Intensität. Bei der Positionierung des Divergenzschlitzes ist es wichtig, den Abdruck symmetrisch bezüglich der Diffraktometerachse zu wählen. Mit verschiedenen Blendengrößen aufgenommene Teilbereiche einer Röntgenaufnahme können im Prinzip durch sorgfältige Angleichung der Datensätze nachträglich angeglichen werden. Wegen möglicher Fehler wird von dieser Möglichkeit abgeraten.

Bei Verwendung eines *automatischen Divergenzspaltes*, der seine Weite kontinuierlich mit 2θ ändert, verändert sich die Bestrahlungsintensität der Probe kontinuierlich mit dem Beugungswinkel (vergl. 2.8.2) und die Daten müssen daraufhin korrigiert werden. Die Annäherung der Länge des Brennflecks zum Brennkreis wird bei steigendem Winkel 2θ immer schlechter und führt zu mehr Asymmetrie der Linienprofile und zu geringerer Auflösung. Jede Angleichung oder Korrektur der gemessenen Intensität verändert die Zählstatistik, was bei der Berechnung von Gewichtsfaktoren zu berücksichtigen ist. Für Rietveldverfeinerungen werden Messungen mit fixem Divergenzschlitz empfohlen.

Monochromatoren

Der offensichtlichste Vorteil eines *Sekundärmonochromators* ist die wesentliche Reduzierung des Untergrundes und damit die Verbesserung des Signal-zu-Untergrund Verhältnisses (vergl. 2.8.5). Bessere Rietveldverfeinerungen aufgrund besser zuzuordnender Profile bei überlappenden Reflexen sind die Folge. Allerdings wird die Gesamtintensität der Strahlung wesentlich geringer. Wichtig ist es, den Monochromator so zu justieren, daß das natürliche Verhältnis $K\alpha_1$ zu $K\alpha_2$ nicht verändert wird. Zusätzlich muß der Polarisierungsfaktor verändert werden (vergl. 4.5).

Primärmonochromatoren sind nicht so weit verbreitet, zweifellos wegen der viel höheren Kosten und komplizierteren Installierung. Die meisten von ihnen erlauben ausschließlich den Durchgang der $K\alpha_1$-Komponente. Monochromatische Strahlung ist vor allem für *ab initio* Strukturlösungen fast unentbehrlich, aber auch für reine Rietveld-Strukturverfeinerungen ein großer Vorteil.

Eine nachträgliche rechnerische $K\alpha_2$ Korrektur der Daten wie sie bei qualitativen Identifizierungsroutinen oft angewendet wird (vergl. 2.8.3), sollte für Rietveldverfeinerungen wegen der Ungenauigkeit vor allem bei starker Überlappung und der Veränderung von Intensitäten und Zählstatistik nicht verwendet werden.

7.8.5 Verfeinerungsstrategien

Eine gezielte Vorgangsweise bei einer Verfeinerung kann sehr viel Arbeit ersparen. Vor allem bei der Bearbeitung einer neuen Struktur, einer neuen Probe oder eines neuen Datensatzes sind gewisse strategische Überlegungen von Vorteil.

Als Grundvoraussetzung müssen die korrekte Raumgruppe, relativ gute Gitterkonstanten und die Atomkoordinaten bekannt sein. Als Startwert für den Anfang der Verfeinerung sind stöchiometrische *Positionsmultiplikatoren* N_j und Null für die *Temperaturfaktoren* B_j meist ausreichend.

Die verschiedenen Verfeinerungsprogramme ermöglichen es dem Bearbeiter, festgehaltene Parameter oder Parametergruppen in der gewünschten Reihenfolge zur Verfeinerung freizugeben. Die verschiedenen Parameter zeigen recht unterschiedliches charakteristisches Verhalten. Ein zu frühes „*Einschalten*" eines nichtlinearen, unstabilen Parameters, kann zu einem völligen Fehlschlag der Verfeinerung führen. Ein systematisches Schritt für Schritt Freigeben ist in den meisten Fällen die beste Möglichkeit, um Parameter, die Schwierigkeiten verursachen, zu identifizieren.

Erwünscht wird das *globale Minimum* (vergl. 7.2), die Gefahr ein falsches *Nebenminimum* zu finden ist jedoch immer gegeben. Eine Möglichkeit, dieses Risiko zu vermeiden, liegt in der Abänderung des Startmodells in verschiedenen Richtungen und anschließender Überprüfung, ob das selbe Minimum erreicht wird. Wenn das der Fall ist, ist das globale Minimum möglicherweise gefunden.

Als eine Möglichkeit, um *Nebenminima* zu vermeiden, erlaubt eines der frei erhältlichen Rietveldprogramme die Auswahl dreier verschiedener *least square* Algorithmen und deren Wechsel während verschiedener Stufen der Verfeinerung [43].

Andere Ansätze zur Vermeidung bzw. zum Erkennen falscher Minima beruhen auf der Verwendung *zusätzlicher Informationen.* Ein Ansatz verwendet verschiedene Datensätze simultan, wie z.B. Röntgen- und Neutronendaten unter Ausnutzung ihrer Besonderheiten. Das Programm *GSAS* [41] erlaubt die simultane Verfeinerung beliebig vieler Datensätze, jede denkbare Kombination an Strahlungsquellen ist möglich.

Auch die Verwendung von sogenannten *generalisierten Koordinaten* (*restraints, constraints*, vergl. 7.4), wie z.B. das Festhalten von Bindungslängen innerhalb bestimmter Grenzen, erwiesen sich in dieser Hinsicht als außerordentlich fruchtbringend

7.8.6 Abbruch der Verfeinerung

Ohne Abbruchkriterium könnte manche Verfeinerung ohne signifikante Veränderungen der Parameter endlos weiterlaufen. Die meisten Programme benötigen die maximale Anzahl der Zyklen vom Bearbeiter vorgegeben oder berechnen Abbruchkriterien nach verschiedenen Methoden.

Der Abschluß einer Verfeinerung ist noch nicht gleichbedeutend mit der Beendigung des Problems. Das verfeinerte Modell muß physikalisch und chemisch einen Sinn ergeben, sogar dann kann es noch falsch sein. Die Berechnung von interatomaren Abständen und Bindungswinkeln im verfeinerten Modell ist eine Möglichkeit um sicherzustellen, daß die Strukturlösung realistisch ist.

7.9 Quantitative Phasenanalyse mittels Rietveldverfeinerung

Es ist relativ einfach, mehrere Phasen simultan zu verfeinern, die meisten Computerprogramme können bis zu 8 Phasen gleichzeitig verfeinern. Die Anzahl ist durch die Tatsache limitiert, daß die Überlagerung mehrerer Phasen das Problem der überlappenden Reflexe verschärft und die Wahrscheinlichkeit, die Intensitätsanteile auf die richtigen Reflexe aufzuteilen, sinkt.

Von der simultanen Verfeinerung mehrerer Phasen ist es nur ein kurzer Schritt zur *quantitativen Phasenanalyse*. Es besteht ein einfacher Zusammenhang zwischen Skalierungsfaktoren und den Gewichtsanteilen. Dies ist derzeit eine der besten Methoden zur quantitativen Bestimmung der relativen Phasenanteile, vorausgesetzt, es stehen Strukturmodelle für jede der enthaltenen Phasen zur Verfügung. Der große Vorteil besteht in der Berücksichtigung der gesamten Aufnahme und nicht nur einzelner Reflexe. Bei der Methode ist zwar keine experimentelle Vorkalibrierung notwendig, aber die folgenden Bedingungen müssen erfüllt sein:

a) Die Kristallstruktur jeder Phase muß bekannt sein,

b) Die Besetzungszahlen müssen kristallographisch korrekt eingesetzt werden. Eine sorgfältige Auswahl der Punktsymmetrie jedes Atoms auf einer gemeinsamen Basis ist notwendig.

c) Keine unverfeinerte (oder amorphe) Phase sollte enthalten sein.

d) Profilverbreiternde Einflüsse und Mikroabsorption sollten vernachlässigbar sein.

e) Die bevorzugte Orientierung sollte vernachlässigbar sein oder muß korrigiert werden.

Die Methode erwies sich für Neutronenbeugung und für Röntgenstrahlung als erfolgreich.

Die guten Ergebnisse führten zu einer speziellen *Rietveld* Programmversion zur quantitativen Phasenanalyse. *QPDA* ermöglicht neben der normalen Rietveldverfeinerung die Extraktion von Phasenabhängigkeiten und Informationen aus den verfeinerten Parametern über Teilchengrößen und Gitterstörungen. Sie enthält auch eine Datenbank anorganischer Materialien [47].

Quantitative Phasenanalysen nach der *Rietveldmethode* sollten immer angewendet werden, wenn sehr geringe Phasenanteile zu bestimmen sind oder hohe Genauigkeiten erforderlich sind.

8 Anhang

8.1 Vektorrechnung

Während eine Anzahl physikalischer Größen bereits durch die Angabe einer einzigen Zahl eindeutig charakterisiert ist (skalare Größe), muß zur Beschreibung eines Vektors Betrag und Richtung gegeben sein. Um äußerlich den vektoriellen Charakter einer physikalischen Größe zum Ausdruck zu bringen, verwendet man vielfach fettgedruckte Buchstaben. Auch werden deutsche Buchstaben (Fraktur) gebraucht, oder man setzt einen Pfeil über einen lateinischen Buchstaben.

Man kann Vektoren addieren und subtrahieren. In Bild 8.1 ist ein Vektor $\boldsymbol{a}$ gezeichnet, der von A nach B verläuft. Will man den Vektor $\boldsymbol{b}$ addieren, so setzt man ihn an die Spitze des ersten Vektors und erreicht so den Punkt C. Wie man aus dem Bild entnehmen kann, könnte man C auch direkt von A durch den Vektor $\boldsymbol{c}$ erreichen.

$$\boldsymbol{a} + \boldsymbol{b} = \boldsymbol{c} \tag{8.1}$$

Aus Bild 8.1 kann man ferner entnehmen, daß es gleichgültig ist, ob man den Vektor $\boldsymbol{b}$ auf $\boldsymbol{a}$ setzt oder den Vektor $\boldsymbol{a}$ auf $\boldsymbol{b}$. Vektoraddition ist kommutativ.

$$\boldsymbol{a} + \boldsymbol{b} = \boldsymbol{b} + \boldsymbol{a} = \boldsymbol{c} \tag{8.2}$$

Ein negativer Vektor entspricht im Betrag einem positiven, er hat aber eine entgegengesetzte Richtung. Der Vektor von B nach A ist $-\boldsymbol{a}$. Eine Vektorsubtraktion besteht in der Addition eines negativen Vektors.

$$\boldsymbol{c} - \boldsymbol{a} = \boldsymbol{c} + (-\boldsymbol{a}) = \boldsymbol{b} \tag{8.3}$$

Da ein Vektor eine Richtung besitzt, muß zu seiner eindeutigen Charakterisierung ein Koordinatensystem verwendet werden. Wählt man ein rechtwinkliges Rechtssystem, so kann ein Vektor durch Projektion auf die drei Achsen x, y, z beschrieben werden.

$$\boldsymbol{t} = t_x \boldsymbol{n}_x + t_y \boldsymbol{n}_y + t_z \boldsymbol{n}_z \tag{8.4}$$

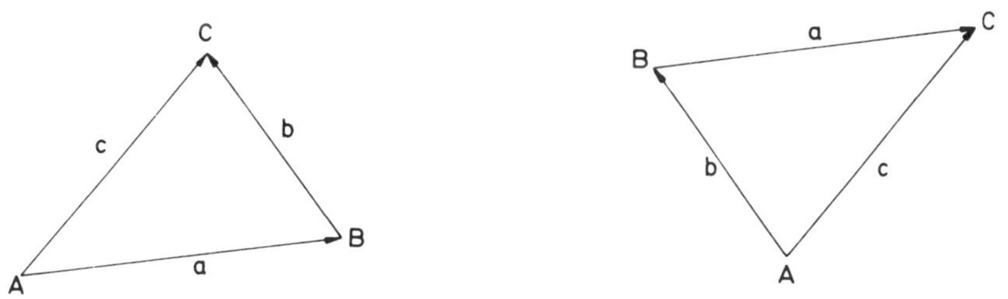

Bild 8.1 Zwei Vektoren werden addiert, indem man den einen Vektor an die Spitze des anderen setzt: $\boldsymbol{a} + \boldsymbol{b} = \boldsymbol{b} + \boldsymbol{a} = \boldsymbol{c}$

nx, ***ny*** und ***nz*** sind die *Einheitsvektoren* entlang der drei Achsen (Einheitsvektoren sind Vektoren mit der Länge 1). Dadurch kann jeder Vektor durch das Produkt eines Einheitsvektors (Richtung) mit einer skalaren Größe (Länge) definiert werden.

Schließt der Vektor ***t*** mit den Koordinatenachsen die Winkel φ_x, φ_y ein, so gilt:

$$t_x = t \cdot \cos\varphi_x; \qquad t_y = t \cdot \cos\varphi_y; \qquad t_z = t \cdot \cos\varphi_z \tag{8.5}$$

Die Länge des Vektors ***t*** ist gegeben durch:

$$t^2 = t_x{}^2 + t_y{}^2 + t_z{}^2 \tag{8.6}$$

woraus folgt, daß :

$$\cos^2\varphi_x + \cos^2\varphi_y + \cos^2\varphi_z = 1 \tag{8.7}$$

Bei der Multiplikation von Vektoren ist zu beachten, daß es zwei verschiedene Arten von Vektorprodukten gibt, das skalare und das vektorielle Produkt.

Das *skalare* Produkt zweier Vektoren wird durch einen Punkt zwischen den Vektoren symbolisiert und entspricht dem arithmetischen Produkt der Beträge multipliziert mit dem Kosinus des eingeschlossenen Winkels.

$$\boldsymbol{a} \cdot \boldsymbol{b} = \boldsymbol{a} \cdot \boldsymbol{b} \cdot \cos\gamma \tag{8.8}$$

Das skalare Produkt zweier Vektoren ist kommutativ und distributiv:

$$\boldsymbol{a} \cdot \boldsymbol{b} = \boldsymbol{b} \cdot \boldsymbol{a} \tag{8.9}$$

$$\boldsymbol{a} \cdot (\boldsymbol{b} + \boldsymbol{c}) = \boldsymbol{a} \cdot \boldsymbol{b} + \boldsymbol{a} \cdot \boldsymbol{c} \tag{8.10}$$

Das *vektorielle* Produkt zweier Vektoren wird durch ein × zwischen den Vektoren ausgedrückt und entspricht einem Vektor, der senkrecht steht auf der Ebene, die ***a*** und ***b*** enthält. Das Vektorprodukt entspricht dem arithmetischen Produkt der Vektorlängen multipliziert mit dem Sinus des eingeschlossenen Winkels.

$$\boldsymbol{a} \times \boldsymbol{b} = \boldsymbol{a} \cdot \boldsymbol{b} \cdot \sin\gamma \tag{8.11}$$

Das Vektorprodukt ist nicht kommutativ, aber es ist distributiv.

$$\boldsymbol{b} \times \boldsymbol{a} = -(\boldsymbol{a} \times \boldsymbol{b}) \tag{8.12}$$

$$\boldsymbol{a} \times (\boldsymbol{b} + \boldsymbol{c}) = \boldsymbol{a} \times \boldsymbol{b} + \boldsymbol{a} \times \boldsymbol{c} \tag{8.13}$$

Von den Mehrfachprodukten der Vektoren spielt das dreifach skalare Produkt:

$$(\boldsymbol{a} \times \boldsymbol{b}) \cdot \boldsymbol{c} \tag{8.14}$$

in der Röntgenstrukturanalyse eine Rolle. Es entspricht dem skalaren Produkt des Vektors ($\boldsymbol{a} \times \boldsymbol{b}$) mit dem Vektor ***c***. Numerisch stellt diese Größe das Volumen eines Körpers dar mit der Grundfläche $\boldsymbol{a} \cdot \boldsymbol{b}$ und der Höhe ***c***.

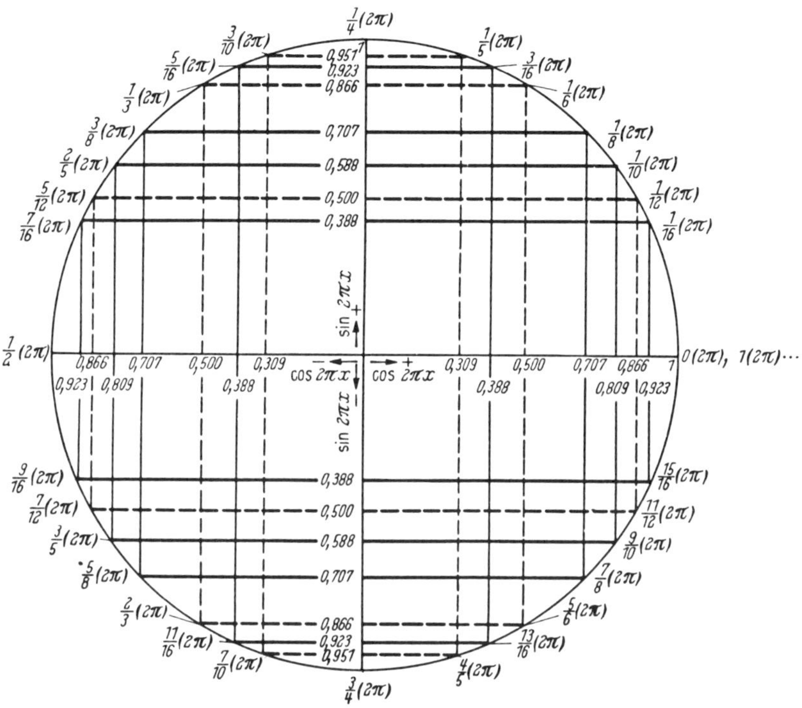

Bild 8.2 Einheitskreis zur Berechnung von cos 2 π *hx* und sin 2 π *hx* (aus: K. Sagel, Tabellen zur Röntgenstrukturanalyse, Springer 1958)

Atomradien für $KZ = 12$ nach V. M. GOLDSCHMIDT
Ionenradien für $KZ = 6$ nach PAULING
Homöopolare Radien für $KZ = 4$ nach PAULING und HUGGINS
} in Å-Einheiten
Umrechnung der Atomradien: Für $KZ = 8: +3\,\%$; für $KZ = 6: +4\,\%$; für $KZ = 4: +12\,\%$
Umrechnung der Ionenradien: Für $KZ = 4: -6\,\%$; für $KZ = 8: +3\,\%$; für $KZ = 12: +12\,\%$

1 H 0,78																	**2 He** ~1,22
3 Li 1,57 0,60$^{(+)}$											**4 Be** 1,13 0,31$^{(2+)}$ 1,07	**5 B** 0,95 0,20$^{(3-)}$ 0,89	**6 C** 0,86 0,15$^{(4+)}$ 0,77	**7 N** 0,11$^{(5+)}$ 0,70	**8 O** 1,40$^{(2-)}$ 0,66	**9 F** 1,36$^{(-)}$ 0,64	**10 Ne** ~1,60
11 Na 1,92 0,95$^{(+)}$											**12 Mg** 1,60 0,65$^{(2+)}$ 1,40	**13 Al** 1,43 0,50$^{(3+)}$ 1,26	**14 Si** 1,34 0,41$^{(4+)}$ 1,17	**15 P** 1,3 0,34$^{(5+)}$ 1,10	**16 S** 1,84$^{(2-)}$ 1,04	**17 Cl** 1,81$^{(-)}$ 0,99	**18 Ar** ~1,92
19 K 2,36 1,33$^{(+)}$	**20 Ca** 1,97 0,99$^{(++)}$	**21 Sc** 1,65 0,68	**22 Ti** 1,45 0,68$^{(4+)}$	**23 V** 1,36 0,59$^{(5+)}$	**24 Cr** 1,28 0,52$^{(6+)}$	**25 Mn** 1,31 0,80$^{(2+)}$	**26 Fd** 1,27 0,75$^{(2+)}$	**27 Co** 1,26 0,72$^{(2+)}$	**28 Ni** 1,24 0,69$^{(2+)}$ (1,21)	**29 Cu** 1,28 0,96$^{(+)}$ 1,35	**30 Zn** 1,37 0,74$^{(2+)}$ 1,31	**31 Ga** 1,39 0,62$^{(3+)}$ 1,26	**32 Ge** 1,39 0,53$^{(4+)}$ 1,21	**33 As** 1,48 0,47$^{(5+)}$ 1,18	**34 Se** 1,6 0,42$^{(6+)}$ 1,14	**35 Br** 1,95$^{(-)}$ 1,11	**36 Kr** ~1,98
37 Rb 2,53 1,48$^{(+)}$	**38 Sr** 2,16 1,13$^{(++)}$	**39 Y** 1,81 0,93$^{(3+)}$	**40 Zr** 1,60 0,80$^{(4+)}$	**41 Nb** 1,47 0,70$^{(5+)}$	**42 Mo** 1,40 0,62$^{(6+)}$	**43 Tc** 1,34	**44 Ru** 1,32	**45 Rh** 1,34	**46 Pd** 1,37	**47 Ag** 1,44 1,26$^{(+)}$ 1,53	**48 Cd** 1,52 0,97$^{(2+)}$ 1,48	**49 In** 1,57 0,81$^{(3+)}$ 1,44	**50 Sn** 1,58 0,71$^{(4+)}$ 1,40	**51 Sb** 1,61 0,62$^{(5+)}$ 1,36	**52 Te** 1,7 0,56$^{(6+)}$ 1,32	**53 J** 2,16$^{(-)}$ 1,28	**54 Xe** ~2,18
55 Cs 2,74 1,69$^{(+)}$	**56 Ba** 2,25 1,35$^{(++)}$	**57 La** 1,86 1,15$^{(3+)}$	**72 Hf** 1,59	**73 Ta** 1,46	**74 W** 1,41	**75 Re** 1,37	**76 Os** 1,34	**77 Ir** 1,35	**78 Pt** 1,38	**79 Au** 1,44 1,37$^{(+)}$ 1,50	**80 Hg** 1,55 1,10$^{(2+)}$ 1,48	**81 Tl** 1,71 0,95$^{(3+)}$ 1,47	**82 Pb** 1,75 0,84$^{(4+)}$ 1,46	**83 Bi** 1,82 0,74$^{(5+)}$ 1,46	**84 Po**	**85 At**	**86 Fm**
87 Fr	**88 Ra**	**89 Ac**	**90 Th** 1,80	**91 Pa**	**92 U** 1,57												
58 Ce 1,82 1,01$^{(4+)}$	**59 Pr** 1,82	**60 Nd** 1,82	**61 Pm** 1,80	**62 Sm** 1,8 oder 2	**63 Eu** 2,04	**64 Gd** 1,79	**65 Tb** 1,77	**66 Dy** 1,77	**67 Ho** 1,75 oder 1,95	**68 Er** 1,57	**69 Tm** 1,74	**70 Yb** 1,93	**71 Cp** 1,74				

Bild 8.3 Atom- und Ionenradien (aus: K. Sagel, Tabellen zur Röntgenstrukturanalyse, Springer 1958)

Literaturverzeichnis

Allgemeine Lehrbücher

Azaroff, L. V., Elements of X-ray Crystallography, McGraw-Hill, New York (1968).

Azaroff, L. V. und *Buerger*, M. J., The Powder Method in X-ray Crystallography, McGraw-Hill, New York (1958).

Brandenberger, E. und *Epprecht*, W., Röntgenographische Chemie, Birkhäuser, Basel (1960).

Buerger, M.J., Crystal Structure Analysis, Wiley, New York (1960).

Buerger, M.J., X-ray Crystallography, Wiley, New York (1962).

Bunn, C. W., Chemical Crystallography, Oxford Univ. Press, London (1961).

Coppens, P., Synchrotron Radiation Crystallography, Academic Press, (1992).

Cullity, B. D., Elements of X-ray diffraction, Addison-Wesley (1967).

Dunitz, J D., X-ray analysis and the structure of organic molecules, Cornell U.P. (1979).

Glocker, R., Materialprüfung mit Röntgenstrahlen, Springer, Berlin (1958).

Guinier, A., Theorie et technique de la radiocrystallographie, Dunod, Paris (1956).

Jeffery, L W., Methods in x-ray crystallography, Academic Press (1971).

Jost, K. H., Röntgenbeugung an Kristallen, Heyden u. Sohn, Rheine (1973).

Kaelble, E. F., Handbook of X-Rays, McGraw-Hill, New York (1967).

Klug, H. P. und *Alexander*, L. E., X-Ray Diffraction Procedures, Wiley, New York (1954).

Laue, M. v., Röntgenstrahlinterferenzen, Akad. Verlagsges., Leipzig (1960).

Lipson, H. und *Steeple*, H., Interpretation of X-ray Powder Diffraction Patterns, Macmillan,London (1970).

Luger, P., Modern X-ray analysis on single crystals, Walter de Gruyter (1980).

Neff, H., Grundlagen und Anwendung der Röntgen-Feinstrukturanalyse, Oldenbourg, München (1962).

Peiser, H. S., *Rooksby*, H. P. und *Wilson*, A. J. C., X-ray Diffraction by polycrystalline materials, The Inst. of Physics, London (1955).

Sherwood, D., Crystals, X-rays and proteins, Longman (1976).

Stout, G. H. and *Jensen*, L. H., X-ray structure determination, Macmillan (1968).

Wölfel, E. R., Theorie und Praxis der Röntgenstrukturanalyse, 3. Aufl., Vieweg (1987).

Young , R. A. Ed., The Rietveld Method, Monographs on Crystallography 5, International Union of Crystallography, Oxford University Press (1993).

Wichtige Tabellenwerke

International Tables for Crystallography, Vol. A: Space group symmetry, D. Reidel (1983).

International Tables for X-Ray Crystallography, The Kynoch Press, Birmingham
Band 1: Symmetry Groups (1969), ersetzt 1983.
Band 2: Mathematical Tables (1959).
Band 3: Physical and Chemical Tables (1962).
Band 4: Revised and Supplementary Tables (1974).

Sagel, K., Tabellen zur Röntgenstrukturanalyse, Springer, Berlin (1958).

Literatur zu Kapitel 1

[1] *Coolidge*, W. D., Phys. Rev. **2** (1913) 409.

[2] *Hosemann*, R., Z. angew. Physik **7** (1955) 532.

[3] *Smith*, H., J. Sci. lnstruments **26** (1949) 378.

[4] STOE & ClE, D-6100 Darmstadt.

[5] *Peters*, E. T und *Kulin*, S. A., Rev. Sci. Instruments **37** (1966) 1726.

[6] *Geiger*, H. und *Müller*, W., Phys. Z. **29** (1928) 839.

[7] *Wölfel*, E. R., J. Appl. Cryst. **16** (1983) 341.

[8] *Arndt*, U. W., Computing in Crystallography, Ed. by Schenk, H. , Delft, University Press (1978).

[9] *Stöckmann*, F., Naturwiss. **36** (1949) 82.

[10] *Göbel*, H., Forschungsberichte der Siemens AG (1979).

[11] *Jenkins*, R., Modern powder diffraction Vol **20** (1989) 35

[12] *Siegbahn*, M. und *Magnusson*, T., Z. Physik **96** (1935) 1.

[13] *Birks*, L. S., Electron probe microanalysis, Interscience Publishers, Inc., New York (1963).

[14] *Birks*, L. S., X-ray spectrochemical analysis, Interscience Publishers, Inc., New York (1959).

[15] *Larsson*, A., *Siegbahn*, M. und *Waller*, I., Phys. Rev. **25** (1925) 235.

[16] *Bragg*, W. L., Proc. Cambridge Phil. Soc. **17** (1913) 43.
Prabuddha, B. und *Charbit*, P., Siemens, Z. **45** (1971) 549.

Literatur zu Kapitel 2

[1] *Debye*, P. und *Scherrer*, P., Z. Physik **17** (1916) 277.

[2] *Hull*, A. W., Phys. Rev.**9** (1917) 84, 564.

[3] *Straumanis*, M. und *Jevins*, A., Die Präzisionsbestimmung von Gitterkonstanten nach der asymmetrischen Methode, Springer, Berlin (1940).

[4] *Gandolfi*, G., Mineral. Petrogr. Acta **13** (1967) 67.

[5] *Seemann*, H., Ann. Phys. **59** (1919) 455.
Bohlin, H., Ann. Phys. **61** (1920) 421.

[6] *Perlhefter*, N. und *Krischner*, H., Arch. für Eisenhüttenwesen **35** (1964) 919.

[7] *Regler*, F., Z. Physik **74** (1932) 547.

[8] *Johann*, H. H., Z. Physik **69** (1931) 185.

[9] *Guinier*, A., C. R. Acad. Sci. Paris **204** (1937) 1115.

[10] *Jagodzinski*, H. und *Hofmann*, E. G., Z. Metallkunde **46** (1955) 601 (AEG-Berlin, Seifert Hamburg).

[11] *De Wolff*, P. M., Acta Cryst. **1** (1948) 207 (Nonius Delft).

[12] *Bragg*, W. H., Proc. Phys. Soc. (London), **33** (1921) 222.
Brentano, J. C. M., Proc. Phys. Soc. (London) **49** (1937) 61.

[13] *Soller*, W., Phys. Rev. **24** (1924) 158.

[14] *Jenkins*, P. und *Schreiner*, W. P., Powder Diffraction Vol. **4** (1989) 74.

[15] *Wölfel*, E. R., J. Appl . Cryst. **16** (1983) 341.

[16] *Edwards*, I. W., *Speiser*, R. und *Johnston*, H. L., Rev. Sci. Instrum. **20** (1949) 343.

[17] *Endter*, F., Trab. de la 3. Reunion Intern. Sobre Reactividad De Los Solidos, Madrid (1957) 291.

[18] *Biegler*, H., Diss. T. H. Graz (1957).
Torkar, K., *Krischner*, H. und *Biegler*, H., Mh. Chem. **94** (1963) 110.

[19] *Ebel*, H. und *Novak*, W., Acta Phys. Austr. **24** (1966) 161 (Fa. Paar, Graz).
Krischner, H. und *Reimann*, B., Acta Phys. Austr. **36** (1972) 229.

[20] He-Reflexionsdiffraktometer, A. Paar, A-8054 Graz.

[21] He-Transmissionsgoniometer. H. Huber, D-8219 Rimsting.

[22] Reaktionskammer, A.Paar, A-8054 Graz.

Literatur zu Kapitel 3

[1] JCPDS-POWDER DIFFRACTION FILE, compiled by the Joint Committee on Powder diffraction standards (JCPDS), 1601 Park Lane, Swarthmore, Pennsylvania 19081, USA. ICDD-International Centre for Diffraction Data, Newtown Square Corporate Campus, Pennsylvania 19073-3273, U.S.A.

[2] *Hanawalt*, J. D., *Rinn*, H. und *Frevel*, L. K., Ind. Eng. Chem. Anal. **10** (1938) 457.

[3] *Bravais*, M. A.,J. de l'Ecole Polyt. Cahier XIX (1850) 1.

[4] *Kleber*, W., Einführung in die Kristallographie, VEB Berlin (1962).

[5] *Buerger*, M. J., Elementary Crystallography, J. Wiles (1963).

[6] *Hull*, A. W. und *Davey*, W. P., Phys. Rev.**17** (1921) 549.

[7] *Schwarz*, K. v. und *Summa*, O., Praktische Auswertungshilfsmittel für Feinstrukturuntersuchungen, München (1932).

[8] *Ito*, T., X-ray studies on polymorphism. Maruzen Co. Ltd., Tokyo (1950).

[9] *Torkar*, K., *Krischner*, H. und *Radl*, H., Mh. Chem. **96** (1965) 932.

[10] *Hesse*, R., Acta Cryst. **1** (1948) 200;
Lipson, H., Acta Cryst. **2** (1949) 43.

[11] *Shirley*, R.,NBS Special Report **567** (1980).

[12] *De Wolff*, P. M., J. Appl. Cryst. **1** (1968) 108.

[13] *Walitzi*, E. M., *Krischner*, H., Z. Krist. **132** (1970) 19.

[14] *Smith*, D. K., *Nichols*, M. C. und *Zolensky*, M. E., The Pennsylvanian State University (1983);
Smith, D. K. et al.,Powder Diffraction **2** (1987) 73.

[15] *Werner*, P. E., Z. Kristallogr. **120** (1964) 375.

[16] *Visser*, J. W., J. Appl. Cryst. **2** (1969) 89.

[17] *Louer*, D. and *Louer*, M., J. Appl. Cryst. 5 (1972) 271.

[18] *Werner*, P., J. Appl. Cryst. **9** (1976) 216;
Werner, P. E., *Erikson*, L. und *Westdahl*, M., J. Appl. Cryst. **18** (1985) 367.

[19] *Smith*, G. M. und *Snyder*, R. L., J. Appl. Cryst. **12** (1979) 60.

[20] *Niggli*, P., Handbuch der Experimentalphysik, Vol. **7** (1928), Akad. Verlagsgesellschaft Leipzig.

[21] International Tables A., Reidel D.,(1983).

[22] *Cohen*, M. U., Rev. Sci. Instruments **6** (1935) 68,7 (1936) 155.

[23] *Mighell*, A. D., Hubbard, C. R., Stalick J. K. and Holomany, M. A., NBS*A/DS83, JCPDS (1983).

[24] *Lihl*, F., Metallkundl. Ber. **14** (1951).

[25] *Alexander*, L. E. und *Klug*, H. P., Anal. Chem. **20** (1948) 886.
Ballard, J. W., *Oshry*, H. J. und *Schrenk*, H. H., J. Opt. Soc. Am. **33** (1943) 667.

[26] *Snyder*, R. J. und *Hubbard*, C. R., Nat. Bur.S tds. (1984)

[27] *Clark*, G. L., Applied X-Rays, McGraw-Hill (1955).

[28] *Scherrer*, P., Göttinger Nachr. **2** (1918) 98.

[29] *Jones*, F. W., Proc. Roy. Soc. (London) 166A (1938) 16;
Kochendörfer, A., Z. Krist. **105** (1944) 393.

[30] *Kratky*, O. und *Porod*, G., J. Colloid. Sci. **4** (1949) 35;
Kratky, O., Pure and Applied Chem. **12** (1966) 197;
Kratky, O., *Porod*, G. und *Skala*, Z., Acta Phys. Austr. **13** (1960) 76;
Hosemann, R., Erg. exakt. Naturw. **24** (1951) 142;
Yudowitch, K. L., Bibl. of small angle X-ray scattering, Am. Cryst. Ass. **1** (1952).

[31] *Kratky*, O., Angew. Chem. **72** (1960) 467;
Kratky, O., Nova Acta Leopoldina **256** NF, Bd. 55 (1983).

Literatur zu Kapitel 4

[1] *Wiebenga*, E. H. und *Smits*, D. W., Acta Cryst. **3** (1950) 265.

[2] *Wright*, A. C., Clays and Clay Minerals **21** (1973) 489.

[3] *Sheldrick*, G. M., SHELX 87. Program for Crystal Structure Determ.Univ. Göttingen (1987).

[4] *Debye*, P., Ann. Physik **43** (1913/14) 49.

[5] *Waller*, J., Ann. Physik **83** (1927) 154.

[6] *Wilson*, A. J. G., Acta Cryst. **2** (1949) 318.

[7] *Johnson*, G. F., ORTEP, ORNL-3794, Oak Ridge, Tenn., USA (1965,1976).

[8] *Cruickshank*, D. W. J., Acta Cryst. **9** (1956) 754.

[9] *Schomaker*, V. und *Trueblood*, K. N., Acta Cryst. B**24** (1968) 63.

[10] *Howells*, R. G., Acta Cryst. **3** (1950) 366.

Literatur zu Kapitel 5

[1] *Friedrich*, W., *Knipping*, P. und *Laue*, M. v., Bayer. Akad. Ber. (1912) 303.

[2] *Ewald*, P. P., Ann. Physik 49 (1916) 1; Physik. Z. **26** (1925) 29.

[3] *Weissenberg*, K., Z. Physik **23** (1924) 229.

[4] *Buerger*, M. J., Crystal Structure Analysis, J. Wiley (1960).

[5] *DeJong*, W. F. und *Bouman*, J., Z. Krist. **98** (1938) 456.

[6] *Buerger*, M. J., Am. Soc. X-Ray Diffr. Monograph. 1 (1944).

[7] *Diamond*, R., Acta Cryst. A **25** (1969) 43.

[8] *Clegg*, W., Acta Cryst. A **37** (1981) 22.

Literatur zu Kapitel 6

[1] *Torkar*, K., *Krischner*, H. und *Radl*, H., Mh. Chem. **96** (1965) 932.

[2] *Schönflies*, A., Kristallsysteme und Kristallstruktur, Leipzig (1891).

[3] *Hermann*, G., Z. Krist. **68** (1928) 257;
Mouguin, G., Z. Krist. **76** (1931) 542.

[4] *Stewart*, L. M., The X-Ray System, version of 1976, Technical report TR-446 of the computer science center University of Maryland.

[5] *Nowacki*, W., Fouriersynthese von Kristallen, Birkhäuser, Basel (1952).

[6] *Patterson*, A. L., Phys. Rev. **46** (1934) 372;
Harker, D., J. Chem. Phys. **4** (1936) 381.

[7] *Buerger*, M. J., Vector space and its application in crystal-structure investigation, J. Wiley, New York (1959).

[8] *Wilson*, A. J. G., Acta Cryst. **2** (1949) 318.

[9] *Debye*, P., Ann. Phys. Lpz. **46** (1915) 809.

[10] *Woolfson*, M. M., Computational Crystallography, Ed. by Sayre, D., Clarandon Press, Oxford (1982) 110.

[11] *Howells*, E. R., *Phillips*, D. C. und *Rogers*, D., Acta Cryst. **3** (1950) 210.

[12] *Lipson*, H. und *Woolfson*, M. M., Acta Cryst. **6** (1952) 439.

[13] *Cochran*, W., Acta Cryst. **8** (1955) 473.

[14] *Hauptmann*, H., Acta Cryst. A**31** (1975) 680.

[15) *Hauptmann*, H., Acta Cryst. A**32** (1976) 877.

[16] *Vaughan*, P. A., Am. Cryst. Ass. Ann. Meeting, Ind. (1956).

[17] *Hauptmann*, H., Computational Crystallography, Ed. by Sayre, D., Clarandon Press, Oxford (1982) 75.

[18] *Giacovazzo*, C., Acta Cryst. A**33** (1977) 933.

[19] *Hauptmann*, H., Acta Cryst. A**34** (1978) 525.

[20] *Sayre*, D., Acat Cryst. **5** (1952) 60.

[21] *Woolfson*, M. M., Acta Cryst. **7** (1954) 61.

[22] *Karle*, J. und *Hauptmann*, H., Acta Cryst. **9** (1956) 635.

[23] *Karle*, L. L. und *Karle*, L., Acta Cryst. **17** (1964) 835.

[24] *Woolfson*, M. M., Direct Methods in Crystallography, Oxford (1961).

[25] *Germain*, G. und *Woolfson*, M. M., Acta Cryst. B**24** (1968) 91.

[26] *De Titta* et al., Acta Cryst. A**31** (1975) 472;
Karle, J. und *Karle*, L. L., Acta Cryst. **21** (1966) 849;
Germain, G., *Main*, P. und *Woolfson*, M. M., Acta Cryst. A**27** (1971) 368.

[27] *Schenk*, H., Computing in Crystallography, Bangalore (1980).

[28] *Main*, P., *Lessinger*, L., *Woolfson*, M. M., *Germain*, G., *Declercq*, J. P., MULTAN 77, University of York, England (1977).

[29] *Overbeek*, O. und *Schenk*, H., Computing in Crystallography, Delft University Press (1978).

[30] *Sheldrick*, G. M., SHELXTL. Program for Crystal Structure Determination. University of Cambridge, England (1982);
SHELXS 86. Programm for Crystal Structure Determination. Universität Göttingen (1987);

SHELXL 93, (1993).

[31] *Bijvoet*, L. M., Proc. Koninkl. Ned. Akad. Wetenschap. (B)**52** (1949) 313.

[32] *Cochran*, W., Acta Cryst.**4** (1951) 408.

[33] *Coppens*, P., Int. Rev. of Science 2/11, Butterworth (1975) 21.

[34] *Hirshfeld*, F. L.(Ed.), Israel J. Chem. **16** (1978) 87.

[35] *Klyne*, W., *Prelog*, V, Experientia **16** (1960) 521.

[36] *Smith*, D. K. und *Gorter*, S., J. Appl. Cryst. 24 (1991) 369.

Literatur zu Kapitel 7

[1] *Langford*, J. I., *Louer*, D., *Sonneveld*, E. J. und *Visser*, J. W., Powder Diffract **1** (1986) 211-21

[2] *Langford*, J. I. und *Louer*, D., J. Appl. Crystallogr., **24** (1991) 149-55

[3] *Pawley*, G.S., J. Appl. Crystallogr., **14** (1981) 357-61

[4] *Toraya*, H., (1993) The Rietveld Method, Monographs on Crystallography **5**, ed. by *Young*, R.A., Oxford Science Publications, IUCr, Oxford University Press,Chap 14

[5] *Rietveld*, H. M., Acta Crystallogr., **22** (1967) 151-2

[6] *Rietveld*, H. M J. Appl. Crystallogr. **2** (1969) 65-71

[7] *Hill*, R. J. J. Appl. Crystallogr., **25** (1992) 589-610

[8] *Hill*, R. J. J. Appl. Crystallogr. (1993) in Vorbereitung

[9] *March*, A. (1932) Z. Kristallogr., **81** 285-97

[10] *Dollase*, W. A. J. Apl. Crystallogr., **19** (1986) 267-72

[11] *Ahtee*, M., *Nurmela*, M., *Suortii*, P. und *Jarvinen*, M, J. Appl. Crystallogr., **22** (1989) 261-68

[12] *Sparks*, C.J., *Kumar*, R., *Specht*, E. D., *Zschack*, P. und *Ice* G. E., Adv. in X-Ray Analysis (1992) 35.

[13] *Pitschke*, W., *Hermann*, H. und *Mattern*, N., Powder Diffraction, (1992) in Vorbereitung

[14] *Sabine*, (1993) The Rietveld Method, Monographs on Crystallography 5, ed. by Young R.A., Oxford Science Publications, IUCr, Oxford University Press, Chap 4

[15] *Spackmann*, M. A., *Hill*, R. J. und *Gibbs*, G. V. Phys. Chem. Minerals, **14** (1987) 139-150

[16] *Cline*, J. P. und *Snyder*, R. L., Adv. X-Ray Anal., **30** (1987) 447-56

[17] *Jones*, F. W. Proc. Roy. Soc. London **A166** (1938) 16-43

[18] *Stokes*, A. R., Proc. Roy. Soc. London **61** (1948) 382-391

[19] *Khattak* und C. P., *Cox*, D. E. J. Appl. Crystallogr., 10 (1977) 405-11

[20] *Young* R. A. und *Wiles*, D. B. J. Appl. Crystallogr., 15, (1982) 430-8

[21] *Howard*, S. A. und *Snyder*, R. L. J. Appl. Crystallogr., 22, (1989) 238-43

[22] *Young*, R. A. und *Desai*, P., J. Appl. Crystallogr., Archiwum Nauki o Materialach **10** (1989) 71-90

[23] *Enzo*, S., *Fagherazzi*, G., *Benedetti*, A. und *Polizzi*, S., J. Appl. Cryst. **21** (1988) 536-542

[24] *Huang*, T. C. und *Parrish*, W., Adv. X-Ray Anal. **21** (1977) 275-288

[25] *Klug*, H. P. und *Alexander*, L. E., X-Ray Diffraction Procedures, 2 nd ed., pp (1974) 270-279. New York: Wiley Interscience

[26] *Cheary*, R. W. und *Coelho*, A., J Appl. Cryst, **25** (1992) 109-121

[27] *Hepp*, A. und *Bärlocher*, Ch., Austral. J. Phys., **41** (1988) 229-36

[28] *Brown*, A., *Edmonds*, J. W., Advances on X-Ray Analysis **23** (1980) 361-374

[29] *Caglioti*, G., *Paoletti*, A. und *Ricci*, F. P., Nucl. Instrum. Methods **35** (1958) 223-228

[30] *Bärlocher*, Ch., The Rietveld Method, Monographs on Crystallography **5**, ed. by Young, R. A., Oxford Science Publications, IUCr, Oxford University Press, (1993) Chap 10

[31] *Prince*, E., The Rietveld Method, Monographs on Crystallography **5**, ed. by *Young* R.A., Oxford Science Publications, IUCr, Oxford University Press, (1993) Chap 3

[32] *Hill*, R. J. und *Flack*, H. D. J. Appl. Crystallogr., **20** (1987) 356-361

[33] *Prince*, E. in Structure and Statistics in Crystallography (ed A. J. Wilson) (1985) pp 95-103, 107. Adenine Press, Giulderland, New York

[34] *Hill*, R. J. und *Madsen*, I. C., J. Appl. Cryst., **19** (1986) 10-18

[35] *Hill*, R. J. und *Madsen*, I. C., J. Appl. Cryst., **17** (1984) 297-306

[36] *Hill*, R. J. und *Madsen*, I. C., Powder Diffraction, **2** (1987) 146-162

[37] *Cooper*, M. J., *Rouse* K.D. und *Sakata* M., Z. Kristallogr., **164** (1981) 101-117

[38] *Pawley*, G. S., J. Appl. Crystallogr., **13** (1980) 630-633

[39] *Scott*, H. G., J. Appl. Crystallogr., **16** (1983) 159-163

[40] *Smith*, D. K. und *Gorter*, S., J. Appl. Crystallogr. **24** (1991) 369-402

[41] GSAS- Generalized Structure Analysis System, Authors: Allen C. Larson and Robert von Dreele, LANSCE, MS-H805, Los Alamos, National Laboratory Los Alamos, NM 87545 USA.

[42] DBWS (derzeitige Version 9006) Autoren: *Wiles*, S. und *Young*, Prof. R.A. Young, School of Physics, Georgia Institute of Technologie, Atlanta, GA 30332, USA

[43] RIETAN, Autor: F. *Izumi*, National Institut for Research in Inorganic Materials, 1-1 Namiki, Tsukuba-shi, Ibaraki 305, Japan

[44] XRS-82, The X-Ray Rietveld System, Ch. *Bärlocher*, Institut für Kristallographie und Petrographie, ETH, Zürich, Schweiz

[45] Modern Powder Diffraction, Reviews in Mineralogy, Vol **20**, ed D. L. Bish and J. E. Post, The Mineralogical Society of America, Washington D. C.

[46] *Hill*, R. J. und *Howard*, C. J., J. Appl. Crystallogr., **20** (1987) 467-74

[47] *Madsen*, I. C. und *Hill*, R. J., Powder Diffract., **5** (1990) 195-9

Sachwortverzeichnis